Die Heilkraft der Kokosnuss

Die **Heilkraft** der **Kokosnuss**

Bruce Fife

KOPP VERLAG

1. Auflage Juni 2014
2. Auflage April 2015
3. Auflage Juli 2016
4. Auflage Dezember 2019 als Sonderausgabe

Übersetzung: Ortrun Cramer
Umschlaggestaltung: Stefanie Huber
Satz und Layout: Stefanie Beth

ISBN 978-3-86445-730-2

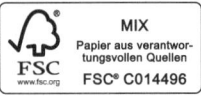

Gerne senden wir Ihnen unser Verlagsverzeichnis
Kopp Verlag
Bertha-Benz-Straße 10
72108 Rottenburg
E-Mail: info@kopp-verlag.de
Tel.: (0 74 72) 98 06-10
Fax: (0 74 72) 98 06-11

Unser Buchprogramm finden Sie auch im Internet unter:
www.kopp-verlag.de

Ich widme dieses Buch dem Gedenken an Paul Sorse. Möge seine Vision, das Wissen über die heilende Wirkung der Kokosnuss weltweit zu verbreiten, Wirklichkeit werden.

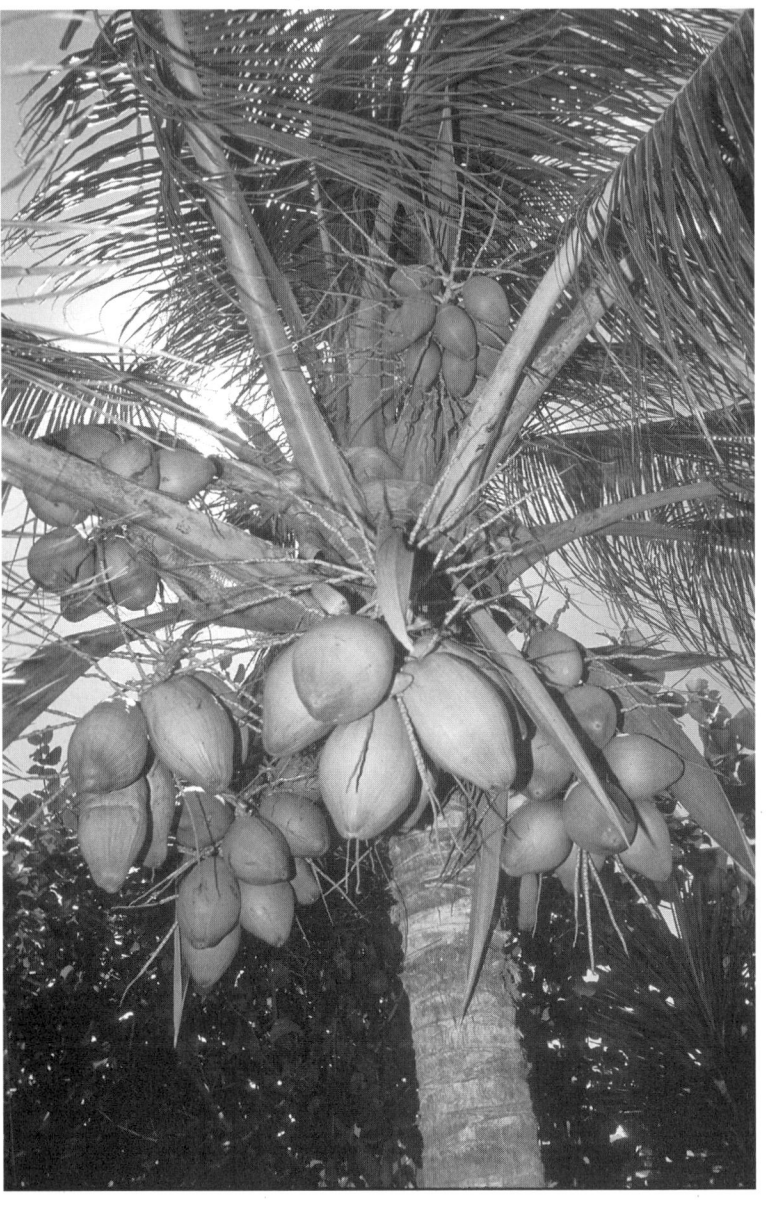

Inhalt

Vorwort

Conrado S. Dayrit (MD, FACC, FPCC, FPCP)
Professor em. der Pharmakologie, UP College of Medicine,
Universität der Philippinen

»Wenn die mittelkettigen Triglyceride im Kokosöl für Frühgeborene, Säuglinge und Kinder, für Rekonvaleszenten, ältere Menschen und Sportler gut sind, wie kann Kokosöl dann schlecht sein?« Diese Frage ließ Bruce Fife nicht los, er machte sich auf die Suche nach Fakten über Kokosöl. Die fand er versteckt in Fachzeitschriften, die nur wenige Ärzte lesen. In seinem vierten Buch über den Wert der Kokosnuss behandelt er deren vielfältig gesunde Wirkung, insbesondere die des Kokosöls und dessen heilende Kraft.

Kokosöl ist etwas Besonderes, denn es ist gleichzeitig Nahrungsmittel und Antibiotikum, es stärkt das Immunsystem und es ist ein Medikament, das die Funktionen und Abwehrmechanismen des Körpers reguliert. Es stellt die natürliche Balance von »funktionsgestörtem« Zellgewebe wieder her.

Kokosöl ist nährreich und sicher, es kann beinahe *ad libitum* konsumiert werden. Es liefert Energie und Nahrung – und zwar direkt und indirekt, denn es fördert auch die Absorption anderer Nährstoffe, insbesondere fettlöslicher Vitamine (A, D, E, K) und Mineralstoffe (Kalzium, Magnesium, Eisen).

Gleichzeitig ist es ein wirksames, nicht-toxisches Medikament. Es schützt den Körper vor Infektionserregern (Viren, Bakterien, Hefen, Pilzen, Protozoen, Würmern) – die es töten kann. Mit anderen Worten: Kokosöl ist ein Antibiotikum mit dem breitesten Wirkungsspektrum aller keimtötenden Substanzen. Und dabei verursacht es keine schädlichen Nebenwirkungen, und auch eine Resistenz-Entwicklung wurde bisher nicht beobachtet. Welch ein Geschenk der Natur!

Und das ist noch lange nicht alles – es ist erst der Anfang. Kokosöl reguliert das Immunsystem, die Abwehrkräfte und die Körperfunktion. Es lässt unseren Körper besser arbeiten, unterstützt Stoffwechsel, Abwehrkräfte und Heilung. Chronische Erkrankungen wie Diabetes, Asthma, Arteriosklerose, Bluthochdruck, Arthritis, Alzheimer, Autoimmunkrankheiten wie Morbus Crohn, Schuppenflechte, Sjögren-Syndrom, sogar Krebs werden gelindert und besser behandelbar, die übliche Therapie kann geringer dosiert, manchmal sogar ganz abgesetzt werden. All diese Erkrankungen sind entzündlicher Natur.

Die Entzündung – bei der weiße Blutkörperchen an eine infizierte oder funktionsgestörte Stelle wandern – ist der Mechanismus des Körpers zur Abwehr oder Wiederherstellung und Heilung. Bei Erfolg legt sich die Entzündung von selbst wieder. Ist der Mechanismus aber nicht erfolgreich, wie häufig der Fall, bleibt die Entzündung bestehen, wird chronisch und schließlich zur Krankheit selbst mit eigenen Symptomen und Komplikationen.

Wie gehen wir an eine Behandlung heran? Natürlich suchen wir nach der zugrunde liegenden Ursache und behandeln die, wenn wir können. Meistens gelingt uns das jedoch nicht und wir behandeln die Symptome; außerdem versuchen wir, den Entzündungsprozess einzudämmen. (Das sollte das Medikament *Vioxx* erreichen, es hat dann aber an anderen Stellen Entzündungen ausgelöst und ist jetzt vom Markt genommen worden). Der Entzündungsprozess des Körpers ist ein sehr komplexes Aus-dem-Gleichgewicht-Geraten (Dysfunktion) fördernder und hemmender Mechanismen sowie fördernder und hemmender Substanzen (Zytokine), deren verschiedene Aktionen wir noch immer zu entschlüsseln versuchen. Makrophagen, polymorphonukleäre Granulozyten, T-Zellen, B-Zellen, Killerzellen, Helferzellen und Plasmazellen setzen unter anderem Interleukine (über ein Dutzend), Tumor-Nekrose-Faktoren (verschiedene Typen), Interferone (ebenfalls verschiedene Typen) frei. Der Körper verfügt über ein imposantes Verteidigungsarsenal, das die amerikanischen Streitkräfte vor Neid erblassen lassen kann. Leider verstehen wir, die Besitzer eines solchen Körpers, noch immer nicht, was der Schöpfer da für uns geschaffen hat.

Also suchen wir Hilfe in der Natur. Und finden die Kokospalme und ihre Frucht, deren Wasser, Proteine und Öl, mit der die Natur offenbar ebenfalls ein Arsenal geschaffen hat, ein Arsenal zu unserer, Seiner

Geschöpfe, Verteidigung. Hier sind Wachstumsfaktoren und entzündungshemmende Faktoren, regulierende Faktoren für uns bereit. So gibt es inzwischen zum Beispiel Hinweise darauf, dass das Kokosöl entzündungsfördernde Zytokine (wie IL-1, IL-6, IL-8) hemmt (oder, wie es im modernen Sprachgebrauch heißt, herunterregelt) und entzündungshemmende Zytokine (wie IL-10) stimuliert (hochregelt). Diese kleine Erkenntnis gibt uns ein wenig Aufschluss darüber, warum das Kokosöl bei so unglaublich vielen verschiedenen Krankheiten und Beschwerden hilfreich sein kann.

Die »Drogerie im Glas«, so nennt man das Kokosöl heute auf den Philippinen, wo natives Kokosöl buchstäblich eine »Explosion« auslöst: Kranke und nicht so Kranke behandeln jede nur vorstellbare Erkrankung mit diesem Öl – und erzielen unglaublich schnelle Linderung und Heilung. Erfolgsgeschichten werden zu Hunderten, ja Tausenden erzählt, immer begleitet von der Frage: »Wo bekomme ich mehr von diesem nativen Öl?« Die Nachfrage kann kaum gedeckt werden. In Kapitel 9 dieses Buches finden Sie eine wunderbare A-Z-Liste von Beschwerden und Krankheiten, die mit Kokosöl und anderen Kokosprodukten behandelbar sind.

Fife bittet seine Leser, ihm weitere Berichte zukommen zu lassen. Hier ist eine Perle, die bisher noch nicht auf seiner Liste steht: Mein Vetter und 1943 mein Kommilitone als Medizinstudent an der Universität der Philippinen fehlte eine Zeit lang bei den regelmäßigen Treffen unseres Jahrgangs, weil er am Sjögren-Syndrom – der Austrocknung von Haut und Schleimhäuten – in Mund, Rachen, Nase, Augen und Dickdarmschleimhaut litt. Für jeden Bissen, den er schlucken wollte, musste er Wasser trinken, weil er zu wenig Speichel hatte, er musste stündlich Tropfen in die Augen geben, Haut und Lippen mit Babyöl befeuchten, weil sie sonst rissig wurden. Als er doch einmal zu einem Treffen kam, gab ich ihm einige Gläser natives Kokosöl und riet ihm, täglich drei Esslöffel davon einzunehmen. Schon am nächsten Tag rief er mich an, um mir zu sagen, dass seine Haut jetzt um 80 bis 90 Prozent gebessert sei. Er isst gut, hat wieder zugenommen, seine Haut hat ihre Spannkraft wiedererlangt und seine Augen brauchen nur zwei bis drei Tropfen täglich. In nur zwei Monaten hat Kokosöl allein dieses »Wunder« bewirkt.

Weil es gesättigte Fettsäuren enthält, wurde dieses Wunderöl jahrelang als Mitverursacher von Herz-Kreislauf-Erkrankungen verunglimpft. Wahr ist, dass die koronare Herzkrankheit bei Bevölkerungsgruppen, die dieses Öl täglich zu sich nehmen, unbekannt oder selten ist – genauso wie Krebs, Diabetes oder andere chronische Leiden. Die Geschichte »Wie ich gegen den Krebs kämpfte« (Kapitel 3) erzählt von einer Frau, die einen sehr bösartigen hartnäckigen Brustkrebs entwickelte. In ihrer Familie war kein Fall von Krebs dokumentiert, sie mied Kokosöl und gesättigte Fette und verwendete nur, was die Ärzte ihr empfahlen – gehärtetes Sojaöl und Maiskeimöl. Sind die »guten« Pflanzenfette, die für die sogenannte »Nahrungspyramide« ausgewählt wurden, der wahre Schuldige für Amerikas derzeitige Krise von Diabetes, Herz-Kreislauf-Erkrankung, Alzheimer und Krebs?

Wissen entsteht durch Erfolge und Scheitern. Wie das Kokosöl Keime tötet und die Körperfunktionen reguliert oder wie es daran scheitert, muss intensiv und sorgfältig erforscht werden. Es gibt noch jede Menge zu tun. Am Ende sollten wir etwas besser verstehen – nicht das Rätsel des Lebens, sondern wie wir gesünder leben können, sodass wir, wenn wir das Ende unserer Lebenszeit (120 bis 140 Jahre) erreicht haben, gesund sterben.

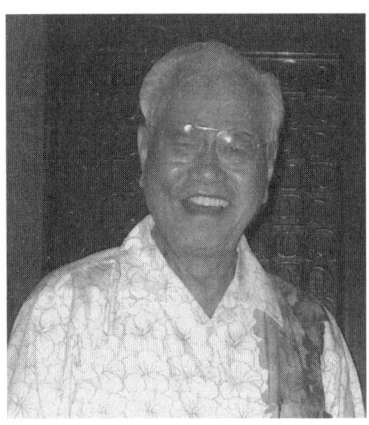

Dr. Conrado S. Dayrit ist Kardiologe und emeritierter Professor der Pharmakologie an der Universität der Philippinen. Er war Präsident des Verbands Asiatischer Akademien und Gesellschaften der Wissenschaft und der Nationalen Akademie der Wissenschaft und Technologie. Dr. Dayrit hat an vielen Studien über die gesunde Wirkung von Kokosöl und Kokosöl-Derivaten mitgewirkt. Als Erster veröffentlichte er klinische Studien über die Wirkung von Kokosöl bei HIV-Patienten.

Kapitel 1

Der Wundermann

Erzählt von Jack DiSandro, aufgeschrieben von Bruce Fife

Paul Sorse gehörte zu den ungewöhnlichsten Menschen, die ich je getroffen habe. Ich erinnere mich noch lebhaft, wie ich eines Tages in seinem kleinen Hinterhofladen an der Thames Street in Newport, Rhode Island, zu Mittag aß. Ein Mann kam durch die Eingangstür gestürmt. »Wo ist Paul?«, rief er mit schmerzverzerrtem Gesicht, seine Hände umklammerten ein blutgetränktes Tuch. Mir verging der Appetit, als ich ihn sah.

Der Ladeninhaber, ein schmaler, schon etwas älterer Filipino, kam aus dem Nebenzimmer. »Was ist passiert?«

»Ich hatte einen Unfall. Ich habe mir mit dem Rasenmäher die Hand zerschnitten. Du musst etwas tun.«

»Komm hierher.«

Porfirio Pallan Sorse, von seinen Freunden nur Paul genannt, zog den Mann hinter die Theke und sah sich die Verletzung an. Die Spitze des Daumens hing seitlich herab, nur ein schmaler Hautstreifen hielt sie noch fest. Zum Glück war der Knochen nicht verletzt. Paul hob die Daumenspitze des Mannes an, brachte sie wieder an ihren Platz, verband das Ganze mit Mull und tauchte den Daumen anschließend in Kokosöl.

»Halt' den Mull mit Kokosöl feucht und komm' in ein paar Tagen wieder«, schärfte ihm Paul ein.

Einige Wochen später sah ich den Mann erneut, denn er gehörte zu Pauls Stammkunden. Zu meiner Verwunderung war der Daumen vollkommen geheilt. Es gab nicht einmal eine Narbe.

Solche Erfahrungen gab es zuhauf. Paul hatte viele, viele treue Kunden, die bei gesundheitlichen Problemen zu ihm kamen und sich beraten und behandeln ließen. Er war zwar kein lizenzierter Arzt, aber trotzdem kamen die Menschen mit ihren Beschwerden zu ihm. Eine Dame mittleren Alters erklärte, sie werde seit Jahren von einem chronischen Hautleiden geplagt, das die Ärzte nicht hätten identifizieren können. Sie gaben ihr Salben, Cremes und Pillen, aber nichts half. Nun war sie verzweifelt und bereit, alles zu versuchen, um sich Linderung zu verschaffen. Paul riet ihr, die betroffene Stelle mit seinem Öl zu massieren. Von da an benutzte sie es täglich und war verblüfft, dass das Leiden wie durch Zauberkraft verschwand. Sie wurde zu einem treuen Fan und kam regelmäßig in den Laden, um sich neues Öl zu holen.

Auch ich hatte eine Art Wunderheilung mit seinem Öl erlebt. An meinem Hinterkopf hatte sich eine Geschwulst, eine vierteldollargroße Zyste, entwickelt. Mein Arzt wollte sie operativ entfernen, aber bevor ich ihn irgendetwas tun ließ, zeigte ich Paul die Geschwulst. Er riet mir, Kokosöl aufzutragen, mit ein wenig Druck. Ich sollte das Öl regelmäßig auftragen, um die Stelle ständig feucht zu halten. Das tat ich ein paar Stunden lang, beim Fernsehen. Nach einer Weile wurde die Geschwulst weicher und plötzlich trat die Flüssigkeit durch die Poren nach außen, der Knoten war verschwunden. Kein Zeichen einer Öffnung. Er kam nie wieder.

Zuerst war ich höchst erstaunt über die Dinge, die ich in Pauls Laden erlebte, und über die Erzählungen seiner Kunden. Aber mit der Zeit gewöhnte ich mich daran, Wunderheilungen zu erleben. Menschen aus ganz Newport kamen zu ihm, um sein Kokosöl zu kaufen oder sich wegen irgendwelcher gesundheitlicher Beschwerden behandeln zu lassen. Bei jeder Behandlung kam Kokosöl zum Einsatz, es war das einzige Produkt, das er verkaufte.

Sein Ruf als Heiler, der nur Kokosöl verwendete, war in der ganzen Stadt verbreitet. Mehrere Zeitungsartikel erschienen über ihn und sein Copure-Öl (Kokosnuss pur). Große Kosmetikfirmen kamen und machten ihm Angebote, sein Geheimrezept zur Herstellung des Öls zu kaufen, aber er lehnte ab. Seinen eigenen Laden zu führen und die Qualität seines Produkts zu kontrollieren, war ihm wichtiger als finanzieller Gewinn.

Er glaubte wirklich an die Heilkraft des Kokosöls, ihm war mehr daran gelegen, den Menschen zu helfen, als ihr Geld zu kassieren. Für ihn war Kokosöl ein Allheilmittel gegen alle Krankheiten und Beschwerden – eine Sicht, die viele seiner Kunden teilten.

Ich habe Paul zum ersten Mal vor ungefähr 25 Jahren getroffen. Damals war er weit über 70. Ich erinnere mich noch daran, wie ich seinen kleinen Laden betrat. Außen gab es ein Schild, auf dem zu lesen war: »Copure: Uraltes Selbsthilfemittel der Natur (Lindert alles).« Auf einem weiteren Schild hieß es: »Copure – Es nährt und schmiert Nervenenden durch die Poren, befreit umgehend von Schmerzen und Pein«. Im Schaufenster stapelten sich Mangos und Kokosnüsse. Wie seltsam, dachte ich. Der besondere Charme veranlasste mich, den Laden zu betreten.

Das Innere glich einem kleinen Sandwich-Imbiss. Es gab vielleicht drei Tische und ein paar Stühle, eine Theke und hinter der Theke ein Regal, auf dem mehrere Gläser standen, gefüllt mit Öl. Im hinteren Teil ein kleiner Küchentisch, ein Kühlschrank und ein schöner, 45 Jahre alter gusseiserner Herd mit zehn Feuerstellen und einem großen Backofen. Ganz hinten gab es einen kleinen Raum, halb so groß wie eine Speisekammer, in dem eine hölzerne Liege stand. Dort schlief Paul, sein Laden war gleichzeitig auch seine Wohnung. Es gab nichts Aufwendiges oder Schickes, er lebte nur mit dem Allernötigsten.

Wir wurden gute Freunde. Er sprach ständig, hauptsächlich über sein Kokosöl und darüber, wie er eines Tages die ganze Welt von Krankheit heilen würde. Paul hatte niemals Körpergeruch oder schlechten Atem. Ich konnte es nicht fassen, dass er in den 25 Jahren, die ich ihn kannte, nie duschte oder ein Bad mit Seife und Wasser nahm. Stattdessen massierte er sich jeden Tag von Kopf bis Fuß mit seinem Öl. Er trank ein wenig davon, etwas mehr, wenn es ihm nicht gut ging. Seine ausgezeichnete Gesundheit, seine Kondition und das praktisch faltenfreie Gesicht in seinen 70ern und 80ern waren der beste Beweis für die Wirksamkeit seines Öls.

Er trank nicht und rauchte nicht, aß fast alles, mied aber das meiste Junkfood. Er war der Ansicht, man könne alles essen, solange der Darm richtig funktioniere und es schnell wieder aus dem Körper befördere. Er sagte immer »Reinige deine Gedärme« und bereitete sich zu diesem Zweck ein Gebräu aus gedämpften Trockenpflaumen, Kokosmilch, Aprikosen und Ingwer. Das pürierte er und gab es auf Desserts, Eiscreme und Kuchen, oder er aß es pur. Es war köstlich! Er war ein fantastischer Koch. Alles, was er kochte, war unglaublich. Seine Kochkunst fehlt mir sehr.

Obwohl er ein exzellenter Koch war und sein Laden aussah wie ein kleines Restaurant, war sein Geschäft nicht der Verkauf von Lebensmitteln. Oft bereitete er einen großen Topf mit etwas Essbarem zu und hielt es für Hungrige bereit. Manchmal servierte er es seinen regelmäßigen Kunden, engen Freunden oder jedem, der vorbeikam. Jeden Tag fand ein blinder Mann den Weg in die Thames Street, er tastete mit seinem Stock über den Bürgersteig, bis er Pauls Laden erreichte. Paul kochte ihm ein Mahl wie für einen König. Das tat er jahrelang jeden Tag, für einen Dollar oder zwei. Etwas Geld musste er nehmen, um den Mann nicht zu beschämen. Dasselbe tat er für einen Alkoholiker, der hin und wieder auftauchte. Paul war klein von Statur, er maß nur ungefähr 1,55 Meter und wog nicht einmal 55 Kilogramm, aber er hatte ein großes Herz.

Pauls Geschäft war das Kokosöl. Dem galt seine ganze Liebe. Jedes Gespräch, das er führte, fing entweder mit Kokosöl an, oder es endete damit. »Die Kokosnuss ist der König der Nahrungsmittel, die Mango ist die Königin«, sagte er oft. Er hielt ein Gefäß mit Öl hoch: »Das Geheimnis guter Gesundheit liegt in diesem Glas. Millionen Menschen auf der ganzen Welt sterben an Hunger und Krankheiten. Das zu sehen, macht mich traurig, wenn ich doch die Antwort habe.«

Sein Laden war sauber und ordentlich. Wann immer ich eintrat, roch es entweder nach frischem Kokosöl oder nach einem wunderbaren Gericht, das er gerade kochte. Kein Wunder, dass viele Leute bei ihm aßen.

Paul machte nie Werbung, das hatte er nicht nötig. Das Öl verkaufte sich selbst. Wer einmal angefangen hatte, es zu benutzen, blieb dabei. Es war viel besser als die üblichen Cremes und Lotionen und darüber hinaus hervorragend zum Kochen geeignet. Als heilender Balsam war es ganz unvergleichlich.

Paul verließ sich ausschließlich auf Laufkundschaft, seine Stammkunden und Mundpropaganda. Sein Geschäft war klein und sein Laden war ziemlich leer, verglichen mit den meisten anderen Geschäften, die mit Waren vollgestopft sind. Er hatte keine Angestellten.

Potenzielle Kunden kamen in seinen Laden, ohne eine Vorstellung davon zu haben, was sie erwartete. Wenn jemand eintrat, begrüßte ihn Paul mit einem freundlichen Lächeln und begann von seinem Öl zu sprechen. Er redete ohne Unterlass, so lange wie die Kunden bereit waren, ihm über das einzige Produkt, das er verkaufte, zuzuhören – Copure: reines Kokosöl für alle Zwecke. »Es hilft«, so erklärte er, »bei Schnittwunden bis hin zu Erkältungen, Kopfschmerzen, Verbrennungen, Sonnenbrand, Blasen, Kratzern, Schnupfen, Asthma, Arthritis, Rheuma, Schmerzen, steifen Gelenken und Muskeln, geröteten Augen, Giftefeu, Zahnschmerzen, Zahnfleischentzündung und Arterienverhärtung.«

Dann bot ihnen Paul ein Getränk aus Zitronensaft, Ingwer und Kokosmilch an. »Gut für die Gesundheit«, sagte er. »Nicht wie Coke.«

Das Öl klang zu gut, um wahr zu sein, und viele Leute hielten ihn vielleicht nur für einen Verkäufer von Schlangenöl, der versuchte, sie übers Ohr zu hauen, aber sein freundliches Wesen und seine Gastfreundschaft nahmen sie schon bald für ihn ein. Er ließ sie ein wenig von dem Öl probieren, damit sie erlebten, wie es sich anfühlte. Hatte der Kunde Schmerzen, machte er ihm kostenlos eine kleine Massage mit dem Öl. Oft gab er potenziellen Kunden auch ein kostenloses Muster und bot ihnen zusätzlich zu seiner Philosophie über Leben und Gesundheit eine kleine Mahlzeit an.

Wenn er ein Glas Kokosöl abgab, erklärte er den Kunden seine heilende Wirkung und ermunterte sie, die eigene Vorstellungskraft walten zu lassen und es gegen sämtliche Beschwerden anzuwenden. Mit den Jahren baute er sich eine treue Anhängerschaft von Kunden auf. »Ich gebe viel«, sagte er. »Und das Wissen verbreitet sich, weil sie es anderen weitererzählen.«

Seine Geschichten waren so fesselnd, sein Essen war so vorzüglich und sein Produkt so wunderbar, dass die Menschen wiederkamen. Er wusste: Sobald jemand begann, das Öl zu benutzen, würde er oder sie selbst entdecken, wie unglaublich es war und wiederkommen, um sich mehr zu besorgen. Das war das Geheimnis seines Erfolgs. Das Öl wirkte. Wäre es nicht so gewesen, hätte sein Geschäft nicht die annähernd 50 Jahre überlebt, in denen er sein Produkt verkaufte.

Seine Kunden kamen aus allen Schichten der Gesellschaft. Norma Taylor, eine Tennisspielerin, war genauso seine Kundin wie Dick Gregory, der Humorist und politische Aktivist. Kathleen Cotta, die in Portsmouth eine Kräuterfarm betreibt, kam regelmäßig und kaufte zwei große Gläser Öl, eines für äußerliche, das andere für innerliche Anwendung. »Ob du es glaubst oder nicht«, sagte sie, »ich gebe es in Tee oder Kaffee. Es ist wie Vitamine.«

Paul vermarktete sein Produkt nie als Mittel gegen eine bestimmte Krankheit oder Beschwerde. Auf dem Etikett stand: »Reines Allzweck-Kokosöl. Zum Auftragen auf Haut und Haar, für tägliche äußerliche und innerliche Anwendung.«

Alle, die das Öl benutzten, schworen, es sei ein Allheilmittel für fast alle Krankheiten und Beschwerden. Die Menschen kamen und erzählten Paul, wie es ein bestimmtes Leiden gelindert oder ein bestimmtes Problem geheilt habe. Mit den Jahren erlebte er, wie das Öl Wunder wirkte. Wenn potenzielle Kunden seinen Laden betraten, ratterte er deshalb eine ganze Liste von Leiden herunter, bei denen das Öl nützlich war.

In den 1980er-Jahren, als Präsident Ronald Reagan Probleme mit Hämorrhoiden hatte, hörte ich Paul oft sagen: »Mit meinem Öl hätte er keine Hämorrhoiden.«

Als Körperbalsam ist Kokosöl unvergleichlich. Wie Paul sagte, verschwindet damit jedes Hautproblem, sogar Schuppenflechte. Die Haut müsse aber ständig feucht gehalten werden, bis das Problem verschwinde. Er erklärte mir: Kokosöl stoppt die Blutung einer Wunde, wenn es mit ein wenig Druck aufgetragen wird. Es verhindert eine Infektion. Wird es in den ganzen Körper einmassiert, hilft es, die Körpertemperatur zu regulieren, bei Fieber senkt es die Temperatur. Es befreit von Juckreiz, Schmerzen und Schwellung bei Bienen- oder Insektenstichen und nach Kontakt mit Giftefeu. Es ist hervorragend bei Verbrennungen, es heilt und verhindert Druckgeschwüre bei langem Liegen, es beseitigt Falten, Akne und Schuppen, macht spröde Lippen wieder zart und hilft bei Sonnenbrand, Erfrierungen, Windelausschlag und Zahnfleischentzündung.

Während und nach der Schwangerschaft verwendet, kann es Dehnungsstreifen verhindern. Das erfuhr ein Newporter Frauenarzt von Paul, er empfiehlt jetzt seinen Patientinnen mit neugeborenen Kindern die Anwendung von Kokosöl, gegen Dehnungsstreifen und zur Regeneration der Haut.

Wie Paul sagte, dringt das Öl über die Poren in die Haut ein, es reinigt die Poren und ermöglicht es dem Körper, Schlackstoffe auszuscheiden. Wenn die Poren Abfallstoffe abgeben, können sie verstopfen, sodass Pickel oder Furunkel entstehen. Das Öl dringt in die Poren ein und weicht die verklumpten Rückstände auf. Um das zu demonstrieren, ließ er jemanden einen Kaugummistreifen kauen und gab ihm dann einen Teelöffel Öl. Während er weiterkaute, löste sich das Kaugummi in seinem Mund auf. »Das passiert auch in den verstopften Poren«, sagte er dann. Es regte Paul auf, wenn er ein geschminktes Mädchen sah. Make-up verstopfe die Poren und verursache Falten.

Bei fast allen Hautproblemen schien das Öl Wunder zu wirken. Meine Frau hatte einen großen dunklen Leberfleck von der Größe eines Radiergummis auf der Brust. Paul erklärte, ihr, mit seinem Kokosöl könne sie es loswerden. Sie war interessiert, niemand hat gern Leberflecken. Er wies sie an, das Kokosöl häufig aufzutragen, um es feucht zu halten. Bei täglicher Anwendung werde das Problem irgendwann verschwinden, aber schneller gehe es, wenn sie die Haut ständig feucht hielte. Also trug sie das Öl tagsüber stündlich auf. Nach einigen Tagen begann der Leberfleck zu schrumpfen, es bildeten sich Poren oder kleine Löcher. Irgendwann fiel er einfach ab. Es war verblüffend!

Ich habe zwei Hunde. Bei einem entwickelte sich ein Knoten neben dem Auge. Der Tierarzt sagte, es sehe wie ein Tumor aus und riet zur sofortigen Operation, weil er dem Auge gefährlich nahe sei. Ich überlegte: »Wenn Kokosöl gut ist für Menschen, dann sollte es doch auch für Tiere gut sein.« Ich trug es auf den Knoten auf der Stirn des Hundes auf. Mit der Zeit wurde er immer kleiner, bis er schließlich ganz verschwand. Er kam nie wieder. Eine Operation war uns erspart geblieben.

Etwas später entwickelte mein anderer Hund wunde Stellen unter der Nase, direkt über der Oberlippe. Der Tierarzt gab ihm ein Antibiotikum, aber es schien nicht zu wirken. Nach einer Woche setzte ich das Medikament ab und fing an, Kokosöl auf die wunden Stellen aufzutragen. Ein paar Tage lang wurden sie schlimmer, aber dann begannen sie zu heilen. Er hat sich ohne Probleme wieder erholt.

Paul war darüber nicht überrascht, er erklärte mir, Kokosöl wirke bei Tieren und Menschen. Sein Vater habe Kokosöl nach dem Brandmarken bei seinem Vieh angewendet, um die Schmerzen zu lindern und die Heilung zu beschleunigen.

Das Öl war nicht nur gut für die Haut. Paul verwendete es bei allen seinen Gerichten. Jeden Tag nahm er gewissenhaft einen Teelöffel davon ein. Es war wie ein Tonikum, das ihn innerlich und äußerlich jung erhielt. Außerdem war es eine wirksame Medizin. »Wenn man es einnimmt, befreit es von Unpässlichkeit in Magen und Darm.«

Das Öl war ein Tonikum, eine Medizin, es machte wieder gesund. »Ich mache Euch glücklich, gesund und schön«, pflegte Paul oft zu sagen. Er betrachtete es als Jungbrunnen.

Jahrelang ging ich alle paar Tage zu Paul. Sein Kokosöl war genauso gut wie das auf dem Markt, wenn nicht sogar besser. Ich besorgte Kokosnüsse sackweise auf dem Großmarkt. In einem Sack waren 20 Stück. Die meisten kamen aus Mexiko. Manchmal war die Qualität gut, manchmal schlecht, und das hätte sich normalerweise auf das Endprodukt ausgewirkt, aber das Öl erfüllte immer seinen Zweck.

Für die Herstellung von 15 bis 20 Litern Öl brauchte Paul ungefähr drei Tage. Anschließend wurde es weitere dreißig Tage lang fermentiert. Ich habe ihm oft dabei geholfen. Wir schlugen die Kokosnüsse mit dem Hammer auf, lösten das Fleisch mit einem Schraubenzieher aus der Schale, zerkleinerten es in einem Fleischwolf, erhitzten es, kühlten und pressten es. Dann ließen wir es den ganzen Tag in Wasser köcheln, filterten es, und warteten, bis sich die Verunreinigungen absetzten und das Öl nach oben stieg. Schließlich fermentierten wir das Öl mindestens einen Monat lang in einem sterilisierten Behälter. Es war eine mühsame Prozedur, aber jeder Schritt wurde mit klarem Blick auf das Endprodukt ausgeführt.

Während der Pressung arbeitete Paul mit einem Kartoffelstampfer, und zwar stundenlang, um das Öl von dem Wasser zu trennen. Eines Tages beschloss ich, ihm zu helfen, die Kokosnuss auszuquetschen. Paul war damals 82 Jahre alt. Ich war vergleichsweise jung und gesund, hielt aber höchstens fünfzehn Minuten durch. Meine Hände verkrampften sich, meine Unterarme brannten, ich musste aufgeben. Ich sagte Paul, es müsse doch eine einfachere Methode geben. Eines Tages, als ich Kokosnüsse abholen ging, sah ich eine Weinpresse, das war die Lösung. Wir kauften eine 200-Liter-Presse und konnten die Produktion verdoppeln, mit weniger Mühsal für Paul, um es gelinde auszudrücken. Sein Sohn verwendete die Presse noch jahrelang, bis er den Laden schloss.

Pauls Erfolg als Heiler und Wundermann verdankte er dem ausschließlichen Gebrauch einer traditionellen Medizin – dem Kokosöl. Kokosöl wird auf den Philippinen und den Pazifikinseln seit Jahrtausenden verwendet. Bei den Menschen dort gilt es als »Mittel gegen alle Krankheiten«. Die Kokospalme liefert den Grundstock des Lebens für viele Bevölkerungsgruppen in Asien und auf den Pazifikinseln. Ein altes philippinisches Sprichwort sagt: »Wer eine Kokospalme pflanzt, der pflanzt damit Schiffe und Kleidung, Essen und Trinken, eine Wohnstatt für sich selbst und ein Erbe für seine Kinder.« Die Kokospalme ist das tägliche Brot, sie liefert mehr unterschiedliche Produkte für den menschlichen Gebrauch als jede andere Pflanze. Aus diesem Grund wird die Kokospalme auf den Philippinen hoch geschätzt, man nennt sie den »Baum des Lebens«.

Porfirio (Paul) Sorse wurde am 2. Oktober 1895 auf den Philippinen als zweites von fünf Kindern seiner Eltern geboren. Sein Vater war Prediger einer Baptistengemeinde. Wenn ein Mitglied der Gemeinde krank wurde, behandelte der Vater ihn oder sie mit Kokosöl, einem traditionellen Heilmittel, das damals überall auf den Philippinen verwendet wurde. Der Vater machte das Öl selbst, nach einem Verfahren, das er von seinem Vater übernommen hatte, der es wiederum von seinem Vater hatte. Dort erlernte Paul erstmals die Herstellung von frischem nativen Kokosöl.

In seiner frühen Jugend arbeitete er auf dem Bauernhof der Familie und auf den Reisfeldern. Zu Beginn des Ersten Weltkriegs rekrutierte die *U. S. Navy Filipinos* (die Philippinen waren damals US-amerikanisches Territorium). Der junge Sorse heuerte als Koch an. Drei Jahre tat er bei der Marine Dienst. Nach dem Kriegsende verließ er die Kriegsmarine und arbeitete bis 1925 als Koch bei der Handelsmarine. Dann zog er nach New York, wo er bei philippinischen Freunden in Greenwich Village lebte. Sein Können als Koch perfektionierte er bei der Arbeit an Orten wie dem Waldorf Astoria Hotel. Außerdem arbeitete

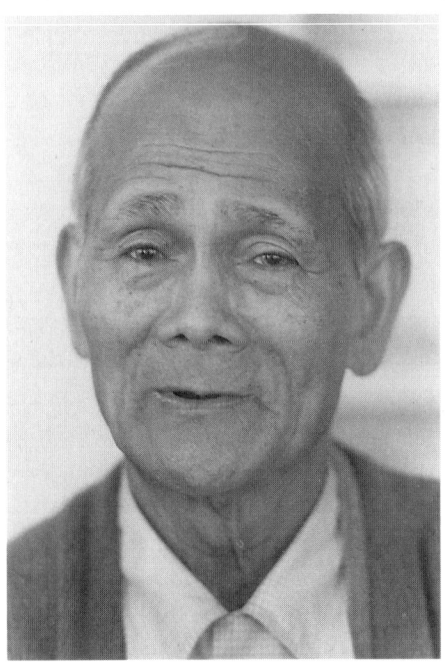

1995 feierte Paul Sorse seinen 100. Geburtstag. Die Stadt Rehoboth in Massachusetts ehrte ihn als ihren ältesten Bürger. Geistig noch immer voll auf der Höhe und körperlich aktiv, bereitete er den Kartoffelsalat und gefüllte Eier zu, die den Gästen serviert wurden, die zum Gratulieren kamen.

er als Koch, Fahrer und Handlanger bei reichen Familien. Er kochte wunderbare Mahlzeiten und kümmerte sich um Kinder, Tiere und Autos seiner Arbeitgeber.

Eine Zeitlang arbeitete er für die Familie Chrysler. Einmal sagte ihm sein Chef, er sei mit seiner Arbeit sehr zufrieden und werde ihn dafür besonders belohnen. Kurz danach kam er beim Absturz eines Privatflugzeugs ums Leben. Er hinterließ Paul einen, wie dieser sagt, »großen« Geldbetrag. Wie viel es war, habe ich nie herausfinden können. Da ich weiß, wie frugal Paul gelebt hat, bezweifle ich, dass es mehr war als ein paar Tausend Dollar. Für ihn war das ein großer Batzen. Paul sagt, er habe das Geld einem befreundeten Filipino gegeben, damit der an der *Columbia University* Medizin studieren konnte. Er erwartete nicht, dass der Freund ihm das Geld zurückzahlen würde. Er erklärte ihm, wenn er ein erfolgreicher Arzt werde, solle er das Geld dafür verwenden, die Menschen auf den Philippinen zu behandeln. So war Paul, er versuchte immer, anderen zu helfen.

Paul begann mit der Herstellung größerer Mengen Kokosöl, um Kranken zu helfen, genauso, wie es sein Vater getan hatte. Allerdings war das Öl seines Vaters mit primitiven Methoden hergestellt und enthielt deshalb sehr viel Wasser, was zur Folge hatte, dass es innerhalb weniger Wochen ranzig wurde. Paul verbesserte das Originalrezept seines Vaters, entfernte alles Wasser, sodass das Öl unbegrenzt haltbar und geschmeidiger war und zudem leichter durch die Haut absorbiert wurde.

Als Paul 1952 mit 57 Jahren in Rente ging, beschloss er, sein Kokosöl in Vollzeit zu vermarkten. »Es ist ein hilfreiches Produkt, es befriedigt das Bedürfnis der Menschen«, sagte er. »Es macht glücklich, gesund und schön. Es dringt durch die Poren in die Nervenzentren. Es hilft, ein längeres, gesünderes Leben zu führen.« Die nächsten 45 Jahre lang widmete er sein Leben der Werbung für die gesunde Wirkung des Kokosöls.

Paul Sorse starb am 28. März 1998 im Alter von 102 Jahren. Jeder, der ihn kannte, sagte, er habe nach Aussehen und Verhalten um Jahre junger gewirkt, er blieb körperlich bis zum Ende aktiv, öffnete und zerkleinerte Kokosnüsse für sein Öl – ein Beweis für die Wirksamkeit seines Produkts. Paul hat wirklich den Jungbrunnen entdeckt. Er ist der unglaublichste Mann, den ich je getroffen habe. Er fehlt mir.

Kapitel 2

Die Frucht des Lebens

Die Frucht der Kokospalme

Die Kokospalme zählt zu den Wundern der Natur. Angeblich gibt es für sie tausend Verwendungsmöglichkeiten. Jeder ihrer Teile wird für etwas genutzt. Dieser Baum kann Ihnen alles liefern, was Sie zum Leben brauchen. Er ist eine Quelle von Nahrung und Getränken, um den Körper zu nähren, von Medizin, um Sie gesund zu erhalten oder wieder gesund zu machen, und von Materialien für den Bau einer Unterkunft, die Herstellung von Kleidung und Werkzeugen für alle Bedürfnisse des Lebens. In Indien wird die Kokospalme auch »kalpa vriksha« genannt, das bedeutet »der Baum, der alles Lebensnotwendige liefert«. Auf den Philippinen und den Pazifikinseln heißt sie »der Baum des Lebens«.

Manche halten die Kokosnuss für eine Nuss, andere bezeichnen sie als Samen.* Menschen, die in den Tropen leben und die Kokosnuss jeden Tag verwenden, halten sie für eine Frucht – die Frucht des Baums des Lebens. Deshalb und wegen ihrer Nährstoffe und ihres medizinischen Wertes kann die Kokosnuss mit Recht die »Frucht des Lebens« genannt werden.

In den Tropen sind Kokosnüsse ein vertrauter Anblick. Kokospalmen wachsen fast überall im Überfluss. Die Kokospalme ist zum Symbol der Ruhe eines Inselparadieses geworden. Die meisten Menschen, die außerhalb der Tropen leben, haben nie eine lebende Kokospalme gesehen. Und wenn doch, dann erwarten sie, die großen, braunen, haarigen Nüsse zu sehen, die sie aus dem Lebensmittelladen kennen.

Botanisch ist die Kokosnuss als Samen, nicht als Nuss klassifiziert. Es ist der größte bekannte Samen.

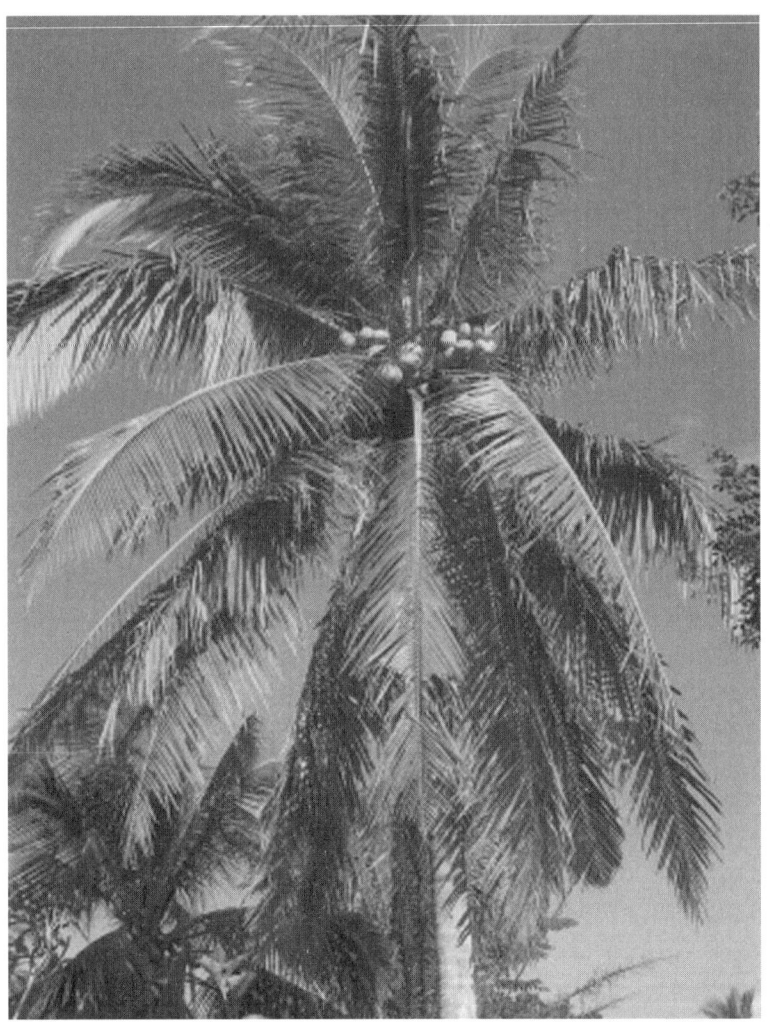

Der wissenschaftliche Name der Kokospalme lautet Cocos nucifera. Sie zählt zu den ertragreichsten und meistverbreiteten Bäumen der Welt. Sie wächst auf Inseln und in Küstenregionen fast aller tropischen Klimagebiete. Die Kokospalme wächst vom Wendekreis des Krebses nördlich des Äquators (23 27'N) bis zum tropischen Wendekreis des Steinbocks südlich des Äquators (23 27'S). Sie wächst auch in einigen Regionen außerhalb der Tropen, bis zum 26. Grad nördlicher Breite in Zentralindien und im südlichen Florida, bis zum 27. Grad südlicher Breite in Chile und im südlichen Brasilien. Allerdings tragen die Kokospalmen außerhalb der Tropen nur selten reife Früchte. Kokospalmen werden normalerweise 18 bis 20 Meter hoch und haben eine Lebensspanne von bis zu 70 Jahren.

Was sie dann finden, ist etwas ganz anderes. Kokosnüsse sind im natürlichen Zustand mehr als doppelt so groß wie die im Laden und von einer dicken, weichen grünen oder gelben Hülle umgeben. Diese Hülle wird abgeschält, bevor die Kokosnuss auf die Märkte in Übersee verschickt wird. Was die meisten Menschen in Geschäften außerhalb der Tropen sehen, ist die harte, braune innere »Nuss«.

Anders als die meisten Früchte tragenden Pflanzen produzieren Kokospalmen das ganze Jahr hindurch; Kokosnüsse haben daher ständig Saison. Sie wachsen in Fruchtständen von fünf bis zwölf Nüssen, bisweilen sogar noch mehr. Eine ausgewachsene Kokospalme entwickelt normalerweise einen Fruchtstand pro Monat oder zwölf im Jahr. Eine produktive Kokospalme kann jährlich 100 bis 140 Kokosnüsse liefern.

Bis zur völligen Reife brauchen Kokosnüsse ungefähr vierzehn Monate. In dieser Zeit bilden sich eine harte braune Schale, etwas Flüssigkeit und eine dicke Schicht weißes Fruchtfleisch. Geschmack, Konsistenz, Größe und Menge des Kokosfleisches verändern sich mit zunehmender Reife der Nuss. Eine sehr junge, weniger als sechs Monate alte Kokosnuss ist vollständig mit Flüssigkeit gefüllt und hat nur sehr wenig Fleisch. In diesem Stadium ist das Fleisch (Endosperm) von weicher, geleeartiger Konsistenz und kann mit dem Löffel gegessen werden. Mit zunehmender Reife der Kokosnuss nimmt die Flüssigkeitsmenge ab, das Fleisch wird dicker und fester. Mit zehn bis zwölf Monaten kehrt sich das Verhältnis von Flüssigkeit zu Fruchtfleisch um. Vollreife Kokosnüsse haben nur sehr wenig Flüssigkeit und eine dicke Schicht Fleisch. Fleisch und Flüssigkeit verlieren mit der Zeit an Süße. In unseren Lebensmittelläden findet man zumeist reife Kokosnüsse. In den Tropen allerdings gehören junge oder grüne Kokosnüsse zu den beliebtesten Nahrungsmitteln. Ältere Nüsse werden normalerweise in der Sonne getrocknet. Sonnengetrocknetes Kokosfleisch, die sogenannte Kopra, wird zur Herstellung von Öl verwendet. Frisches reifes Kokosfleisch wird zu Kokosraspeln, Kokosmilch oder nativem Kokosöl verarbeitet.

Die Schalen junger Kokosnüsse sind in der Regel hell- bis gelbbraun, im Vergleich zu dem dunkleren Braun der reifen Nüsse. Sie lassen sich auch wesentlich leichter öffnen und essen. Wenn die Kokosnuss reift, wird die Schale härter. Vollreife Schalen sind sehr hart und schwer zu öffnen. Oft sind ein Hammer und eine Menge Armkraft erforderlich, um eine reife Kokosnuss zu öffnen. Mit viel Übung können Sie eine Kokosnuss mit wenigen Schlägen mit der stumpfen Seite einer Machete halbieren.

Kokosnüsse können eine ganze Reihe essbarer Produkte liefern, die bekanntesten sind Fleisch, Wasser, Milch, Creme und Öl. Außerdem Zucker, Wein und Essig. Kokosfleisch ist der weiße essbare Anteil des Samens, es wird normalerweise geraspelt und getrocknet verkauft. Frisches Kokosfleisch kann schnell verderben. Getrocknet bleibt es mehrere Wochen lang genießbar, sogar noch länger, wenn es in einem luftdichten Behälter kühl aufbewahrt wird, so wie Kokosnuss normalerweise im Laden angeboten wird. Kokosraspeln sind meistens gezuckert, in Bioläden gibt es sie aber auch ungesüßt. Das Kokosöl wird aus frischem oder getrocknetem Kokosfleisch extrahiert. Die Flüssigkeit in einer frischen Kokosnuss wird oft fälschlich als Kokosmilch bezeichnet, es handelt sich aber in Wirklichkeit um Kokoswasser. Kokosmilch ist etwas ganz anderes. Milch und Wasser unterscheiden sich erheblich in Geschmack, Aussehen und Nährstoffgehalt. Kokosmilch entsteht durch Extraktion des Safts aus dem Fleisch. Kokoswasser ist klar oder leicht trüb, es sieht fast aus wie normales Wasser. Kokosmilch hingegen ist dicklich und weiß und sieht der Kuhmilch ähnlich.

Zusätzlich zu Kokosfleisch, Milch, Wasser und Öl liefert die Kokospalme noch viele weitere essbare Produkte. Die Blüte, aus der später die Kokosnuss entsteht, ist die Quelle von Kokoszucker und Kokoswein. Die Spitze einer noch nicht geöffneten Blüte wird aufgeschlitzt und der herausfließende Saft oder Toddy in Behältern aus Bambus oder Kokosschale gesammelt. Auf den Philippinen heißt dieser Saft »Tuba«. Bis zu einem Liter zuckriger Saft fließt täglich aus dem Schnitt. Den Wipfel einer Kokospalme zu erklimmen, um Tuba einzusammeln, erfordert viel Kraft und Übung. Aber offensichtlich sind die Kletterer der Meinung, dass sich die Mühe lohnt.

Zur Herstellung des Zuckers wird der Saft jeden Morgen eingesammelt und in großen Töpfen so lange gekocht, bis ein dicker, klebriger Sirup entsteht, den man dann abkühlen und hart werden lässt. Da er nur wenig verarbeitet wird, unterscheiden sich die einzelnen Portionen in Farbe, Geschmack und Süße. Die Farbe reicht von einem sehr hellen Gelbbraun bis zu einem dunklen Braun. Abhängig davon, wie lange der Saft erhitzt wurde, kann er weich und klebrig sein wie Toffee oder hart wie Kandiszucker. Er wird oft in Form von kristallisierten Stücken verkauft.

Frischer Toddy oder Tuba ist reich an Vitaminen und Mineralstoffen und liefert wertvolle Nahrung in Gebieten, wo Früchte und Gemüse knapp sind, wie beispielsweise auf vulkanischen Atollen.

Der Saft vergärt sehr schnell, in einem warmen Tropenklima kann er schon nach wenigen Tagen zehn Prozent Alkohol enthalten. Dieser Kokoswein ist ein traditionelles Getränk in vielen Regionen der Welt. Manchmal wird er zur Erhöhung des Alkoholgehalts noch destilliert. Auf den Philippinen wird dieses beliebte alkoholische Getränk Lambanog genannt, es schmeckt ähnlich wie Wodka oder Gin.

Da das Wasser oder der Saft in der Kokosnuss süß ist, könnte man meinen, es ließe sich auch zu Alkohol vergären. Kokoswasser hat weniger Zucker als Tuba und bildet deshalb sehr wenig Alkohol. Fermentiertes Kokoswasser wird eher zur Herstellung von Essig als von Alkohol verwendet.

Jeden Tag Kokosnuss

Seit Generationen sind Ernährung und Gesundheit der Menschen in den Regionen der Welt, in denen Kokospalmen wachsen, von der Kokosnuss abhängig. Buchstäblich an jedem Tag ihres Lebens nutzen diese Menschen die Kokosnuss, sie genießen deren Vorzüge bereits vor der Geburt. Die Kokosnuss nährt die Mutter, damit ein gesundes Kind zur Welt kommt und die Entbindung schnell verläuft. Werdende Mütter massieren das Öl täglich in ihren Bauch ein, um die Geburt zu erleichtern und hässliche Dehnungsstreifen zu vermeiden. Nach der Entbindung wird das Öl auf empfindliche Stellen aufgetragen, um die Heilung zu beschleunigen, und auf die Brüste, um die Schmerzen durch das Stillen zu lindern.

In Samoa ist das Erste, was eine Frau nach der Geburt ihres Kindes zu essen bekommt, ein Kokosgericht namens Vaisalo. Der Vaisalo, ein

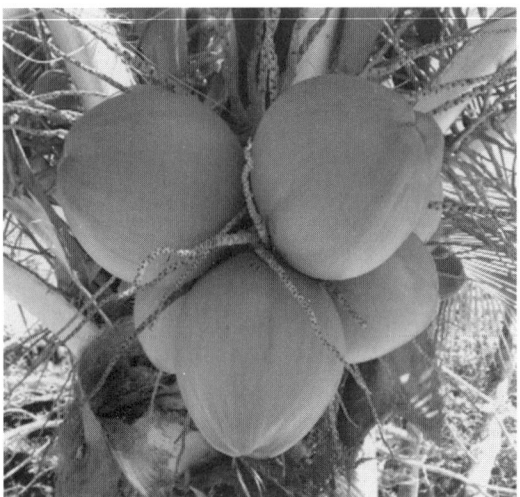

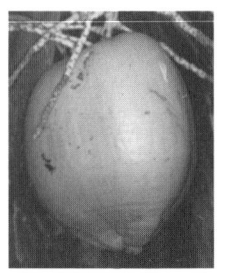

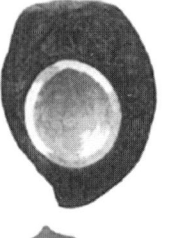

Kokosnüsse an einer Kokospalme. Rechts von oben nach unten: Kokosnuss mit Hülle, Schnitt durch eine Kokosnuss, die die »Nuss« im Zentrum erkennen lässt, und die von der Hülle befreite Kokosnuss.

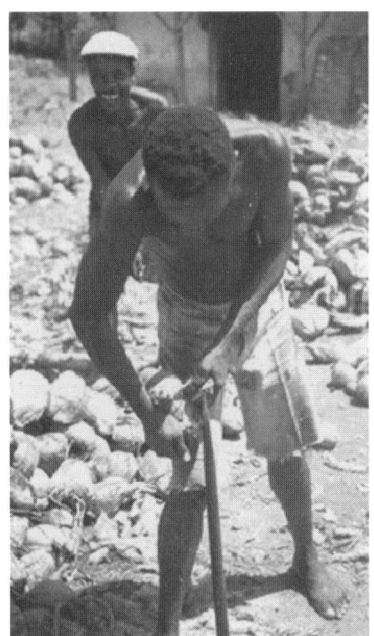

Eine häufig verwendete Methode, die Hülle der Kokosnüsse zu entfernen: Ein Pfahl oder eine eiserne Spitze wird mit dem scharfen Ende nach oben fest im Boden verankert. Die Koksnuss wird auf die scharfe Spitze gedrückt und ein Streifen der Hülle abgerissen. Die Kokosnuss wird gedreht und das Ganze wird so lange wiederholt, bis die Hülle vollständig entfernt ist. Ein geübter Arbeiter kann eine Kokosnuss in wenigen Sekunden schälen.

Brei, wird aus dem Fleisch und dem Saft einer frischen Kokosnuss unter Zusatz von Stärke zubereitet. Er soll nicht nur die Mutter nähren, sondern auch dafür sorgen, dass ihre Milch schnell und reichlich fließt. Vaisalo wird in Samoa noch immer viel gegessen, nicht nur von Wöchnerinnen; man genießt ihn zum Frühstück oder als Dessert.

Vom ersten Lebenstag an werden Säuglinge mit Kokosöl vertraut gemacht. Mütter reiben ihre Babys sorgfältig von Kopf bis Fuß damit ein. Angeblich stärkt es Muskeln und Knochen und verhindert Hautinfektionen und Hautunreinheiten. Ein paar Tropfen werden in die weiche Stelle am Kopf des Säuglings einmassiert, man sagt, es verhüte Krankheiten. Wenn die Kinder zahnen, wird das Zahnfleisch mit Kokosöl massiert, um die Schmerzen zu lindern und die Heilung zu beschleunigen.

Auf den Inseln wird das Wasser aus dem Inneren einer frischen Kokosnuss Säuglingen als Ersatz für Babynahrungspräparate gegeben. Viele erhalten gleichzeitig Muttermilch und Kokoswasser. Wenn eine Mutter nicht stillen kann oder beim Säugling Verdauungsprobleme auftreten, gibt man ihm das Wasser aus jungen Kokosnüssen. In manchen Fällen erhielten Säuglinge ab dem Alter von ein bis zwei Monaten bis zum Abstillen kaum etwas anderes als Kokoswasser. Saft und Fleisch unreifer Kokosnüsse werden auch eingesetzt, um Säuglinge von der Muttermilch zu entwöhnen. Das Fleisch in jungen Kokosnüssen ist weich und sehr zart, anders als das harte, nussähnliche Fleisch, das wir in vollreifen Kokosnüssen finden.

Die Kokosnuss ist bei vielen Inselbevölkerungen eine Hauptnahrungsquelle für alle Altersgruppen. Das Fleisch wird frisch, getrocknet, geröstet und als Brei mit Kokosmilch und Wasser gegessen. In manchen Gegenden liefern Kokosnüsse in der einen oder anderen Form den Löwenanteil der täglich aufgenommenen Kalorien.

Früher und in gewissem Ausmaß auch heute noch tragen Kinder nur wenig Kleidung, aber ihr Körper ist immer mit Kokosöl eingerieben. Aufgetragen wird es nach dem Baden, bevor die Kinder an die Sonne gehen, und abends, bevor Sie ins Freie gehen, als Schutz vor Moskitos und Sandfliegen. Alle, von den Jüngsten bis zu den Ältesten, tragen das Öl täglich auf den gesamten Körper auf. Es schützt sie vor den Strahlen der heißen Tropensonne und hält ihre Haut jung und gesund. Es bewahrt die Hautfeuchtigkeit und ist ein hervorragender Sonnenschutz. Außerdem wird es auf wunde Stellen, Ausschlag, Schnittwunden und Hautrisse aufgetragen. Trockene Lippen und Fieberbläschen werden mit Kokosöl eingerieben. Bei Ohrenschmerzen wird es erwärmt und in die Ohren geträufelt.

In Thailand, Sri Lanka, Indien und anderen Ländern wird Kokosöl traditionell in der Küche verwendet. Bewohner der Pazifikinseln nutzen es hingegen hauptsächlich für kosmetische Zwecke und zur Heilung. Der größte Teil des Öls in ihrer Nahrung stammt aus Kokosmilch und Kokoscreme. Fast alles wird damit zubereitet.

Die Menschen in Samoa kochen praktisch alle ihre Gerichte in schwerer Kokoscreme. Sogar stärkehaltige Früchte und Gemüse werden in Kokoscreme gekocht. Sie essen jeden Tag Kokoscreme, die sie nicht verdünnen wie viele Bewohner anderer Pazifikinseln. An Sonntagen kochen die Samoaner ihr Essen in Tonöfen, das einzige Gemüse, das sie normalerweise essen, sind die Blätter der Taro-Pflanze, in die sie unverdünnte Kokoscreme mit Zwiebeln und Salz einrollen.

Auf den Philippinen und anderswo geben die Frauen das Öl nach dem Baden ins Haar. Man hat beobachtet, dass Frauen, die in ländlichen Gemeinschaften leben und auch heute noch Kokosöl verwenden, ihr wunderschönes dunkles Haar bis ins hohe Alter bewahren, während Frauen in städtischen Gebieten, wo Kokosöl seltener verwendet wird, in der Regel sehr viel schneller ergrauen.

Koksnuss in jeglicher Form wird als Nahrungsquelle, als Medizin, als schützender und heilender Balsam und als Schönheitsmittel verwendet. Die Menschen nutzen es buchstäblich vom Tag ihrer Geburt bis zum Tag des Todes.

Kokosnuss in der traditionellen Medizin

Überall auf der Welt verehren Menschen vieler verschiedener Kulturen, Sprachen und Religionen die Kokosnuss als wichtige Quelle von Nahrung und Medizin. Wenn Sie auf den Samoainseln lebten und krank würden oder sich eine Verletzung zuzögen und von traditionellen Heilern behandelt würden, wäre die Kokosnuss unweigerlich Teil der Behandlung. Wenn sie im küstennahen Dschungelgebiet Zentral- und Südamerikas lebten und krank würden, würden die dort ansässigen Heiler Sie mit Kokosnuss wieder gesund machen. Auf den Philippinen wird Kokosöl verwendet, um die Heilung von Verbrennungen, Schnitt- und Schürfwunden zu beschleunigen. Es wird in geschwollene Gelenke und schmerzende Muskeln einmassiert und sogar zur schnelleren Heilung gebrochener Knochen eingesetzt. In Ostafrika gäbe man ihnen eine Tasse Palmkernöl (das dem Kokosöl sehr ähnlich ist) zu trinken. Bei der indigenen Bevölkerung gilt dieses Öl als gesundes Tonikum und als Mittel der Wahl bei jeder Krankheit.

In Indien dient die Kokosnuss in ihren vielfältigen Formen zur Behandlung unterschiedlicher Beschwerden und zur Ernährung des Körpers. Die ayurvedische Medizin kennt die heilenden Eigenschaften des Kokosöls schon seit über 4000 Jahren. Das Öl wird wegen seiner keimtötenden Eigenschaften geschätzt, es wird verbreitet in Verbindung mit Kräutern angewendet. Verschiedene Zubereitungen aus Kokosöl fördern üppiges Haarwachstum und schützen die Haut vor Infektionen und Schäden durch Sonnenbrand. Getrocknete Kokosnuss wird zur Ausscheidung von Parasiten und zur Besserung von Verdauungsbeschwerden eingenommen.

In den Äquatorialgebieten der Welt, wo die Kokospalme im Überfluss wächst, wird die Kokosnuss in der einen oder anderen Form mit erstaunlichem Erfolg zur Behandlung unterschiedlicher gesundheitlicher Probleme eingesetzt. Beispiele sind Amenorrhoe (Ausbleiben der Regelblutung), Asthma, Ausschläge, Blutergüsse, Bluthusten, Bronchitis, Darmentzündung, Erkältung, Fieber, Gelbsucht, Geschwüre, Gesichtsrose, Grippe, Halsentzündung, Krätze, Läusebefall, Lungentuberkulose, Magenschmerzen, Nierensteine, Parasiten, Regelschmerzen, Ohrenschmerzen, Ruhr, Schwäche, Schwellungen, Syphilis, Tripper, Tuberkulose, Tumoren, Typhus, Übelkeit, Unterernährung, Verbrennungen, Verstopfung, Wassersucht, Wunden, Zahnfleischentzündung und Zahnschmerzen.

Bevor es akademisch ausgebildete Ärzte gab, kümmerten sich traditionelle Heiler um die Krankheiten der Menschen. Auf den Philippinen heißt ein solcher Heiler *Manghihilot*. Auch wenn die moderne

Medizin heute den größten Teil der medizinischen Versorgung auf den Philippinen übernommen hat, sorgen Manghihilots in einigen ländlichen Gebieten noch immer für die Kranken und wirken als Geburtshelfer. Kokosöl bildet die Grundlage der meisten Heilmittel des Manghihilots. Das Öl wird häufig mit Heilpflanzen wie Knoblauch, Ingwer und scharfen Pfefferschoten kombiniert und je nach Bedarf verabreicht. Manghihilots bereiten ihre Arzneien aus frischen Kokosnüssen selbst zu.

Paul Sorse, dessen Geschichte im vorigen Kapitel erzählt wurde, lernte schon als Jugendlicher auf den Philippinen von seinem Vater viel über die heilende Kraft der Koksnuss; Wissen, das er später nutzte und erweiterte. 50 Jahre lang stellte er Kokosöl her und verwendete es zur Heilung der Kranken und Verletzten, aber auch, um sich selbst und andere, wie er oft sagte, »glücklich, gesund und schön« zu erhalten. Er nannte die Kokosnuss die Königin der Nahrungsmittel und betrachtete sie als Allheilmittel. Er ermunterte jeden, Kokosöl gegen alle Leiden auszuprobieren. »Es richtet keinen Schaden an, kann aber vielleicht viel nutzen«, sagte er dann. Er behauptete, es sei hilfreich zur Behandlung von Verbrennungen, Sonnenbrand, Blasen, Schnittwunden, Kratzern, Ekzemen, Insektenstichen, Borkenflechte, Hämorrhoiden, Blutergüssen, Erfrierungen, Pickeln, Erkältungen, Nasennebenhöhlen-Infektionen, Asthma, Kopfschmerzen, Arthritis, Rheuma, steifen Gelenken, Bindehautentzündung, Muskelkater, gereiztem Zahnfleisch, Zahnschmerzen, Verstopfung und Falten. Es gebe unendlich viele Verwendungsmöglichkeiten. »Es ist nicht nötig, für jedes Problem ein extra Produkt zu kaufen«, lehrte er, gegen viele könne Kokosöl eingesetzt werden.

Pauls treue Kunden geben Zeugnis von der Wirksamkeit des Öls. Hätte es nicht gewirkt, so wären sie nicht immer wieder gekommen. Paul glaubte, man müsse es nur versuchen, um von seiner Wirkung überzeugt zu werden, eine Ansicht, die ich teile. Nur der Gebrauch belegt seine Wirksamkeit. Geben Sie es auf die Haut und schauen Sie, welche Veränderung es bewirkt. Es kann eine furchtbar trockene, raue Haut innerhalb weniger Wochen zart und geschmeidig machen. Versuchen Sie es und sehen Sie selbst, ob Ihre Haut nicht jünger und gesünder aussieht und sich auch so anfühlt. Ich habe erlebt, wie es Wunder wirkte. Und was es außerhalb des Körpers bewirkt, das bewirkt es auch im Inneren.

Paul Sorses Leben ist ein Beweis für die Wirksamkeit und Sicherheit des Kokosöls. Er trank es, verwendete es in allen Gerichten, die er kochte, und badete praktisch jeden Tag darin, indem er sich von Kopf bis Fuß damit einrieb. Es hat ihm offensichtlich nicht geschadet, er ist schließlich 102 Jahre alt geworden. Es war vermutlich das Geheimnis, das ihn so lange lebendig, gesund und glücklich erhielt.

Die Angstmache vor Kokosöl

Trotz ihrer langen, beachtlichen Geschichte auf der ganzen Welt ist die Kokosnuss in jüngster Zeit ungerechtfertigterweise in Verruf geraten. Insbesondere das Kokosöl wird als Arterien verstopfendes gesättigtes Fett abgestempelt, das gemieden werden sollte. Warum? Die Antwort auf diese Frage ist eine Mischung aus Missverständnis, Vorurteil und Marketing. Wegen der schlechten Publicity, die gesättigte Fette in der Vergangenheit bekamen, herrscht verbreitet Verwirrung über Kokosöl und Gesundheit.

Parkinson-Krankheit

Zurzeit versorge ich meinen 85-jährigen Vater, der an mehreren Krankheiten leidet, darunter auch Demenz, Symptome von Parkinson und Lymphkrebs. Er zeigte definitiv alle Anzeichen von Parkinson, aber die Ärzte stellten diese Diagnose nicht, weil die Symptome bei ihm aufgetreten waren, bevor wir ihn dazu brachten, den Arzt aufzusuchen. Als ich dem Arzt von seinem Schütteln, schlurfendem Gang, Maskengesicht und gebückter Haltung berichtete und ihm erzählte, dass all dies durch natives Kokosöl verschwunden war, sah er mich ungläubig an. Er sagte, es hätte niemals Parkinson sein können, weil die Krankheit sich nicht auf diese Weise zurückbilde. Mein Vater weiß, dass das Schütteln zurückkommt, wenn er sein Kokosöl nicht einnimmt. Was soll ich sagen? *Donna*

Prostata

Bei mir besteht seit Jahrzehnten eine gutartige Prostatavergrößerung. Vor sieben oder acht Jahren hatte ich solche Schwierigkeiten beim Wasserlassen, dass ich meinen Arzt um ein Medikament bat. Das habe ich dann einige Jahre lang eingenommen und meine Nase war ständig verstopft. Manchmal versuchte ich es ohne die Medizin, und meine Nase wurde frei! Dann las ich im Internet, dass Atembeschwerden zu den Nebenwirkungen dieses Medikaments zählen. Also wechselte ich zu Sägepalmenextrakt, der anscheinend genauso gut wirkte wie die Medizin (Proscar).

Ich fand heraus, dass die Zusammensetzung der Fettsäuren im Extrakt aus Sägepalmsamen ähnlich ist wie beim Kokosöl, zumindest gibt es einige Gemeinsamkeiten. Also gab ich das Sägepalmöl auf (das hier in Finnland sehr teuer ist) und verlasse mich jetzt schon seit rund drei Jahren allein auf Kokosöl. Keine Probleme beim Wasserlassen! *Iikka*

Seit über 30 Jahren stehen gesättigte Fette im Visier, weil sie die Cholesterinwerte erhöhen können. Die volle Wucht dieser Attacken richtete sich gegen das Kokosöl, das hochgradig gesättigt ist. Mitte der 1980er-Jahre finanzierte die Sojabohnen-Industrie eine riesige Medienkampagne, um die Öffentlichkeit über die Vorzüge des Sojaöls und die Gefahren gesättigter Fette und des Kokosöls »aufzuklären«. In guter Absicht, aber irregeleitet, schlossen sich Verbraucherverbände wie das *Center for Science in the Public Interest* (CSPI, Zentrum für Wissenschaft im Interesse der Öffentlichkeit) der Attacke an. Gemeinsam gelang es, alle gesättigten Fette und ganz besonders das Kokosöl zu verteufeln. Es war die CSPI, die in Bezug auf das Kokosöl den Begriff »Arterien verstopfendes Fett« prägte.

Was die Öffentlichkeit – und fairerweise muss man zugeben, auch die CSPI – damals nicht wusste, war, dass es viele unterschiedliche Arten gesättigter Fette gibt, genauso, wie es auch viele unterschiedliche Arten von mehrfach ungesättigten Fetten gibt. Jedes Fett wirkt anders auf den Körper. Einige gesättigte Fette erhöhen den Cholesterinspiegel im Blut, andere nicht. Kokosöl beeinflusst den Cholesterinwert nicht negativ. Dieses Faktum wurde in dem Feldzug, den die Pflanzenölindustrie gegen gesättigte Fette führte, nie erwähnt. Die Menschen hielten sämtliche Quellen gesättigten Fetts für schädlich. Und schon bald war alle Welt überzeugt, Kokosöl verursache Herz-Kreislauf-Erkrankungen. Selbst medizinische Fachleute waren verwirrt. Verschiedene Forscher, die über die Kokosnuss Bescheid wussten, meldeten sich schließlich zu Wort, um die Dinge gerade zu rücken, aber da hatte sich die Meinung, Kokosöl verursache Herz-Kreislauf-Erkrankungen, schon so weit durchgesetzt, dass niemand mehr zuhörte. Tatsächlich wurden diese Forscher sogar lächerlich gemacht und dafür kritisiert, dass sie das Kokosöl verteidigten. Also gaben sie nach und hielten den Mund. Lebensmittelhersteller, die die Angst der Verbraucher vor gesättigten Fetten spürten, verbannten Kokosöl aus ihren Produkten. Anfang der 1990er-Jahre war es aus der Ernährung in Amerika und vielen anderen Ländern auf der Welt praktisch verschwunden. Selbst in Regionen, in denen Kokospalmen wachsen, wie auf den Philippinen, mied man das Kokosöl.

Die Wahrheit über Kokosöl blieb in medizinischen Fachzeitschriften versteckt, die nur selten gelesen und noch seltener verstanden werden. Viele Wissenschaftler, die das Potenzial des Kokosöls für Ernährung und medizinische Zwecke kannten, setzen ihre Forschung fort. Während man der Öffentlichkeit von den Gefahren des Kokosöls erzählte, wendeten es Mediziner aktiv bei ihren Patienten an. Kokosöl wurde und wird noch immer bei künstlicher Ernährung und in intravenös verabreichten Lösungen zur Behandlung von todkranken Patienten verwendet. Es ist in rezeptfreien Mitteln enthalten und wird Lebensmitteln zugesetzt, um sie vor dem Verderben zu schützen. Es findet sich in Nahrungsprodukten wie beispielsweise Pulvern zur Herstellung von Sportgetränken und in Energieriegeln. Das ist allerdings nur wenigen bewusst. Oft werden Begriffe wie MCT (d. h. medium-chain triglyceride, mittelkettige Triglyceride oder auch fraktioniertes Kokosöl), Kapryl- oder Laurinsäure (die angeblich die Arterien verstopfenden Fette im Kokosöl) verwendet, um zu verbergen, dass das Produkt eine Form von Kokosöl enthielt.

Traditionelle Weisheit

Öl, Fleisch, Milch und andere Produkte aus der Kokosnuss sind seit Generationen Grundnahrungsmittel für die Bevölkerung von Inseln im asiatischen und pazifischen Raum. In den letzten Jahrzehnten haben die Menschen in den Regionen, in denen Kokospalmen wachsen, Ernährung und Lebensstil vom Westen übernommen, mit der Folge, dass lang gehegte Überzeugungen und Traditionen verschwinden. In dem Maße, wie industriell verarbeitete Lebensmittel leichter verfügbar werden, nimmt die Beliebtheit der traditionellen Nahrungsmittel ab. Wie alle anderen, so wurden auch die Menschen in diesen Regionen von den falschen Vorstellungen über die Kokosnuss und insbesondere das Kokosöl beeinflusst. Da man es für ein »die Arterien verstopfendes« gesättigtes Fett hielt, ging der Verzehr und Gebrauch von Kokosöl drastisch zurück. Stattdessen aßen die Menschen Margarine, Backfett und industriell verarbeitete Pflanzenöle. Gesundheitliche Probleme wie Herz-Kreislauf-Erkrankungen und Fettleibigkeit, die man noch vor wenigen Jahrzehnten, als die Kokosnuss in allgemeinem Gebrauch war, kaum kannte, sind jetzt an der Tagesordnung. Das gilt besonders für städtische Gebiete, wo die Menschen besser ausgebildet und stärker vom Westen beeinflusst sind. Die jüngere Generation hat die traditionelle Verwendung der Kokosnuss gar nicht kennengelernt und weiß sehr wenig darüber.

Zum Glück nutzen die Menschen in vielen ländlichen Gebieten die Kokosnuss noch genauso wie ihre Eltern und Großeltern. Das gilt vor allem für die Armen, die sich die teureren importierten Öle nicht leisten können. Sie erfreuen sich noch heute der Vorzüge des Kokosöls und führen die Tradition ihrer Vorfahren fort.

In dem Maße, wie die Vorzüge der Kokosnuss für Ernährung und Medizin bekannter werden, wird die Verwendung der Kokosnuss den Weg in immer mehr Haushalte finden. Menschen aller Gesellschaftsschichten und aller Erdteile werden davon profitieren.

Aktivkohle aus den Schalen der Kokosnuss

Die harte Schale der Kokosnuss lässt sich vielfach verwenden. Sie dient als Wasserbehälter, Servierschale, Teller, Löffel, Raumschmuck und als Brennstoff in der Küche. Sehr nützlich erweist sie sich als Filter. Beim Verbrennen der Kokosnussschale entsteht eine Holzkohle mit vielen kleinen Löchern, die Gerüche, Giftstoffe und Chemikalien aufnehmen können. Aktivkohle aus Kokosnussschalen ist ein äußerst wirksames Absorptionsmittel, sie wird in Gasmasken, Wasserfiltern und sogar als Medizin verwendet.

Die Kokosnussschale wird dadurch aktiviert, dass sich in der Holzkohle viele mikroskopisch kleine Poren bilden. Dies wird unter anderem dadurch erreicht, dass die Kokosnussschale in einem speziellen Brenner oder Ofen mehrere Stunden lang auf 900 bis 1200 Grad Celsius erhitzt und Dampf hindurchgeleitet wird. Dieses Verfahren beseitigt Kohlenwasserstoffe und andere flüchtige Substanzen, sodass ein komplexes Netzwerk aus Kapillaren und Rissen entsteht. Der Kohlenstoff wird dann zu einem Granulat zerstoßen.

Verunreinigungen und Giftstoffe werden in diese Poren absorbiert und eingeschlossen. Aktivkohle wird in vielen Produkten verwendet, von Zigarettenfiltern bis zu Schadstofffiltergeräten. In Apotheken und Drogerien ist sie als rezeptfreies Entgiftungsmittel erhältlich. Aktivkohl bindet Giftstoffe im Verdauungstrakt. Aktivkohle ist wirksamer und leichter anzuwenden als Brechwurzelsirup, der häufig bei versehentlicher Vergiftung empfohlen wird und Erbrechen auslöst. Aktivkohle ist in Krankenhäusern das Mittel der Wahl bei der Behandlung von Patienten, die Gift geschluckt haben. Sie ist auch ein praktisches Hausmittel, wenn sie innerhalb von einer Stunde nach der Einnahme eines Gifts genommen wird.

Kapitel 3

Kokosnuss-Medizinschrank I: Kokosöl

Die Kokosnuss ist der Medizinschrank der Natur, und das gleich in mehrfacher Hinsicht. Ihr Fleisch, Öl, Milch und Wasser sind vielseitig verwendbar, als Nahrung für den Körper, zur Verhütung von Krankheiten, Heilung von Verletzungen und Wiederherstellung der Gesundheit. Mit Wissen und Verstand eingesetzt, können sie bei der Behandlung einer ganzen Reihe von Beschwerden und Erkrankungen helfen. Viele der gesundheitlichen Probleme, die uns heute begegnen, lassen sich durch die Anwendung der Produkte aus dem Medizinschrank der Natur verhüten oder lindern.

Das Thema soll in zwei getrennten Abschnitten behandelt werden: Der Kokosnuss-Medizinschrank I und II. In diesem und den folgenden zwei Kapiteln konzentrieren wir uns auf die gesundheitlichen Aspekte des Kokosöls. Im zweiten Abschnitt (Kapitel 6) kommen dann Kokosfleisch, Kokoswasser und Kokosmilch an die Reihe.

Dass die Kokosnuss zu den besten Nahrungsmitteln der Natur zählt, ist dem darin enthaltenen Öl zu verdanken. Dementsprechend sind ihm drei Kapitel dieses Buchs gewidmet. In seinem Nutzen in der Küche und als Medizin überragt das Kokosöl die anderen Speiseöle haushoch. Was das Kokosöl von allen anderen Ölen unterscheidet und warum es »das gesündeste Öl der Welt« genannt wird, das erfahren Sie in diesem Kapitel.

Das Geheimnis des Öls

Das Kokosöl ist einzigartig, es ist anders als die meisten anderen Speiseöle, und dem verdankt es seine Vorzüge für Ernährung und Medizin. Der Unterschied liegt in den als Fettsäuren bekannten Fettmolekülen. Fettsäuren werden nach zwei Methoden klassifiziert. Die erste, die Ihnen wahrscheinlich bekannt ist, erfolgt nach dem Grad der Sättigung. Es gibt gesättigte, einfach ungesättigte und mehrfach ungesättigte Fettsäuren. Die zweite Klassifizierung beruht auf der Größe der Moleküle oder der Länge der Kohlenstoffkette innerhalb der Fettsäure. Es gibt kurzkettige Fettsäuren (SCFA, aus dem Englischen short-chain fatty acid), mittelkettige (MCFA, middle-chain fatty acid) und langkettige Fettsäuren (LCFA, long-chain fatty acid). Sind drei Fettsäuren durch ein Glycerin-Molekül miteinander verbunden, so bilden sie ein Triglycerid. Es gibt also kurzkettige Triglyceride (SCT), mittelkettige (MCT) und langkettige Trigylceride (LCT). Die Begriffe Fettsäuren und Triglyceride werden manchmal auch synonym verwendet.

Zu den kurzkettigen Fettsäuren zählen die Butansäure (Buttersäure) und Capronsäure, deren Kohlenstoffkette aus vier bzw. sechs Kohlenstoffatomen besteht. Mittelkettige Fettsäuren sind die Caprylsäure, Caprinsäure und Laurinsäure mit acht, zehn und zwölf Kohlenstoffatomen. Die Kohlenstoffketten der langkettigen Fettsäuren bestehen aus vierzehn oder mehr Kohlenstoffatomen.

$$
\begin{array}{c}
\text{H} \quad \text{H} \quad \text{H} \quad \text{H} \quad \text{H} \quad \text{H} \quad \text{H} \quad \text{H} \quad \text{H} \quad \text{H} \quad \text{H} \quad \text{O} \\
| \quad | \quad | \quad | \quad | \quad | \quad | \quad | \quad | \quad | \quad | \quad \| \\
\text{H}-\text{C}-\text{C}-\text{C}-\text{C}-\text{C}-\text{C}-\text{C}-\text{C}-\text{C}-\text{C}-\text{C}-\text{O}-\text{H} \\
| \quad | \quad | \quad | \quad | \quad | \quad | \quad | \quad | \quad | \quad | \\
\text{H} \quad \text{H} \quad \text{H} \quad \text{H} \quad \text{H} \quad \text{H} \quad \text{H} \quad \text{H} \quad \text{H} \quad \text{H}
\end{array}
$$

Laurinsäure ist eine mittelkettige Fettsäure mit 12 Kohlenstoffatomen. Sie ist die vorherrschende MCFA im Kokosöl.

$$H-\overset{\displaystyle H}{\underset{\displaystyle H}{C}}-\overset{\displaystyle H}{\underset{\displaystyle H}{C}}-\overset{\displaystyle H}{\underset{\displaystyle H}{C}}-\overset{\displaystyle H}{\underset{\displaystyle H}{C}}-\overset{\displaystyle H}{\underset{\displaystyle H}{C}}-\overset{\displaystyle H}{\underset{\displaystyle H}{C}}-\overset{\displaystyle H}{\underset{\displaystyle H}{C}}-\overset{\displaystyle H}{\underset{\displaystyle H}{C}}-\overset{\displaystyle H}{\underset{\displaystyle H}{C}}-\overset{\displaystyle H}{\underset{\displaystyle H}{C}}-\overset{\displaystyle H}{\underset{\displaystyle H}{C}}-\overset{\displaystyle H}{\underset{\displaystyle H}{C}}-\overset{\displaystyle H}{\underset{\displaystyle H}{C}}-\overset{\displaystyle H}{\underset{\displaystyle H}{C}}-\overset{\displaystyle H}{\underset{\displaystyle H}{C}}-\overset{\displaystyle H}{\underset{\displaystyle H}{C}}-\overset{\displaystyle H}{\underset{\displaystyle H}{C}}-\overset{\displaystyle O}{\overset{\displaystyle \|}{C}}-O-H$$

Stearinsäure ist eine gesättigte Fettsäure mit 18 Kohlenstoffatomen. Sie gehört zu den häufigsten Fettsäuren in unserer Nahrung.

Die allermeisten Fette in unserer Ernährung, ob gesättigt oder ungesättigt, pflanzlicher oder tierischer Herkunft, sind aus langkettigen Fettsäuren (LCFA) zusammengesetzt. Sojaöl, Maiskeimöl, Rapsöl, Olivenöl, Schmalz, Hühnerfett und auch die meisten anderen Fette und Öle in unserer Kost bestehen ausschließlich aus LCFA. 98 bis 100 Prozent des Fetts, das Sie täglich essen, sind LCFA, es sei denn, Sie essen sehr viel Kokosnuss oder Kokosöl. Kokosöl ist einzigartig, es ist überwiegend aus mittelkettigen Fettsäuren (MCFA) zusammengesetzt. Diese mittelkettigen Fettsäuren unterscheiden es von allen anderen Ölen und verleihen ihm seinen besonderen Wert für Ernährung und medizinische Anwendung.

Bis in die jüngste Zeit hat das Kokosöl außerhalb der wissenschaftlichen Forschung nur wenig Beachtung gefunden. Der Grund dafür sind Vorurteile und ein allgemeines Missverständnis über gesättigte Fette. Auch heutzutage herrscht noch viel Verwirrung über die unterschiedlichen Arten gesättigter Fette. Viele schlecht informierte Autoren stellen das Kokosöl nach wie vor in eine Reihe mit Schmalz und Rinderfett und bezeichnen es als Arterien verstopfendes Fett. Wenn Sie jedoch verstehen, wie Kokosöl im Körper verstoffwechselt wird, ist leicht einsehbar, dass es nicht zur Verhärtung der Arterien oder zu einer Herz-Kreislauf-Erkrankung beiträgt. Tatsächlich kann Kokosöl helfen, Sie davor zu *schützen*. Dieses Thema wird in Kapitel 5 ausführlicher behandelt.

Kokosöl gilt als sogenanntes »Functional Food«, was bedeutet, dass es über den Nährstoffgehalt hinaus gesunde Eigenschaften besitzt. In der medizinischen Forschung wird Kokosöl seit Jahrzehnten untersucht, die Wissenschaftler haben eine Menge über dieses einst so geschmähte Öl gelernt. Der Rest dieses Kapitels behandelt die dokumentierte Wirkung der MCFA im Kokosöl. Zur Verifizierung der Aussagen verweise ich auf medizinische Studien, anhand derer Sie bei Interesse eigene Nachforschungen anstellen können.

Verdauung und Nährstoffabsorption

Mittelkettige Fettsäuren sind, wie der Name andeutet, kürzer und kleiner als langkettige Fettsäuren. Die Größe oder Länge des Fettsäuremoleküls ist extrem wichtig. Unser Körper verstoffwechselt Fettsäuren je nach ihrer Größe unterschiedlich. Deshalb entfalten die mittelkettigen Fettsäuren aus dem Kokosöl bei uns eine völlig andere Wirkung als die langkettigen Fettsäuren, die wir in unserem Essen viel häufiger finden.

Da MCFA kleiner sind als LCFA, sind sie leichter verdaulich und besser wasserlöslich. Tatsächlich sind – anders als für LCFA – zu ihrer Verdauung weder Bauchspeicheldrüsenenzyme noch Gallenflüssigkeit erforderlich. Deshalb bietet das Kokosöl eine schnelle und einfache Nahrungsquelle, ohne die Enzymsysteme des Körpers zu belasten.

Lassen Sie mich kurz erklären, wie Fette verstoffwechselt werden. Wenn Sie etwas essen, das langkettige Triglyceride (LCT) enthält, so passieren diese den Magen und werden in den Darmtrakt abgegeben. Fast die gesamte Verdauung der LCT findet im Darm statt. Für die Fettverdauung sind Enzyme aus der Bauchspeicheldrüse und Gallenflüssigkeit aus der Gallenblase nötig. Bei der Verdauung der LCT werden die Bindungen, die die einzelnen Fettsäuren zusammenhalten, aufgespalten. Einzelne Fettsäuren werden dann in die Darmwand absorbiert. Dort werden sie zu kleinen Bündeln aus Fett und Eiweiß, den sogenannten Lipoproteinen (Chylomikronen), verpackt. Diese Lipoproteine werden dann in den Blutstrom geleitet, mit dem sie durch den ganzen Körper transportiert werden. Dabei werden kleine Fettteilchen aus den Lipoproteinen ins Blut abgegeben. Das ist die Quelle des Fetts, das in unseren Fettzellen abgelagert wird und auch die Quelle des Fetts, das sich in den Arterienwänden ansammelt und sie verstopft.

Anders verläuft der Prozess bei mittelkettigen Triglyceriden (MCT). Auch MCT wandern vom Magen in den Darmtrakt, aber da sie so

Zusammensetzung der Fettsäuren in verschiedenen Fetten und Ölen

	Fettsäure	Kokosöl	Palmkernöl	Palmöl	Butter	Schmalz	Rind	Sojaöl	Maiskeimöl
SCFA	Butan (C4:0)*	–	–	–	3	–	–	–	–
	Capron (C6:0)	0,5	–	–	1	–	–	–	–
MCFA	Capryl (C8:0)	7,8	4	–	1	–	–	–	–
	Caprin (C10:0)	6,7	4	–	3	–	–	–	–
	Laurin (C12:0)	47,5	45	0,2	4	–	–	–	–
LCFA	Myristin (C14:0)	18,1	18	1,1	12	3	3	–	–
	Palmitin (C16:0)	8,8	9	44	29	24	29	11	11,5
	Stearin (C18:0)	2,6	3	4,5	11	18	22	4	2,2
	Arachin (C20:0)	0,1	–	–	5	1	–	–	–
	Palmitolein (C16:1)	–	–	0,1	4	–	–	–	–
	Olein (C18:1)	6,2	15	39,2	25	42	43	25	26,6
	Linol (C18:2)	1,6	2	10,1	2	9	1,4	51	58,7
	Linolen (C18:3)	–	–	0,4	–	–	–	9	0,8
	% gesättigt	92,1	83	49,8	69	46	54	15	13,7
	% einfach ungesättigt	6,2	15	39,3	29	42	43	25	26,6
	% mehrfach ungesättigt	1,6	2	10,5	2	9	1,4	60	59,5

* Das C steht für Kohlenstoffatome. Die Ziffer nach dem C und vor dem Doppelpunkt bezeichnet die Zahl der Kohlenstoffatome in der Fettsäurenkette, die Ziffer nach dem Doppelpunkt die Zahl der Doppelbindungen. Eine 0 nach dem Doppelpunkt bedeutet ein gesättigtes Fett, eine 1 nach dem Doppelpunkt ein einfach ungesättigtes Fett und eine 2 oder 3 nach dem Doppelpunkt ein mehrfach ungesättigtes Fett.

Quelle: Applewhite, T. H., Hrsg., Proceedings of the World Conference on Lauric Oils: Sources, Processing, and Applications. Champaign, Illinois: ACOS Press, 1994.

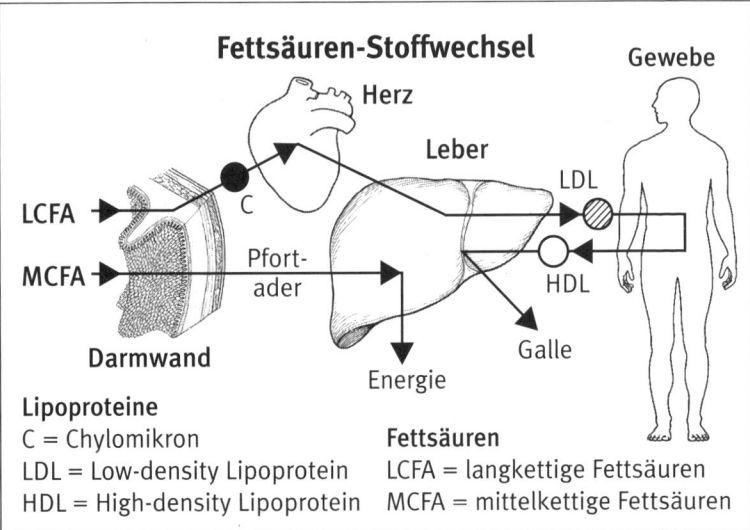

Fettsäuren-Stoffwechsel

Gewebe

Herz

Leber

LDL

LCFA

C

MCFA

Pfort-
ader

HDL

Darmwand

Galle

Energie

Lipoproteine
C = Chylomikron
LDL = Low-density Lipoprotein
HDL = High-density Lipoprotein

Fettsäuren
LCFA = langkettige Fettsäuren
MCFA = mittelkettige Fettsäuren

*Langkettige Fettsäuren werden in die Darmwand absorbiert und mit Choles-
terin und Protein zu triglyceridreichen Lipoproteinen, den sogenannten
Chylomikronen, kombiniert. Diese Chylomikronen werden an den Blutstrom
abgegeben und später in Low-density Lipoproteine (LDL) umgewandelt.
LCFA zirkulieren als Bestandteile der Lipoproteine im gesamten Körper. Mittelkettige Fettsäuren hingegen werden durch die Darmwand in die Pfortader
transportiert und dann direkt in die Leber geschickt. In der Leber werden MCFA
zur Energieproduktion genutzt.*

leicht verdaulich sind, werden sie vollständig in einzelne Fettsäuren
aufgespalten, wenn sie den Magen verlassen. Deshalb erfordert ihre
Verdauung weder Enzyme aus der Bauchspeicheldrüse noch Gallenflüssigkeit. Beim Eintritt in den Darmtrakt werden sie sofort in die
Pfortader absorbiert und direkt an die Leber geschickt.[1] In der Leber
werden sie als Treibstoffquelle für die Energieproduktion benutzt.
MCFA umgehen also das Lipoprotein-Stadium in Darmwand und Leber. Sie zirkulieren nicht in dem Maße im Blutstrom wie andere Fette.
Dementsprechend werden sie auch nicht in Fettzellen abgelagert und
sie verstopfen keine Arterien. Sie werden genutzt, um Energie zu produzieren und kein Körperfett oder arterielle Plaque.[2-4]

Da MCT leicht verdaut werden, verbessern sie tendenziell auch die
Absorption anderer Nährstoffe. Wird Kokosöl in die Ernährung ein-

gebaut, steigert es die Absorption von Mineralstoffen wie Magnesium und Kalzium, mehrerer B-Vitamine, der fettlöslichen Vitamine (beispielsweise A, D, E, K und Beta-Carotin) sowie einiger Aminosäuren (d. h. Eiweiße).[5,6] Durch wissenschaftliche Untersuchungen ist beispielsweise belegt, dass Symptome eines Vitamin-B-Mangels verschwinden, wenn Kokosöl in die Ernährung aufgenommen wird. Anzeichen eines Vitamin-B-Defizits bei Ratten werden durch die Gabe von Kokosöl ohne Zusatz einer weiteren Vitaminquelle behoben.[7] Bei jungen Kälbern, die mit einem Milchersatz gefüttert wurden, kann schon die Zugabe von zwei Prozent Kokosöl genügen, um einen Vitamin-B-Mangel zu verhindern.[8] Auf ähnliche Weise steigert Kokosöl den Kalzium-Stoffwechsel und hält die Knochen so weit gesund, dass der Entwicklung von Rachitis entgegengewirkt wird.[9,10] Das Öl selbst enthält keinen dieser Nährstoffe, es erhöht lediglich die Bioverfügbarkeit der bereits in der Nahrung vorhandenen Nährstoffe.

Studien haben gezeigt, dass Kinder mit sehr niedrigem Geburtsgewicht schneller wachsen und ihre Überlebenschancen größer sind, wenn sie einen Muttermilchersatz mit MTC erhalten. Zum Beispiel wurde bei einer Studie an zwei Gruppen von Säuglingen mit geringem Geburtsgewicht dem Muttermilchersatz der einen Gruppe Kokosöl hinzugefügt. Die Gruppe, die das Kokosöl erhielt, nahm schneller zu als die andere Gruppe. Die Gewichtszunahme war auf das körperliche Wachstum und nicht auf Fettablagerung zurückzuführen.[11] Das ist sicherlich einer der Gründe, warum mittelkettige Triglyceride von Natur aus in der Muttermilch enthalten sind.

Mittelkettige Fettsäuren in der Muttermilch liefern sowohl leicht verdauliche Nahrung als auch Schutz vor Infektionen. Je mehr MCFA in der Milch, desto gesünder wird das Baby voraussichtlich sein. Nährstoffzusammensetzung und Qualität der Muttermilch werden durch die Ernährung der Mutter bestimmt. Ernährt sie sich nicht gut, so ist ihre Milch auch nicht so gut. Bei einer gesunden Ernährung liefert ihre Milch ihrem Säugling alles, was er braucht, um gesund zu sein, und schützt ihn vor Krankheiten. Enthält ihre Kost eine gute Quelle von MCFA, wird ihre Milch mit diesen wichtigen gesunden Fetten angereichert. Der Anteil der mittelkettigen Fettsäuren in der Muttermilch kann in manchen Fällen nur drei oder vier Prozent betragen. Werden

Kokosprodukte in die Ernährung eingebaut, kann dieser Anteil signifikant steigen. Beispielsweise können 40 Gramm (3 Esslöffel) Kokosöl in einer Mahlzeit den Laurinsäuregehalt der Milch einer stillenden Mutter nach vierzehn Stunden vorübergehend von 2,9 auf 9,6 Prozent erhöhen.[12] Auch der Gehalt von Capryl- und Caprinsäure steigt. Mütter, die täglich Kokosprodukte zu sich nehmen, können den MCFA-Gehalt ihrer Milch auf bis zu 18 Prozent erhöhen. Das steigert die schützende Wirkung der Milch und liefert einen höheren Prozentanteil an leicht verdaulichen Fettsäuren, die Wachstum und Entwicklung fördern können. Hat die Mutter vor der Geburt keine MCFA-haltigen Nahrungsmittel gegessen und isst sie auch in der Stillzeit nicht, können ihre Milchdrüsen nur rund drei Prozent Laurinsäure und ein Prozent Caprinsäure bilden. Ihrem Kind entgehen weitgehend die bessere Nährstoffversorgung und der antimikrobielle Schutz, die es sonst hätte erhalten können.

Die folgende Geschichte zeigt, wie gut es ist, wenn Mütter in der Stillzeit Kokosnussprodukte zu sich nehmen, um den Nährwert ihrer Milch zu steigern.

»Ich kann eine Erfolgsgeschichte über natives Kokosöl erzählen! Letztes Jahr habe ich mein neuntes Kind bekommen, eine Tochter. Sie ließ sich nicht gut anlegen und wir hatten anfänglich einige Probleme beim Stillen, aber da ich meine anderen Kinder fast alle gestillt hatte, hielt ich durch und wir schafften es schließlich. Trotzdem nahm sie nicht so zu, wie sie sollte.

Alle meine anderen Kinder waren lang und dünn gewesen, aber nach ihrer eigenen Wachstumskurve gewachsen. Mein jüngstes lag weit unter der Kurve der anderen. Außerdem quälte mich eine Wochenbettdepression. Als die Kleine ungefähr vier Monate alt war, wandte ich mich schließlich an unseren Heilpraktiker und redete mit ihm über die Lage. Er empfahl mir, verschiedene Dinge einzunehmen, darunter auch natives Kokosöl. Er halte es für gut möglich, dass ich, da ich so viele Kinder gehabt und die meisten von ihnen gestillt hatte und mich typisch amerikanisch ernährte (was leider stimmt), nicht genug *gute* Fette im Organismus hätte. Das könne sich auf die Qualität meiner Milch auswirken.

Also kaufte ich ein Glas natives Kokosöl und begann es einzunehmen. Nach zwei Monaten hatte mein Baby drei Pfund zugenommen! Drei Monate später, beim nächsten Termin, brachte sie schon wieder zwei Pfund mehr auf die Waage. Wir sprechen über Gewichtsänderungen von Pfunden, nicht von Gramm!

Mein Kinderarzt war wirklich überrascht, dass sie entlang derselben Wachstumskurve weiter zugenommen hatte (und dabei laufen und alles andere gelernt hatte), und wollte wissen, was ich getan hatte, damit sie so deutlich zunahm. Ich war unsicher, wie ich reagieren sollte, aber ich erzählte ihm von dem nativen Kokosöl und dem, was mir der Heilpraktiker gesagt hatte. Er saß da und nickte (ohne das geringste Anzeichen einer ablehnenden Haltung!) und trug es in seine Unterlagen ein. Ich war wirklich beeindruckt, wie offen er war.

Noch stärker beeindruckt bin ich aber von dem nativen Kokosöl. Dass mein Baby zunahm und durch meine Milch all die Vorzüge des Kokosöls genießen konnte, ist schlicht und ergreifend wunderbar!«

Kokosöl hilft aber nicht nur stillenden Müttern und Säuglingen. Für jeden, der an Verdauungsbeschwerden leidet, kann es hilfreich sein, Kokosöl anstelle andere Öle zu verwenden. Da keine Verdauungsenzyme und keine Gallenflüssigkeit nötig sind, können Menschen mit Enzymmangel oder Problemen mit der Gallenblase vom Kokosölverzehr profitieren. Nach einer Gallenblasenoperation kann die Fettverdauung erheblich gestört sein. Fette sind nötig für gute Verdauung und die Absorption vieler Vitamine, Mineralstoffe und Aminosäuren. Wenn Sie an Verdauungsstörungen leiden oder ein Problem mit der Gallenblase besteht, lässt sich die Nährstoffabsorption durch den Zusatz von Kokosöl zu ihrer Nahrung deutlich steigern.

Da Kokosöl Nährstoffe schnell liefern kann, ohne die Enzymsysteme des Körpers zu belasten, und da es die Absorption der Nährstoffe erhöht, wird es bei Mangel- und Unterernährung empfohlen. Eine Studie an unterernährten Vorschulkindern auf den Philippinen belegte die Überlegenheit des Kokosöls gegenüber Sojaöl.[13] Die Kinder wurden in zwei Gruppen aufgeteilt. Abgesehen vom Fett erhielten beide Gruppen die gleiche Kost. Eine Gruppe bekam Sojaöl, die andere Kokosöl. Wie die Autoren berichteten, hatte die Gruppe, die das Kokosöl erhalten hatte, nach sechzehn Wochen signifikant schneller zugenommen, auch die Nährstoffversorgung war deutlich besser gewesen. Da Kokosöl mehr Nährstoffe aus unserer Nahrung verfügbar machen kann, ist der Zusatz zur normalen Ernährung fast vergleichbar der Einnahme eines Multivitamin- und Mineralstoffpräparats.

Mehr Energie und gesteigerter Stoffwechsel

Da die Leber mittelkettige Fettsäuren vorrangig als Treibstoff zur Energieproduktion nutzt, kann der Verzehr von Kokosöl das Energieniveau heben. Es ist so, als füllten Sie erstklassiges Benzin in ihr superleistungsfähiges Auto. Ihr Stoffwechsel schaltet in einen höheren Gang.

Kokosöl auf den Speiseplan zu setzen, kann helfen, Ihre Aufmerksamkeit zu erhalten und kann Ihnen für ihre alltäglichen Aufgaben einen Energieschub verschaffen. Viele Menschen klagen über einen Mangel an Energie, sie ermüden schnell. Kokosöl kann dazu beitragen, dieses Problem zu beseitigen. Der Energieschub durch Kokosöl ist jedoch anders als der Kick durch Koffein, er ist subtiler, hält dafür aber länger an. Anders als bei Koffein kann die Wirkung von Kokosöl viele Stunden anhalten, ohne dass Sie sich daran gewöhnen oder gar abhängig werden.

Als ich erstmals etwas über die vielfältigen Vorzüge des Kokosöls erfuhr, begann ich, es zu verwenden. Ich hatte zwar in der medizinischen Fachliteratur Beiträge über den Einfluss der MCFA auf Energie und Stoffwechsel gelesen, es war mir aber nicht klar, welche Wirkung sie wirklich entfalteten. Ich erinnere mich noch, dass ich am Abend, einige Stunden vor dem Zubettgehen, etwas Kokosöl eingenommen hatte. Als ich zur gewohnten Zeit ins Bett ging, war ich hellwach und voller Energie, ich konnte nicht einschlafen. Es dauerte mindestens drei Stunden, bis ich endlich einschlief. Zuerst wusste ich gar nicht, warum ich so viel Energie hatte, die Verbindung zum Kokosöl zog ich nicht. Ein paar Tage später passierte das Gleiche. Ich nahm abends etwas Öl, und als ich später ins Bett ging, war ich viel zu energiegeladen, um einzuschlafen. Da wurde mir klar, dass es am Kokosöl liegen musste. Seither haben mir andere über ähnliche Erfahrungen berichtet. Heute esse ich spätabends kein Kokosöl mehr.

Was für eine wunderbare natürliche Alternative zum Kaffee! Anstatt Kaffee zu trinken, damit Sie am Morgen munter werden oder einen anstrengenden Tag überstehen, kann ein wenig Kokosöl dasselbe bewirken, nur ohne die Nebenwirkungen des Koffeins. Ein Esslöffel Kokosöl in einer Tasse warmem Kräutertee, Kakao oder Saft kann Ihnen zu neuer Energie verhelfen.

Die Wirkung der MCFA im Kokosöl ist so beeindruckend, das Forscher untersucht haben, ob sie sich zur Steigerung von Ausdauer und sportlicher Leistung einsetzen lassen.[14, 15] Die Resultate dieser Studien waren zwar ermutigend, im Vergleich zu Medikamenten aber eher schwach. In Australien füttern Pferdetrainer ihren Rennpferden Kokoskuchen, der ungefähr zehn Prozent Kokosöl enthält. Sie versichern, es steigere die Leistung des Pferds. Da es keine medikamentenähnliche Wirkung entfaltet, kann Kokosöl vor sportlichen Wettkämpfen ganz legal eingenommen werden. Deshalb werden Kokosnuss oder MCT auch häufig Sportgetränkepulvern und Energieriegeln zugegeben. Selbst wenn Sie keinen Sport treiben, können Sie von dem Energieschub profitieren, den Ihnen das Kokosöl verschafft. Wer wünschte sich tagsüber nicht mehr Energie, um mehr zu schaffen, ohne sich müde oder erschöpft zu fühlen? Menschen, denen es an Energie mangelt oder die an chronischer Müdigkeit leiden, können sehr viel besser leben, wenn Sie Kokosöl auf ihren Speisezettel setzen.

Energie

Ich habe das Öl gestern zum ersten Mal genommen, zwei Esslöffel. Bis heute Morgen spürte ich nichts. Ich bin 60 Jahre alt und habe seit dem letzten Jahr Schwierigkeiten aufzuwachen, ich fühle mich oft benommen. Heute Morgen wusste ich, dass etwas anders war, noch bevor ich die Augen öffnete (um 5 Uhr). Mein Kopf war klar und ausgeglichen und ich hätte sofort aus dem Bett springen können, aber ich bleibe noch eine Weile liegen und genieße es einfach.

Ruth

Ich verwende seit ein paar Monaten für die ganze Familie ausschließlich Kokosöl! Ich verspüre keinen Heißhunger auf Zucker mehr und habe jede Menge Energie.

Susan

Ich nehme seit ungefähr sechs Wochen Kokosöl und habe fast fünf Pfund abgenommen. Ich merke, dass ich mehr Energie habe. Seit ich zehn Jahre alt war, arbeitete mein Stoffwechsel sehr langsam. Jetzt bin ich 76. Ich gehe jeden Tag dreimal eine Stunde spazieren und vorgestern ging es mir so gut, dass ich zwei Stunden gelaufen bin und mich dabei wohlgefühlt habe.

Sally

Ich habe vor sechs Wochen angefangen, ganz gewissenhaft Kokosöl einzunehmen. Jetzt bin ich bei bis zu 60 Gramm täglich angelangt und spüre unglaubliche Resultate ... Ich fühle mich wohl und habe mehr Energie. Ich war jahrelang müde und erschöpft, raffte mich aber wieder auf und bediente meine Kunden. Jetzt bin ich schon seit Wochen nicht mehr müde.

Bruce

Ich habe vor zwei Wochen begonnen, Kokosöl zu verwenden und sofort stieg meine Energie (die wegen meiner Schilddrüsenunterfunktion sehr niedrig war) auf ungefähr das Sechsfache an. Wow! Ich fühle mich zehn Jahre jünger.

Noah

Gewichtsmanagement

Da MCFA zur Energieproduktion genutzt und nicht in Fettzellen abgelagert werden, kann Kokosöl beim Abnehmen hilfreich sein. Tatsächlich gilt es als das einzige natürliche kalorienarme Öl. Ein kalorienarmes Öl ist eine sonderbare Vorstellung, aber für das Kokosöl trifft die Beschreibung zu, und zwar aus drei Gründen. Erstens hat es tatsächlich weniger Kalorien als andere Fette. Alle anderen Fette haben neun Kalorien pro Gramm, Kokosöl hat etwas weniger, ungefähr 8,6 Kalorien pro Gramm. Das ist kein großer Unterschied, und es ist auch nicht der Grund dafür, dass Kokosöl als kalorienarmes Fett gilt. Viel wichtiger sind die beiden anderen Gründe.

Denn zum Zweiten stillt Kokosöl den Hunger besser als jedes andere Fett und wahrscheinlich auch jedes andere Nahrungsmittel. Wenn Sie Kokosöl an ein Gericht geben, werden sie schneller satt und der Hunger meldet sich zwischen den Mahlzeiten nicht so bald wieder, sodass sie es länger aushalten, ohne zu naschen. Unter dem Strich essen Sie tendenziell weniger und nehmen weniger Kalorien zu sich. Das heißt, es gibt weniger überschüssige Kalorien, die als Körperfett gespeichert werden können.

Eine Studie, die in der Zeitschrift *International Journal of Obesity* veröffentlicht wurde, illustriert diesen Effekt.[16] Dabei wurde verglichen, wie sich MCT und LCT auf den Hunger auswirken. Die Studie bestand aus drei Phasen von jeweils zwei Wochen Dauer. In der ersten Phase enthielt die Kost der Teilnehmer 20 Prozent Fett aus MCT und 40 Prozent Fett aus LCT. In der zweiten Phase waren die Anteile gleich groß. In der dritten Phase gab es 40 Prozent Fett aus MCT und 20 Prozent aus LCT. In allen Phasen durften die Probanden so viel essen, wie sie wollten. Wie die Forscher feststellten, sank die Nahrungsaufnahme und damit auch die Kalorienaufnahme mit steigendem Anteil an MCT in der Nahrung. Kokosöl, das überwiegend aus MCT besteht, kann den Hunger schneller und länger stillen als jedes andere Speiseöl.

Zum Dritten genießt das Kokosöl den Ruf eines kalorienarmen Fetts, weil es den Stoffwechsel auf ein neues Niveau hebt. Mit steigendem Stoffwechsel steigt auch der Kalorienverbrauch. Da mehr Kalorien verbrannt werden, bleiben weniger übrig, die in Körperfett umgewandelt werden.

Zur Bewertung des Stoffwechsels wird der Energieverbrauch gemessen. Der Energieverbrauch ist die Rate, mit der Kalorien aufgebraucht werden. Je aktiver der Stoffwechsel, desto höher die Rate des Energieverbrauchs. Allein dadurch, dass eine Mahlzeit mit Kokosöl zubereitet wird, sinkt die effektive Anzahl der Kalorien. In einer Studie, bei der der Energieverbrauch vor und nach einer Mahlzeit mit MCT gemessen wurde, stieg der Verbrauch bei normalgewichtigen Personen um 48 Prozent. Mit anderen Worten: Der Stoffwechsel wurde um 48 Prozent, bei adipösen Personen sogar um unglaubliche 65 Prozent gesteigert![17] Je stärker übergewichtig ein Mensch also ist, desto größer ist die stoffwechselstimulierende Wirkung des Kokosöls. Das ist eine gute Nachricht für Übergewichtige, denen das Kokosöl beim Abnehmen helfen kann.

Und gleich noch eine gute Nachricht: Dieser Anstieg des Stoffwechsels bleibt nicht nur eine oder zwei Stunden nach einer Mahlzeit bestehen. Studien haben gezeigt, dass der Stoffwechsel nach einer einzigen Mahlzeit mit MCT volle 24 Stunden gesteigert bleibt![18] Schon nach einer Mahlzeit mit Kokosöl bleibt Ihr Stoffwechsel also 24 Stunden lang erhöht. In dieser Zeit verbrennt Ihr Körper mehr Kalorien, und das auch noch schneller, und Sie werden sich auch über mehr Energie freuen.

Abnehmen

Das Beste ist, dass mich diese Unterzuckerungs-Hunger-Hurrikane nach dem Muster »Ich bringe jemanden um, wenn ich nicht SOFORT was zu essen kriege« nicht mehr überfallen. Heute Morgen auf der Waage habe ich mit Freude festgestellt, dass ich sechs Pfund abgenommen habe. Herrlich! *Alice*

Als ich anfing, wog ich 144 Kilo und trug die Hosengröße 52. Als ich heute Morgen auf die Waage stieg, waren es 116 Kilo. Ich habe also bisher fast 30 Kilo abgenommen und passe in Größe 44 ... Kollegen, mit denen ich zeitweise arbeite, staunen, wie viel Energie ich jetzt habe. Mein 20-jähriger Sohn macht mit, er ist in drei Monaten von 92 auf 80 Kilo herunter. Ich zähle keine Kalorien, gehe aber davon aus, dass ich bei weniger als 2500 bis 3000 Kalorien abnehme. Alle paar Wochen berechne ich doch einmal die

Kalorien und sorge dafür, dass ich nicht unter 2000 täglich rutsche. Und das tue ich, weil ich nie mehr hungrig bin. Bei der Fettzufuhr auf diesem Niveau bin ich normalerweise für neun Stunden satt und mir fällt es leicht, eine Mahlzeit auszulassen, wenn ich viel Arbeit habe.

Chuck

In den letzten 20 Jahren habe ich stetig zugenommen. Ich bin zwar nicht fett – aber ich war schwabbelig an den falschen Stellen. Dieses Jahr habe ich beschlossen, etwas dagegen zu unternehmen – endlich. Ich habe eine Obstdiät gemacht. Nichts ist passiert. Ich habe die Kohlsuppendiät (ohne Fleisch) versucht. Nichts ist passiert. NICHTS IST PASSIERT!

Dann fiel mir dieses Buch (*Eat Fat, Look Thin* von Bruce Fife) in die Hände – dem Himmel sei Dank. Ich habe aufgehört zu fasten und angefangen, wieder zu essen, aber mit Kokosöl. Nach ein paar Tagen habe ich mich gewogen – ich hatte fünf Pfund abgenommen! Seither habe ich insgesamt 24 Pfund weniger und nehme noch immer ungefähr ein Pfund pro Woche ab, esse aber normal.

Sharon

Wissenschaftler der *McGill University* in Kanada haben Folgendes ermittelt: Wenn Sie alle LCT-Fette und Öle in Ihrer Ernährung, wie Soja-, Raps-, Färberdistel- und andere Speiseöle durch ein Öl ersetzen, das aus MCT besteht, wie das Kokosöl, können Sie im Jahr bis zu 16 Kilogramm überschüssiges Gewicht verlieren![19] Und das, ohne die Ernährung umzustellen oder die Gesamtkalorienzufuhr zu senken. Sie brauchen einfach nur das Öl zu wechseln. Dieser Wirkung wegen wird Kokosöl nicht nur zur Gewichtskontrolle empfohlen, sondern auch als Mittel zur Adipositasbehandlung.

Ich erlebe es oft, dass Menschen zu mir kommen und mir erzählen, sie hätten 5, 10, 20 oder mehr Pfund abgenommen, weil sie einfach nur Kokosöl verwendeten. Eine Dame schrieb mir, sie habe 25 Kilo verloren! Andere beklagen sich, sie hätten überhaupt keinen Erfolg beim Abnehmen. Das Ergebnis ist immer unterschiedlich, abhängig von Faktoren wie Ernährung oder körperliche Aktivität. Wenn Sie nur herumsitzen und Süßigkeiten und Gebäck essen und sich dann beim Essen den Bauch vollschlagen, kann Kokosöl nicht das Unmögliche vollbringen. Die besten Resultate im Gewichtsmanagement erzielen Sie, wenn Sie Kokosöl im Rahmen einer vernünftigen Ernährung und eines Sportprogramms zu sich nehmen. Lesern, die nach einer sicheren und natürlichen Methode zum Abnehmen suchen, empfehle ich mein Buch *Eat Fat, Look Thin*. Dort beschreibe ich, wie Kokosöl zum Gewichtsabbau eingesetzt werden kann, wie Sie Hungerattacken loswerden und wie Sie sich satt fühlen, damit sich der Hunger zwischen den Mahlzeiten nicht wieder meldet.

Da Kokosöl den Gewichtsverlust fördern kann, kam mehrfach die Frage auf: »Macht es dünne Menschen noch dünner?« Aus meiner Erfahrung lautet die Antwort nein. Studien haben gezeigt, dass die Wirkung von Kokosöl auf Ankurbelung des Stoffwechsels und Kalorienverbrennung umso geringer ist, je geringer der Körperfettanteil ist. Menschen, die untergewichtig und unterernährt sind, nehmen zu und werden gesünder, wenn sie Kokosöl in ihre Ernährung einbauen. Anscheinend ist Kokosöl nützlich, um überschüssiges Fett abzubauen, wenn Sie übergewichtig sind, aber bei Untergewicht hilft es, zuzunehmen. Ob übergewichtig oder untergewichtig, Kokosöl in der Ernährung hilft Ihnen, die für Sie beste Kleidergröße zu erreichen.

Schilddrüsenfunktion

Die Schilddrüsenunterfunktion entwickelt sich zu einem der häufigsten gesundheitlichen Probleme. Schilddrüsenspezialisten schätzen, dass bis zu 40 Prozent der Bevölkerung mehr oder minder stark betroffen sind. Eine gestörte Schilddrüsenfunktion kann Gesundheit und Funktion jeder Zelle und jedes Organs im Körper beeinträchtigen, denn die Schilddrüse reguliert den Stoffwechsel. Arbeitet sie schlechter, werden alle Abläufe im Körper verlangsamt. Die Verdauung wird träge, die Körpertemperatur sinkt usw. Alles verläuft weniger effektiv.

Die Folge sind chronische gesundheitliche Probleme. Zu den Symptomen einer Schilddrüsenunterfunktion zählen unter anderem:

- Übergewicht
- Kalte Hände und Füße
- Müdigkeit
- Migräne
- PMS
- Reizbarkeit
- Flüssigkeitsansammlung/ Schwellung
- Angst und Panikattacken
- Schwere Depression
- Abnehmendes Gedächtnis
- Konzentrationsschwäche
- Geringe Libido
- Niedrige Körpertemperatur
- Verstopfung
- Schlaflosigkeit

- Jucken
- Lebensmittelunverträglichkeit oder -empfindlichkeit
- Brüchige Nägel
- Verzögerte Wundheilung
- Leichte Blutergüsse
- Hitze- und Kälteintoleranz
- Niedriger Blutzucker
- Häufige oder hartnäckige Erkältungen
- Häufige Harnwegsinfektionen
- Häufige Hefeinfektionen
- Eingeschränkte Immunabwehr
- Gelenkschmerzen
- Schlechte Koordination
- Unregelmäßige Monatsblutung

Wenn Sie bei sich drei oder mehr der oben aufgelisteten Symptome feststellen, könnte ein Schilddrüsenproblem die Ursache sein. Mehrere Faktoren können zur Entwicklung einer Schilddrüsenunterfunktion beitragen, darunter genetische Veranlagung, Ernährung, Lebensstil und Krankheit (z. B. Autoimmunerkrankungen, Krebs usw.). Sofern eine eingeschränkte Schilddrüsenfunktion nicht mit genetischen Faktoren oder Krankheit in Verbindung steht, lässt sie sich möglicherweise durch eine Änderung des Lebensstils und eine Ernährungsumstellung beeinflussen. In diesem Fall kann das Kokosöl maßgeblich dazu beitragen, das Problem in den Griff zu bekommen.

Der Stoffwechsel unseres Körpers hat drei Grundgeschwindigkeiten – schnell, mittel und langsam. Abhängig von verschiedenen Umständen wechselt er im Laufe des Tages zwischen den Dreien hin und her. Manchmal arbeitet unser Köper am besten bei hohem Tempo, zu anderen Zeiten lässt er es langsamer angehen. Die meiste Zeit arbeitet er neutral oder mittel, nicht zu schnell und nicht zu langsam.

In eine hohe Gangart wechselt der Stoffwechsel als Reaktion auf verschiedene Umstände. Sind wir beispielsweise mit einer körperlich anstrengenden Arbeit beschäftigt oder brauchen wir Energie, so kommt der Stoffwechsel auf Touren. Auch wenn wir uns infizieren und krank werden, steigt der Stoffwechsel, um die Produktion von Antikörpern anzukurbeln und Heilung und Reparatur zu beschleunigen.

Der Stoffwechsel geht in eine niedrigere Gangart über, wenn wir schlafen oder ausruhen und bei geringerer Nahrungszufuhr. Fasten wir oder machen eine Diät, interpretiert der Körper das als Verhungern. Entsprechend wird der Stoffwechsel verlangsamt, um Energie zu sparen und in einer Zeit knapperer Nahrung das Überleben zu sichern.

Ein normaler, gesunder Körper schaltet ständig zwischen allen drei Stoffwechselstufen hin und her. Ist der Anlass, der den Körper einen Gang höher oder zurück schalten lässt, vorüber, kehrt der Stoffwechsel zum Normalbetrieb zurück. So soll es sein. Aufgrund bestimmter Umstände kann der Körper jedoch in einem niedrigen Gang stecken bleiben, und das für Wochen, Monate oder gar Jahre. Ereignisse, die den Stoffwechsel herunterschalten, können ihn sogar noch mehr verlangsamen. Erholt er sich nicht, bevor ihn eine neue Episode trifft, kann er mehr und mehr absinken. Bei einer Verlangsamung des Stoffwechsels sinkt die Körpertemperatur. Deshalb kann sie bei manchen Menschen nur geringfügig unter normal liegen, bei anderen aber um zwei oder drei Grad erniedrigt sein.

Was führt dazu, dass der Stoffwechsel in einer niedrigen Gangart stecken bleibt? Eine mögliche Ursache ist eine Kombination von Stress und Mangelernährung. Wenn Sie eine wichtige Prüfung ablegen müssen, ein Rennen laufen oder einen Termin bei der Arbeit einhalten, fährt der Körper den Stoffwechsel hoch. Mit steigendem Stoffwechsel laufen die Prozesse in den Zellen beschleunigt ab. Dadurch steigt der Energiebedarf. Auch der Bedarf an Vitaminen und Mineralstoffen nimmt zu, denn die Enzyme, die alle chemischen Abläufe im Körper steuern, sind von diesen Nährstoffen abhängig. Vitamine und Mineralstoffe werden also beschleunigt verbraucht. Sind ausreichend Nährstoffe gespeichert und lässt der Stress nach kurzer Zeit nach, ist der Körper perfekt in der Lage, mit dieser Stoffwechselveränderung fertig zu werden.

Ein Problem entsteht jedoch, wenn der Stress chronisch oder so schwer wird, dass der Körper schlecht ernährt ist, wie es bei den meisten Menschen, die viel industriell verarbeitete Lebensmittel oder Junkfood essen, der Fall ist. Häufiger oder sehr schwerer Stress bedeutet für den Körper einen enorm hohen Bedarf an Vitaminen und Mineralstoffen. Ist der benötigte Nährstoff nicht vorhanden, reagiert der Körper, als würde er verhungern und schaltet einen Gang zurück. Werden Nährstoffe geplündert, geht der Körper in den Zustand der Erschöpfung über und verbleibt in der niedrigen Gangart. Das geschieht als Mittel des Selbsterhalts, um lebensnotwendige Energie und Nährstoffe zu sparen.

Werden nicht genügend Nährstoffe nachgeliefert, um die Lager wieder aufzufüllen, bleibt der Stoffwechsel im niedrigen Gang. Wiederholte Stressperioden treiben den Stoffwechsel noch weiter nach unten, die Erholung fällt schwerer. Welche Arten von Stress können zu solch einer Lage führen? Alle Arten von chronischem, mentalem oder emotionalem Stress wie beispielsweise Schwangerschaft und Geburt, Scheidung, Tod eines geliebten Menschen, hohe Anforderungen am Arbeitsplatz, Ärger in der Familie, Operationen, Unfälle, Krankheiten oder Schlafmangel.

Unterernährung oder richtiger Mangelernährung kommt in unserer Gesellschaft sehr häufig vor. Der Verzehr von Süßigkeiten, raffiniertem Getreide und industriell verarbeiteten Pflanzenölen, denen ein Großteil ihrer natürlichen Vitamine und Mineralstoffe entzogen wurde, hat uns zu einer Gesellschaft am Rande der Mangelernährung gemacht. Schwangere Frauen brauchen umso mehr eine gute Ernährung. Das ungeborene Kind verlangt ausreichend Nährstoffe, wenn es richtig wachsen und sich entwickeln soll, und wird sie der Mutter rauben, wenn sie nicht mit der Nahrung geliefert werden. Ernährt sich die Mutter nicht richtig, werden ihre eigenen Nährstoffreserven gefährlich geplündert. Außerdem kann eine Schwangerschaft eine sehr stressige Zeit sein, neun Monate Stress, die dann in stundenlangen Wehen und einer anstrengenden Geburt kulminieren. Kein Wunder, dass 80 Prozent der Patienten mit Schilddrüsenunterfunktion Frauen sind.

Der erste Schritt zur Behebung eines durch übermäßigen Stress und schlechte Ernährung entstandenen Schilddrüsenproblems besteht in der Verbesserung des Ernährungsstatus. Streichen Sie Junkfood, essen Sie mehr frisches Obst und Gemüse, nehmen Sie ein Multivitamin- und Mineralstoffergänzungsmittel ein und verwenden Sie ab jetzt täglich Kokosöl.

Schilddrüsenunterfunktion

Ich nehme Kokosöl erst seit drei Monaten. Meine Haut ist wie die eines Neugeborenen. Mein Gesicht ist hübsch und rosig. Meine Fußsohlen sehen aus wie bei einem Teenager (ich reibe mich nicht mit dem Öl ein, ich esse es nur). Zum ersten Mal seit mehr als 53 Jahren ist mir WARM, solange ich das Kokosöl verwende. Und ich habe elf Pfund abgenommen. Mein Haar ist wunderschön! Für mich ist Kokosöl ein echtes Wundernahrungsmittel. *Linda*

Ich habe das Öl seiner gesundheitlichen Vorzüge wegen gekauft und es sofort eingenommen. Meine Temperatur (die ich gemessen habe, um zu prüfen, ob das Öl sie erhöhte) lag in den letzten Tagen tagsüber zwischen 36,2 und 36,4 Grad. Ich muss gestehen, dass es mich überraschte, obwohl ich darüber gelesen hatte, ich freue mich jetzt wirklich darauf zu sehen, ob sie so hoch bleibt oder wie das Öl sich sonst auswirkt. *Carole*

Ich leide an der autoimmunen Version einer Schilddrüsenunterfunktion und spüre jetzt mehr Energie, nachdem ich es seit einigen Wochen verwende. Das kann ich von allen anderen Mitteln, die ich ausprobiert habe, nicht sagen. Für mich ist es ein Segen. *Suzanne*

Seit ich begonnen habe, Kokosöl zu nehmen, ist meine Körpertemperatur gestiegen und mehr oder weniger im Bereich von 37,1 Grad geblieben. Und es sind erst zwei Wochen ... Ich habe mehr Energie und fühle mich wieder wie ich selbst! *Rachel*

Arthritis, Schlaflosigkeit und Reizbarkeit

In den letzten Monaten litt ich an schwerer Schlaflosigkeit. Ich halte nichts von Einschlafpillen, aber es war so schlimm geworden, dass ich von meinem Arzt ein Rezept erhielt. Auch mit dem Medikament (ich habe es nur ein paar Mal probiert) konnte ich nachts statt vorher zwei höchstens vier Stunden schlafen. Und wenn ich die Schlaftabletten genommen hatte, ging es mir an nächsten Tag so viel schlechter, dass ich sie als Lösung für mein Problem aufgeben musste. Ich stelle fest, dass ich volle acht Stunden schlafe, seit ich das Kokosöl verwende.

Auch die Schmerzen durch die Arthritis in Händen, Wirbelsäule und Knien sind fast völlig verschwunden. Manchmal spüre ich noch ein Stechen in den Knöcheln des kleinen Fingers der rechten Hand, aber ich vermute, das liegt daran, dass sie verkalkt sind.

Ich komme mir fast blöd vor, das hier zu schreiben, weil ich gar nicht glauben kann, dass ich Nutznießer einer so unglaublichen Besserung all meiner Leiden sein soll, allein durch den Verzehr von Kokosmilch und Kokosöl. Ich warte immer noch darauf, dass die Probleme wiederkommen. Ein weiterer Nutzen ist, dass die Reizbarkeit verschwunden ist, die mich so lange plagte, dass ich schon fürchtete, an einer Persönlichkeitsveränderung zu leiden. Ich kann all diese Dinge nur auf das Kokosöl zurückführen, denn sonst hat sich in meinem Leben nichts verändert. *Rhea*

Ich muss sagen, ich habe eine GROSSARTIGE Veränderung meiner Arthritis-Symptome erlebt. Meine Knie waren seit ungefähr drei Wochen geschwollen und schmerzten, bevor ich anfing, regelmäßig Kokosöl zu essen. Als ich von dem nativen Kokosöl hörte, kaufte ich es sofort und rieb es in die geschwollenen Knie ein. Sie taten sofort nicht mehr weh und die Schwellung ist verschwunden. Seit ich das Kokosöl nehme, habe ich keinerlei Schmerzen mehr im Knie. *Chris*

Da mittelkettige Fettsäuren den Stoffwechsel auf Trab bringen, wirkt Kokosöl anregend auf die Schilddrüse. Es kann gewissermaßen die Schilddrüse ankurbeln, sodass sie auf höheren Touren läuft. Mit der richtigen Ernährung kann sich die Schilddrüsenfunktion wieder normalisieren.

Viele Menschen haben berichtet, wie allein der Zusatz von Kokosöl zu ihrer Ernährung den Stoffwechsel stimuliert hat, was sich in einem Anstieg der Körpertemperatur zeigte. Die normale Körpertemperatur beträgt 37 Grad Celsius. Es ist normal, dass sie im Verlauf des Tages um etwa ein Grad schwankt. Morgens ist sie am niedrigsten und abends am höchsten. Niedrigere Temperaturen sind ein Anzeichen für eine Schilddrüsenunterfunktion. Menschen, deren Mittagstemperatur regelmäßig unter 36,4 Grad lag, haben berichtet, dass sie wieder auf normale Werte stieg, wenn sie täglich Kokosöl zu sich nahmen. Wurde es regelmäßig in Verbindung mit einer nährstoffreichen Kost konsumiert, konnten einige ihre Schilddrüsenmedikamente reduzieren oder sogar ganz absetzen. Ich habe mit Menschen gearbeitet, bei denen seit über 20 Jahren eine Schilddrüsenunterfunktion bestand, Patienten die Schilddrüsenmedikamente brauchten, deren Körpertemperatur chronisch erniedrigt war und bei denen sich fast alle der auf Seite 57 aufgelisteten Symptome zeigten. Nach einer Kokosöl-Behandlung erlebten sie eine dramatische Besserung ihrer Symptome, brauchten keine Medikamente mehr und ihre Körpertemperatur ist jetzt normal. Weitere Informationen, wie Kokosöl zur Stimulierung des Stoffwechsels, Steigerung des Energieniveaus und Verbesserung der Schilddrüsenfunktion eingesetzt werden kann, finden Sie in meinem Buch *Eat Fat, Look Thin*.

Zellnahrung

Kokosöl ist eine Quelle hochwirksamer Nahrung für die Zellen. MCT brauchen zur Verdauung und Umwandlung in Energie keine Enzyme aus der Bauchspeicheldrüse oder Insulin. Deshalb entsteht relativ wenig Stress für das Enzym- und Hormonsystem des Körpers.

Zellen können schnell und wirksam mit Nahrung versorgt werden, selbst bei Krankheiten wie Diabetes oder einer Insuffizienz der Bauchspeicheldrüse.

Ihr Gesundheitszustand ist ein Spiegelbild der Gesundheit Ihrer Zellen. Sind Ihre Zellen krank, sind Sie es auch. Wenn nur einige der Zellen in Ihrer Leber krank wären und nicht richtig funktionierten, wäre auch Ihre Leber krank und würde weniger gut arbeiten. Dementsprechend wäre Ihr Gesundheit insgesamt angeschlagen. Sind hingegen alle Zellen Ihres Körpers gesund, so sind Sie es auch.

Der Verzehr von Lebensmitteln mit Kokosöl ist eine Methode, Ihren Zellen schnell und problemlos Nahrung zu verschaffen, und ihnen dadurch zu helfen, lebendig und aktiv zu bleiben. Mittelkettige Fettsäuren können den Zellen einen benötigten Energieschub geben, den Stoffwechsel antreiben, sodass sie Schlacken und Schadstoffe schneller ausscheiden, den lebensspendenden Sauerstoff besser nutzen und mit höchster Effizienz arbeiten können. In dem Maße, wie die Zellen Ihres Körpers gesunden, werden auch Sie gesünder.

Alle Zellen, ob innerhalb oder an der Oberfläche Ihres Körpers, können MCFA absorbieren, um die Energie für die biologischen Abläufe zu produzieren. Die Wunder, die die MCFA im Körper vollbringen, tun Sie auch auf der Oberfläche. Das ist einer der Gründe dafür, dass Kokosöl bei Hautproblemen Wunder wirken kann. Es gehört zu den erstaunlichsten Heilsalben der Natur. Um sich davon zu überzeugen, brauchen Sie das Öl nur auszuprobieren. Es bewirkt, dass die Haut jünger und gesünder aussieht und sich auch so anfühlt. Hautunreinheiten wie Akne, Ekzem, Schuppenflechte, Pilzinfektionen, Verletzungen und wunde Stellen heilen in vielen Fällen geradezu dramatisch. Selbst präkanzeröse Hautläsionen und Leberflecke verblassen bei regelmäßiger Anwendung allmählich.

Sie können sich das Kokosöl als Nahrung für die Haut vorstellen. Bei äußerlicher Anwendung absorbieren die Zellen die MCFA und wandeln sie in Energie um. Die Stoffwechselaktivität steigt, Heilung und Reparatur werden stimuliert. Hautprobleme und -unreinheiten verschwinden. Wahrscheinlich deshalb ist Kokosöl so wirksam bei Schnittwunden, Verbrennungen, Geschwüren und anderen Verletzungen von Haut und Gewebe.

Ich bin immer wieder begeistert über die Berichte, die ich von Menschen zu hören bekomme, die anfangen, Kokosöl innerlich oder äußerlich anzuwenden. Zahlreiche chronische gesundheitliche Beschwerden verschwinden offenbar bei regelmäßiger Anwendung nach und nach. Zu der unglaublichsten Wirkung des Kokosöls, von der ich oft höre, zählt die Minderung von Schwellung und chronischen Schmerzen. Die Geschichten von Laura und Bonnie sind typisch.

»Wegen eines Motorradunfalls mit 22 Jahren (ich bin inzwischen 51) hatte ich ständig Probleme mit einem Knie und Bein«, sagt Laura. »Als ich älter wurde, wurden die Beschwerden immer schlimmer. Da ich stundenlang am Computer arbeite, schwellen Knie und Bein schmerzhaft an. Stehe ich dann nach längerer Zeit einmal auf und versuche zu laufen, fällt es mir schwer … das galt zumindest für die Zeit vor dem Kokosöl. Aus irgendeinem Grund merkte ich, nachdem ich es fünf oder sechs Tage lang eingenommen hatte: Wenn ich aufstand und gehen wollte, war das Knie nicht mehr so stark geschwollen wie vorher, und vor allem tat es nicht mehr so höllisch weh!«

»Ich war Läuferin und Joggerin«, erzählt Bonnie, »aber im letzten Jahr schwoll mein Knie plötzlich an, ich konnte es nicht mehr genug beugen, um zu laufen. Ungefähr einen Monat, nachdem ich mit dem Kokosöl angefangen hatte, ging die Schwellung so weit zurück, dass ich sie kaum noch spüre.«

Entzündung und Schmerzen aller Art wie beispielsweise bei Arthritis, Rückenschmerzen und Fibromyalgie, bessern sich offenbar oder verschwinden ganz, wenn Menschen beginnen, regelmäßig Kokosöl zu verwenden. Warum das so ist, wird noch nicht ganz verstanden, aber ich bin überzeugt, dass es zum Teil daran liegt, dass das Öl im Körper als Nahrung für die Zellen verwendet wird und ihnen Energie verschafft. Es gibt Anzeichen für eine schwach entzündungshemmende Wirkung des Kokosöls.[20] Eine Entzündung steht fast immer im Zusammenhang mit chronischen Schmerzen, oft ist sie die Ursache. Außerdem scheint das Öl seine heilende Wirkung auch der Verbesserung der Durchblutung zu verdanken (siehe den Abschnitt über Diabetes in Kapitel 5). Infolgedessen wird der Heilungsprozess gestärkt, Schmerzen und Schwellung gelindert.

Antimikrobielles Mittel

Wenn Sie mich fragten, welches natürliche Mittel Sie einsetzen könnten, um eine Infektionskrankheit zu verhüten oder womöglich sogar zu heilen, so wäre meine Antwort: Versuchen Sie Kokosöl. Wie bitte, Kokosöl? Jawohl, Kokosöl ist eines der besten natürlichen Mittel gegen Infektionskrankheiten. Ich habe gesehen, wie eine chronische Hautpilzinfektion allein mit Kokosöl innerhalb weniger Tage abheilte und wie sich Patienten in gerade einmal zwölf Stunden von einer Grippe erholten.

Eine der erstaunlichsten Eigenschaften der mittelkettigen Fettsäuren im Kokosöl ist ihre Fähigkeit, Keime und Parasiten zu töten. Wenn wir MCT essen, werden sie im Körper in Monoglyceride und mittelkettige Fettsäuren umgewandelt, die beide eine kräftige antimikrobielle Wirkung entfalten und in der Lage sind, krankmachende Bakterien, Pilze, Viren und Parasiten zu töten.

Vor Jahren entdeckten Forscher, dass die menschliche Muttermilch MCT enthält. Diese mittelkettigen Triglyceride sind für die Gesundheit des sich entwickelnden Kindes ganz entscheidend wichtig, denn sie liefern ihm nicht nur Nahrung, sondern schützen es auch vor verschiedensten Infektionskrankheiten. Tatsächlich zeigen wissenschaftliche Untersuchungen, dass die MCT der wichtigste Inhaltsstoff der Muttermilch sind, der Neugeborene in den ersten Monaten ihres Lebens, wenn sich ihr Immunsystem noch erst langsam entwickelt, vor Infektionen schützt.[21]

Die MCT im Kokosöl sind mit denen in der menschlichen Muttermilch identisch und besitzen dieselben antimikrobiellen Eigenschaften. Unter anderem deshalb werden Kokosöl oder MCT regelmäßig der Babynahrung im Krankenhaus und auch kommerziellen Produkten zugegeben. Die medizinische Forschung der letzten 40 Jahre hat gezeigt, dass MCFA aus dem Kokosöl Bakterien töten, die unter anderem Magengeschwüre, Harnwegsinfektionen, Lungenentzündung und Tripper hervorrufen.[22-27] Sie töten Pilze und Hefepilze, die Borkenflechte, Fußpilz und Kandidose verursachen.[28] Und sie machen Viren unschädlich, die Influenza, Herpes, Masern, Pfeiffersches Drüsenfieber oder Hepatitis C auslösen. Sie töten sogar das HIV – das AIDS-Virus.[29-35] Kokosfleisch und Kokosöl können Parasiten wie Bandwürmer, Läuse und Giardien töten oder aus dem Körper vertreiben.[36-38]

Tracy Jones, der in Hawaii eine Naturheilpraxis betreibt, verwendet Kokosöl mit großem Erfolg. »Besonders ein Fall aus der letzten Zeit ist interessant«, sagt er. Eine Mutter kam mit ihrem vier Monate alten Mädchen, das Symptome eines Madenwurmbefalls zeigte, in seine Praxis. »Das Kind hatte Ausschlag auf dem ganzen Kopf – es sah eklig aus.« Die Mutter sagt, der Arzt habe nichts für ihr Kind tun können. Das Kind war zu jung, um zu versuchen, es direkt mit Kokosöl zu füttern. Doch die Mutter stillte es. Er überlegte: Wenn die Mutter das Öl aß, würde ihre Milch mit MCFA angereichert, und das könnte gegen die Erkrankung des Kindes helfen. Er gab der Mutter Kokosöl mit dem Rat, dreimal täglich einen Esslöffel davon einzunehmen und zusätzlich Kokoswasser zu trinken. Ein paar Tage später kam die Mutter wieder. Die Ausschläge, die vorher den ganzen Kopf des Kindes überzogen hatten, waren deutlich weniger geworden. Die Frau berichtete, ihre Tochter habe am Tag zuvor zunächst ein eklig aussehendes weißes Zeug erbrochen und habe später noch einmal erbrochen, dieses Mal seien eine Menge schwarze Flecken darin gewesen. Parasiten? Vielleicht. Dem Kind ging es viel besser, es schlief erstmals des Nachts durch. Tracy Jones empfahl der Mutter, die verbleibenden Ausschläge am Kopf mit Kokosöl einzureiben und selbst weiter Kokosöl zu essen. Als sie einige Tage später wiederkam, hatte das Kind nur noch einen münzgroßen roten Fleck am Kopf und schien bei guter Gesundheit zu sein. »Nicht schlecht, was?«, sagt er, »ihre Mutter wird von jetzt an immer Kokosöl nehmen.«

Über die antimikrobiellen Eigenschaften der MCFA hatte Dr. Jon Kabara erstmals im Jahr 1966 berichtet. Seine anfänglichen Studien beschäftigten sich mit der Lösung von Problemen bei der Konservierung von Nahrungsmitteln. MCFA, die ja selbst Nahrungsmittel sind, waren ein unschädliches Mittel, um Produkte vor dem Angriff von Pilzen, Bakterien und Viren zu schützen.

Werden mittelkettige Fettsäuren in der menschlichen Muttermilch oder im Kokosöl getrunken oder gegessen, spaltet unser Körper sie in Monoglyceride und freie Fettsäuren auf. Wie in diesem Kapitel bereits erklärt, sind Triglyceride einfach nur drei Fettsäuren, die von einem Glycerin-Molekül zusammengehalten werden. Bei der Aufspaltung der Triglyceride im Verdauungstrakt werden die Fettsäuren eine nach der anderen abgetrennt. Wird eine Fettsäure entfernt, so bilden das verbleibende Glycerin und die zwei Fettsäuren ein Diglycerid. Werden zwei Fettsäuren entfernt, sodass nur eine an dem Glycerin verbleibt, entsteht ein Monoglycerid. Werden alle drei Fettsäuren entfernt, bleibt nur das Glycerin übrig. Die nun nicht mehr gebundenen Fettsäuren werden zu freien Fettsäuren.

Triglyceride und Diglyceride zeigen keine antimikrobielle Wirkung, Monoglyceride und freie Fettsäuren hingegen sehr wohl. Kokosöl besteht ausschließlich aus Triglyceriden. Also zeigt das Kokosöl keine antimikrobielle Aktivität. Seine antimikrobiellen Eigenschaften werden erst aktiviert, nachdem die Triglyceride im Verdauungstrakt in Monoglyceride und freie Fettsäuren aufgespalten wurden.

Die drei wichtigen mittelkettigen Fettsäuren im Kokosöl sind die Laurinsäure (C12), Caprinsäure (C10) und Caprylsäure (C8). Die Monoglyceride dieser Fettsäuren sind das Monolaurin, Monocaprylin und Monocaprin. Alle diese mittelkettigen Fettsäuren und ihre Monoglyceride entfalten eine antimikrobielle Wirkung. Das Monolaurin, das Monoglycerid der Laurinsäure, zeigt die stärkste *allgemeine* antibakterielle, antivirale und antimykotische Wirkung. Jede wirkt jedoch anders auf unterschiedliche Organismen. Zum Beispiel kann die eine wirksamer gegen das Bakterium *Escherichia coli* sein als die andere, aber weniger wirksam als die andere gegen den Pilz *Candida albicans*. Alle arbeiten synergistisch zusammen, um eine optimale keimtötende Wirkung zu entfalten.

Die durch MCFA und ihre Monoglyceride verwundbarsten Mikroorganismen sind offenbar die von einer Lipid- (Fett-) hülle umgebenen – lipidumhüllten Viren und Bakterien. Die strukturelle Zusammensetzung dieser Organismen ist abhängig von den Lipiden des Wirtsorganismus. MCFA und Monoglyceride werden in die äußere Membran des Organismus absorbiert. Diese Fette wirken destabilisierend, die Membran wird so weit geschwächt, dass sie auseinanderfällt und den Organismus dadurch umbringt. Dieser Prozess ist so effektiv, dass er sogar die Supererreger tötet, die gegen Antibiotika resistent geworden sind. Bakterien können keine Resistenzen dagegen entwickeln, deshalb können MCFA wiederholt angewendet werden, ohne dass die Entwicklung einer antibiotischen Resistenz oder sogenannter Superkeime befürchtet werden muss.

Der größte Teil der entsprechenden Forschung wurde *in vitro,* das heißt im Labor, durchgeführt. In jüngster Zeit bestätigen jedoch auch klinische Studien an Tieren oder menschlichen Versuchspersonen die Ergebnisse dieser früheren Untersuchungen. Bei Tierstudien zeigte sich, dass Kokosöl die Zahl der Protozoen (einzellige Parasiten) im Darm reduzierte.[39] Kokosnusspräparate wurden in Indien erfolgreich bei Bandwurmbefall eingesetzt.[40] Noch laufende klinische Studien, bei denen reines Kokosöl und Monoglyceride aus Kokosöl verwendet werden, zeigen gute Resultate bei der Behandlung vieler Infektionskrankheiten.

Wissenschaftliche Untersuchungen deuten darauf hin, dass das Kokosöl ein vielversprechendes natürliches Mittel zur Behandlung zahlreicher Infektionskrankheiten sein kann, darunter auch ernsthafte Erkrankungen wie AIDS und SARS. Schon in den 1980er-Jahren entdeckten Forscher, dass MCFA im Kokosöl das HIV – das AIDS-Virus – töten konnte. Als sich die Kunde über das Kokosöl verbreitete, setzten viele HIV-Infizierte das Kokosöl auf ihre Medikamentenliste. In der Folgezeit mehrten sich die Berichte von HIV-Patienten über eine teilweise oder sogar vollständige Heilung.

Candida

Ich bin ein wandelndes Zeugnis für den Nutzen einer kohlenhydratarmen und fettreichen Ernährung bei Candida-Infektion und Blasenentzündung. Früher kaufte ich immer gleich zwei oder drei Packungen Monistat auf einmal. Jetzt nehme ich reichlich Kokosöl zum Kochen und esse viele Kokosprodukte wie frische Kokosnuss, Kokosraspeln und Kokosmilch. Die Kokosnuss enthält Caprin-/Caprylsäure und Laurinsäure, die beide erwiesenermaßen Candida töten, gleichzeitig aber die gesunde Darmflora intakt halten.

Zwei Jahre lang habe ich ein Breitbandantibiotikum gegen eine chronische Blasenentzündung eingenommen, und jetzt habe ich seit zwei Jahren kein neues Rezept mehr gebraucht, ohne einen Rückfall!

Laura

Ich fing an, Kokosöl zu nehmen, und innerhalb weniger Monate schaffte ich es, die Kandidose loszuwerden und die Unterzuckerungssymptome zu lindern. Außerdem ist der Heißhunger auf Zucker verschwunden, sodass ich ohne Hefepilzüberwucherung im Körper lebe. Ich fühle mich besser als je zuvor in meinem Leben.

Ramesh

Die ersten klinischen Versuche mit Kokosöl bei HIV-Patienten wurden 1999 im *San Lazaro Hospital* auf den Philippinen durchgeführt.[41] Vierzehn HIV-Patienten im Alter zwischen 22 und 38 Jahren nahmen an der Studie teil. Keiner von ihnen war je gegen HIV behandelt worden, denn keiner hätte sich die Behandlung leisten können. Die Studie lief über sechs Monate. Als Behandlungserfolg galt eine Reduzierung der Viruslast (ein Maß für die Anzahl weißer Blutkörperchen). Die Probanden erhielten das Äquivalent von höchstens dreieinhalb Esslöffeln Kokosöl pro Tag. Einige bekamen reines Kokosöl, andere Monolaurin, das Monoglycerid der Laurinsäure im Kokosöl.

Am Ende der Studie zeigte sich bei acht der vierzehn Patienten eine Senkung der Viruslast, was gut ist. Fünf zeigten eine höhere CD4-Zellzahl, auch das ist gut. Elf Probanden hatten zugenommen, wiederum ein gutes Zeichen, das auf bessere Gesundheit schließen lässt. Wie Dr. Conrado Dayrit, der an der Studie beteiligt war, erklärte: »Diese erste Studie bestätigt mündliche Berichte, wonach das Kokosöl eine antivirale Wirkung zeigt und die Viruslast von HIV-Patienten reduzieren kann.«

Die AIDS-Organisation *Keep Hope Alive* hat mehrere Fälle dokumentiert, in denen HIV/AIDS-Patienten über eine deutliche Besserung ihres Gesundheitszustands berichten, nachdem sie Kokosöl, Kokosfleisch oder Kokosmilch genommen hatten. In einigen Fällen war jeder Hinweis auf die Infektion verschwunden. Ein Mann beispielsweise senkte seine Viruslast innerhalb von zweieinhalb Monaten von 600 000 auf nicht mehr feststellbar – er aß jeden Tag eine Schüssel Kokosnuss mit gekochtem Getreide und ernährte sich gesund mit reichlich Obst und Gemüse.

In einem zweiten Fall aß ein Patient mit einer Viruslast von 900 000 täglich eine halbe Kokosnuss. Nach vier Wochen war seine Viruslast auf ungefähr 350 000 gesunken. Nach dem zweiten Monat war die Viruslast gleich geblieben, sein Arzt verordnete ihm zusätzlich das Medikament Crixivan. Nach weiteren vier Wochen war die Viruslast auf einen nicht mehr feststellbaren Wert gesunken. Anders als in dem oben erwähnten Fall ernährte sich dieser Patient auf typisch amerikanische Weise, das heißt mit sehr viel Junkfood. Bei besserer Ernährung hätte er vermutlich schnellere Fortschritte gemacht.

Fall Nummer drei: Ein Mann trank vier Wochen lang täglich eine Dreivierteldose (300 Millilite Kokosmilch. Seine HIV-Viruslast sank von 30 000 auf 7000. Er nahm kein anderes antivirales Mittel ein. Aber er nahm einige andere immunwirksame Mittel wie Naltrexon und Thymusfaktoren. Wie er berichtet, hatte sich die Zahl der T-Zellen (sowohl CD4 als auch CD8) nach vier Wochen verdoppelt.

Fall Nummer vier: Ein Patient mit CFIDS (Chronic Fatigue and Immune Dysfunction Syndrom, chronisches Ermüdungs- und Immundysfunktions-Syndrom) und 36 Pfund Untergewicht berichtet, die Zahl der CD8- und CD4-Zellen habe sich nach drei Monaten verdoppelt und er habe fünfzehn Pfund zugenommen. Er isst zwei ganze rohe Kokosnüsse pro Woche und nimmt Nahrungsergänzungsmittel ein. Er meidet frittierte Speisen, isst sehr viel Gemüse und sagte, es gehe ihm viel besser.

Fall Nummer fünf. Ein Mann, bei dem eine Immuntherapie durchgeführt wurde, senkte seine Viruslast innerhalb von sechs Wochen von 60 000 auf 800, nachdem er täglich eine Dose (420 Milliliter) Kokosmilch getrunken hatte. 420 Milliliter Kokosmilch enthalten ungefähr vier Esslöffel Kokosöl.

Infektionen

Meine chronischen Nasenneben- und Ohrinfektionen haben sich ganz deutlich gebessert, seit ich jeden Tag ein wenig Kokosöl in Nase und Ohr träufele. Zurzeit nehme ich nur einen Esslöffel pro Tag. Normalerweise habe ich jedes Jahr drei bis vier Mal eine Nasennebenhöhleninfektion und fünf bis sieben Mal eine Ohrinfektion. In den letzten sechs Wochen, in denen ich natives Kokosöl genommen habe, hatte ich KEINE EINZIGE, obwohl ich zum Schwimmen gegangen bin!

Lori

Ich habe Hepatitis C. Nachdem ich sechs Monate lang Kokosöl eingenommen habe und dann meine Viruslast bestimmen ließ, war der Wert kaum noch messbar. Zufall? Glaube ich nicht.

Nancy

Wegen der Natur meiner Arbeit komme ich mit sehr vielen kranken Menschen in Kontakt, besonders in der kalten Jahreszeit und während der Grippesaison. Seit ich vor ungefähr zwei Jahren begann, regelmäßig Kokosöl zu verwenden, stelle ich fest, dass Erkältungen und Grippe deutlich weniger und auch weniger heftig werden. Wenn ich mir doch einmal das Grippevirus einfange, nehme ich alle drei Stunden einen Esslöffel Kokosöl, bis die Symptome verschwunden sind. Das habe ich schon mehrere Male so gehalten. Es dauerte höchstens 32, im kürzesten Fall nur zwölf Stunden.

Joe

Fall Nummer sechs: Ein Mann nahm einen Cocktail von HIV-Medikamenten aus Crixivan, AZT, 3TC und Nahrungsergänzungsmitteln ein. Mit dieser Behandlung war seine Viruslast zurückgegangen, sie lag beständig bei 2400. Trotzdem nahm er weiter ab und sein Gesundheitszustand verschlechterte sich. Er aß zusätzlich jeden Tag drei Ess-

Infektionskrankheiten

Veröffentlichte medizinische Studien zeigen, dass MCFA im Kokosöl Bakterien, Viren, Pilze und Parasiten töten, die die folgenden Krankheiten verursachen:

Bakterielle Infektionen
- Hals- und Nebenhöhlenentzündungen
- Harnwegsinfektionen
- Lungenentzündung
- Ohrinfektionen
- Rheumatisches Fieber
- Karies und Zahnfleischerkrankungen
- Lebensmittelvergiftung
- Toxisches Schocksyndrom
- Hirnhautentzündung
- Tripper
- Entzündliche Beckenerkrankung
- Infektion der Geschlechtsorgane
- Lymphogranuloma venereum
- Bindehautentzündung
- Papageienkrankheit
- Magengeschwüre
- Septikämie
- Endokarditis
- Enterocolitis

Virusinfektionen
- Influenza
- Masern
- Herpes
- Pfeiffersches Drüsenfieber
- Chronisches Erschöpfungssyndrom
- Hepatitis C
- AIDS
- SARS

Pilzinfektionen
- Borkenflechte
- Fußpilz
- Pilzinfektionen im Genitalbereich
- Kandidose
- Windelausschlag
- Soor
- Zehnagelpilz

Parasiteninfektionen
- Giardiasis

Mikroorganismen, die von mittelkettigen Fettsäuren unschädlich gemacht werden

Die medizinische Forschung hat eine Reihe pathogener Organismen identifiziert, die durch die mittelkettigen Fettsäuren im Kokosöl inaktiviert werden. Die folgende Liste enthält eine Auswahl der Organismen, über die in der medizinischen Literatur berichtet wird.

Viren

- Humanes Immundefizienz-Virus (HIV)
- SARS Coronavirus
- Masernvirus
- Rötelnvirus
- Herpes-simplex-Virus (HSV-1 und -2)
- Herpes viridae
- Rous-Sarkom-Virus
- Humanes T-lymphotropes Virus (1)
- Vesicular stomatitis Virus
- Maedi-Visna-Virus
- Cytomegalievirus (CMV)
- Eppstein-Barr-Virus
- Influenza-Virus
- Pneumovirus
- Hepatitis-C-Virus
- Coxsaxie-B-Virus

Bakterien

- Listeria monocytogenes
- Helicobacter pylori
- Hemophilius influenzae
- Staphylococcus aureus
- Staphylococcus epidermis
- Streptococcus agalactiae
- Escherichia coli
- Pseudomonas aeruginosa
- Acinetobacter baumannii
- Neisseria
- Chlamydia trachomatis
- Streptokokken der Gruppen A, B, F und G
- Gram-positive Organismen
- Gram-negative Organismen (nach Vorbehandlung mit einem Chelator)

Parasiten

- Giardien
- Ciliata

löffel Kokosöl. Einige Wochen später setzte er die Medikamente ab. Nachdem er drei Wochen lang das Kokosöl eingenommen hatte, ergab die Laboruntersuchung eine unveränderte Viruslast, aber er fühlte sich besser. Normalerweise kehrt die Viruslast sehr schnell wieder auf den früheren hohen Wert zurück, wenn die Medikamente gegen HIV abgesetzt werden. Das Kokosöl half ihm offenbar, seine Viruslast unter Kontrolle zu halten.

Parasiten

Gestern habe ich einen Wurm ausgeschieden. Ich kann es mir nur dadurch erklären, dass ich seit drei Wochen Kokosöl einnehme. Es war richtig spannend zu sehen, weil der Kerl noch am Leben war!

Ich möchte betonen, dass ich mich prächtiger Gesundheit erfreue, weil ich mich schon in den 1970er-Jahren der Gesundheitsbewegung angeschlossen habe. Und meine Hygiene ist einwandfrei. Wenn ich also Würmer habe, dann wohl auch fast alle anderen. *Marilyn*

Mein Mann war sehr krank. Er konnte aber nicht sagen, hier tut es weh, oder ich habe eine Erkältung, die Grippe oder Fieber. Es war nur das allgemeine Gefühl, nicht gesund zu sein, und es ging einfach nicht weg. Ich dachte, er hätte vielleicht Krebs. Er hatte nicht die Energie, aus dem Bett aufzustehen und konnte »Kinderlärm« nicht ertragen, das Leben war nicht einfach. Also habe ich mich auf der Suche nach Hilfe in Bücher vertieft. Eine Stuhlprobe, die wir bei einem Zentrum für »Alternativmedizin« abgaben, ergab Hakenwürmer im gesamten Verdauungstrakt, in dem es vor Viren und Bakterien wimmelte. Zuerst knöpften wir uns die Parasiten vor und nahmen Essiac-Tee und jede Menge Nahrungsergänzungszeugs plus Heilkräuter, versuchten Leberspülung und Nierenreinigung. Es ging ihm besser und ich hatte wieder den Ehemann, den ich geheiratet hatte. Aber in den folgenden Monaten merkten wir, dass die Parasiten wohl wieder zurückgekommen waren. Nach sechs Monaten hatte mein Mann wieder Magenschmerzen, mein Zahnfleisch war wieder entzündet, die Kinder, die bereits sauber waren, machten wieder ins Bett usw. Wir haben Hunde, Katzen, Pferde, Kühe, Ziegen und Hühner. Und ich habe zwei kleine Söhne, die draußen am Froschteich und im Dreck spielen und am Daumen lutschen. Also machten wir wieder eine Wurmkur und sechs Monate später noch einmal. Im letzten Sommer entschloss sich mein Mann plötzlich, die empfohlene Dosis Kokosöl einzunehmen und zu sehen, ob das half. Er kann stur sein und ist sehr gewissenhaft. Also hat er die Einnahme keinen einzigen Tag versäumt und mit der Zeit sind die Magenschmerzen verschwunden, auch die Energie kam zurück. Für mich ist das eine wunderbare Nachricht, denn statt der »Wurmkur«, die meine Familie alle paar Monate gemacht hatte, können wir jetzt sauber bleiben, wenn ich das Kokosöl weiter verwende.

Annette

Obwohl die MCFA kräftig genug sind, potenziell tödliche Organismen wie HIV unschädlich zu machen, sind sie für uns harmlos. Tatsächlich dienen sie unseren Zellen als Nahrung. Sie nähren also unsere Zellen, töten aber gefährliche Eindringlinge. Nicht zu fassen! Es zeigt die Weisheit der Natur, und es zeigt, wie ein einfaches Nahrungsmittel gleichzeitig nähren und schützen kann. Das ist einer der Gründe dafür, dass Kokosöl als sogenanntes »Functional Food« gilt – ein Nahrungsmittel, das über seinen Nährstoffgehalt hinaus die Gesundheit stärkt.

Selbst relativ große Mengen an MCFA im Essen sind für uns unschädlich. Sie liefern nur unseren Zellen mehr Nahrung, um Stoffwechsel, Wachstum und Reparatur anzukurbeln, und sie töten eindringende Keime. Seit 50 Jahren untersucht Dr. Jon Kabara, emeritierter Professor für Chemie und Pharmakologie an der *Michigan State University,* die Wirkung von MCFA auf die menschliche Gesundheit. Er sagt: »In der Geschichte der Medizin werden nur sehr selten Substanzen gefunden, die über so nützliche Eigenschaften verfügen und dabei keine toxischen oder auch nur schädlichen Nebenwirkungen zeigen.« Mittelkettige Triglyceride sind so sicher, dass sie sogar ein neugeborenes Kind trinken kann, ohne Schaden zu nehmen. Schließlich sind sie ein wesentlicher Bestandteil der Muttermilch.

Doch auch wenn MCFA eine Menge krankmachender Organismen ausschalten können, alle töten sie nicht. Bei einigen Infektionskrankheiten wirken sie vielleicht weniger, erwarten Sie also kein Allheilmittel. Schließlich ist das auch gut so, denn anders als Antibiotika, die wahllos alle Bakterien im Körper töten, lassen die MCFA die guten Bakterien im Darm unangetastet. Einer der Nachteile bei einer Anti-

Zahnfleischerkrankung

Ich spüre, dass es meinem Zahnfleisch besser geht. Es war an einigen Stellen sehr schmerzempfindlich, gerötet und entzündet, bevor ich anfing, Kokosöl zu nehmen. Ich war besorgt, denn ich habe Diabetes, und Diabetiker leiden oft an Zahnfleischerkrankungen. Nachdem ich Kokosöl eingenommen hatte, wurde es sehr schnell besser. Ich hätte mir nicht vorstellen können, dass natives Kokosöl hier helfen würde!   *Megan*

Mein Zahnfleisch blutete bei jedem Zähneputzen. Selbst ohne Bürsten war es immer gerötet und geschwollen, seit ich älter wurde. Ich bin selbst Typ-2-Diabetiker und kann mich erinnern, dass bei meinem Vater Diabetes-Komplikationen auftraten, beispielsweise eine Pyorrhoe, die zur Folge hatten, dass seine sonst gesunden Zähne ausfielen. Ich war entschlossen, so etwas bei mir zu verhindern, also wollte ich mein Zahlfleisch gesund machen. Ich kann Ihnen mitteilen, dass mein Zahnfleisch nicht mehr blutet, nachdem ich den Mund nur ein paar Mal mit Kokosöl ausgespült habe. Das Zahnfleisch wirkt nicht mehr rot oder entzündet! Ich bin wirklich begeistert!   *Linda*

biotika-Behandlung ist ja, dass auch die freundlichen Darmbakterien beseitigt werden. Diese Bakterien sind aber für gute Gesundheit nötig. Sie bilden wichtige Nährstoffe wie die B-Vitamine und konkurrieren mit schädlichen Organismen wie beispielsweise Candida – ein einzelliger Pilz. Werden die guten Bakterien durch Antibiotika-Gebrauch ausgeschaltet, kann Candida den Darmtrakt überwuchern und eine Kandidose auslösen. Es ist ein häufig übersehenes gesundheitliches Problem, das auch allgemein nicht erkannt wird, aber viele gesundheitliche Beschwerden mit sich bringt und schwer zu beheben ist. Viele plagen sich jahrelang mit einer chronischen Candida-Infektion herum.

Und anders als Antibiotika, die nur gegen Bakterien wirken, bekämpfen die MCFA Bakterien und Viren, Pilze und Parasiten. MCFA, genauer gesagt ihre mittelkettigen Monoglyceride, töten nicht nur viele krankmachende Mikroorganismen, sondern vieles deutet darauf hin, dass sie auch das Immunsystem stärken.[42] Deshalb können sie gegen die allermeisten Infektionskrankheiten von Nutzen sein. Da Kokosöl ein Nahrungsmittel ist, können sie es jeden Tag nehmen, um sich Krankheiten vom Leibe zu halten.

Verdauungsstörungen

Darmflora

In uns leben unvorstellbar viele Bakterien – insgesamt rund 100 Billionen. Das ist mehr, als wir Zellen im Körper haben, und es gibt ungefähr 400 Spezies. Die meisten leben im Verdauungstrakt. Ungefähr ein Drittel unseres Stuhls besteht aus Bakterien.

Der größte Teil dieser Bakterien sind keine Parasiten, sondern sie sind lebenslange Gefährten, denen wir unser Leben verdanken. Ohne sie könnten wir nicht überleben. Schon wenige Tage nach der Geburt wimmelt es in unserem Verdauungstrakt vor mikroskopisch kleinem Leben. Diese »freundlichen« Mikroben schaffen in unserem Körper ein Umfeld, das uns Nahrung liefert, uns vor Krankheiten schützt und eine gesunde Darmtätigkeit erleichtert. Sie produzieren Vitamine wie

Niacin (B3), Pyridoxin (B6), Vitamin K, Folsäure und Biotin. Sie bilden das Enzym Laktase, das zur Verdauung von Milch und Milchprodukten wichtig ist. Und außerdem antibakterielle Substanzen, die krankheitsauslösende Bakterien, Viren und Hefen töten oder deaktivieren. Manche Bakterien haben krebshemmende Eigenschaften, die uns vor Krebs schützen.

Neben den guten Bakterien gibt es aber auch Organismen, die uns schaden können. Solange wir den freundlichen Bakterien eine gute Nahrung geben und bestimmte Medikamente meiden, sind sie den schlechten Organismen zahlenmäßig weit überlegen und halten sie in Schach, sodass sie kein Unheil anrichten können. Lässt man aber aus irgendeinem Grunde zu, dass die schlechten Organismen unkontrolliert wachsen, können sie vielfältige Symptome verursachen, die einfach nur lästig, aber auch tödlich sein können. Zu den Krankheiten und Beschwerden, die mit einem aus dem Gleichgewicht geratenen Darmumfeld in Verbindung gebracht werden, zählen unter anderem häufige Infektionen, Verstopfung, Kandidose, Schuppenflechte, Ekzeme, Akne, Allergien, Kopfschmerzen, Gicht, Arthritis, Blasenentzündung, Dickdarmentzündung, Morbus Crohn, Reizdarmsyndrom, chronische Müdigkeit, Reizbarkeit, Depression, hormonelles Ungleichgewicht, Geschwüre und einige Formen von Krebs. Es verwundert vielleicht zu erfahren, dass ein Überwuchern unfreundlicher Organismen im Verdauungstrakt so viele Probleme verursachen und so viele verschiedene Teile des Körpers in Mitleidenschaft ziehen kann.

Zu den unangenehmsten Organismen in unserem Verdauungstrakt zählt der Hefepilz *Candida albicans*. Candida liefert ein gutes Beispiel dafür, wie das Überwuchern eines unfreundlichen Organismus die Gesundheit des ganzen Körpers beeinträchtigen kann. Hefen sind einzellige Pilze. Candida lebt im Verdauungstrakt und richtet normalerweise keinen Schaden an, weil er zahlenmäßig vom Immunsystem und von freundlichen Bakterien unter Kontrolle gehalten wird. Kann er sich jedoch ausbreiten, wird er zu einem echten Unruhestifter. Vielen Frauen sind Scheidenpilzinfektionen nur allzu vertraut. Eltern kennen ihn vielleicht in Form von Soor, einer Candida-Infektion in Mund und Rachen von Säuglingen, oder als Windelausschlag, eine Form der Candida-Infektion, die sich in der feuchten Umgebung einer

Windel ausbreitet. Infiziert Candida den gesamten Körper, entsteht eine Kandidose.

Normalerweise sind Candida und andere krankheitsverursachende Mikroben auf den Darmtrakt beschränkt. Diese Mikroorganismen selbst rufen vielleicht keine Symptome hervor, aber ihre Abfallprodukte – Mykotoxine und Exotoxine – können sehr giftig sein. *Myko* heißt *Pilz*, *exo* steht für bakteriell und *toxin* bedeutet natürlich Gift. Diese Gifte verseuchen den Körper und bedeuten erheblichen Stress für das Immunsystem. Dem Körper wird ständig Energie entzogen, weil er fieberhaft versucht, sich gegen die Wirkung dieser Toxine zu wehren. Die Folge sind oft ein Mangel an Energie und chronische Müdigkeit. Saisonale Erkrankungen häufen sich, die Erholung ist verlangsamt. Wie oft lagen Sie in diesem Jahr mit einer Erkältung oder Grippe im Bett? Wenn Ihr Verdauungssystem perfekt in Ordnung ist, sollte die Antwort lauten: überhaupt nicht.

Ein Überwuchern krankmachender Mikroben kann die Innenauskleidung der Darmwand schädigen und damit ganz neue gesundheitliche Probleme verursachen. Genauso wie eine Infektion eine eitrige Entzündung auf der Haut auslösen kann, kann das auch im Verdauungstrakt geschehen. Diese lokalisierten Infektionen können sich als Geschwüre zeigen.

Candida ist besonders hinterhältig, weil er seine Form ändern kann, wenn er die Chance zu wachsen bekommt. Wird er nicht in Schach gehalten, so wandelt sich Candida von einer einzelligen Form in vielzellige Myzelien mit haarigen, wurzelähnlichen Ausläufern, die Rhizoide genannt werden. Diese Rhizoide dringen in die Darmwand ein. Wenn Candida oder Bakterien in die Darmwand eindringen, können Vitamine, Mineralstoffe, Aminosäuren und Fettsäuren schlechter absorbiert werden, sodass Nährstoffdefizite entstehen. Wird die Darmwand durchbrochen, können Bakterien, Giftstoffe und unverdaute Speisen die Darmbarriere überwinden und in den Blutstrom gelangen. Das ist das sogenannte Syndrom des durchlässigen Darms oder auch Leaky-Gut-Syndrom. Selbst relativ harmlose Bakterien können Infektionen verursachen, wenn sie in den Blutstrom gelangen. Das führt häufig zu chronischen sogenannten Low-grade-Infektionen und unterschwelligen Entzündungen, die zahlreiche Symptome verursachen und zur Folge haben, dass sich der Betroffene krank fühlt. Unverdaute Eiweiße aus der Nahrung können durch die Darmwand dringen und in den Blutstrom wandern. Das Immunsystem identifiziert diese Nahrungseiweiße als fremde Eindringlinge und startet eine wilde Attacke – die Folge sind Allergie-Symptome. Ihre Lebensmittelallergien können also durch ein Ungleichgewicht im mikrobiellen Umfeld Ihres Verdauungstrakts verursacht sein. Die Gesundheit des Darms wirkt sich auf den gesamten Körper aus. Ein gesunder Verdauungstrakt ist für unsere allgemeine Gesundheit dermaßen wichtig, dass viele Heilpraktiker und Naturmediziner davon überzeugt sind, dass *alle* chronischen gesundheitlichen Probleme vom Darm ausgehen.

Was verursacht ein Ungleichgewicht im Umfeld des Verdauungstrakts? Der größte Übeltäter ist die Ernährung. Solange Sie die guten Bakterien füttern und sie gesund erhalten, haben die schlechten Organismen keine Chance, Unheil anzurichten. Was aber essen gute Bakterien gern? Sie bevorzugen ballaststoffreiche Nahrungsmittel, Gemüse, Vollkornprodukte, Hülsenfrüchte und Kokosnuss – dieselbe Kost, die auch für unseren Körper gut ist. Candida und andere schädliche Mikroben lieben einfache Kohlenhydrate – Süßigkeiten und Produkte aus raffiniertem Mehl. Dinge wie Kuchen, Plätzchen, Bonbons, Weißbrot und gezuckerte Getränke füttern Candida und fördern sein Wachstum. Die Lebensmittel, mit denen schädliche Organismen gedeihen, sind für uns am wenigsten gesund. Es ist keine Überraschung, dass die Kost, die für Menschen am gesündesten ist, auch die beste für freundliche Bakterien ist.

Bestimmte Medikamente, besonders die Antibiotika, fördern das Wachstum lästiger Mikroben. Antibiotika töten freundliche Bakterien genauso effizient wie krankheitsverursachende. Steroide (Cortison, ACTH [adrenocorticotropes Hormon], Prednison und Antibabypillen sind für freundliche Bakterien ebenfalls schädlich. Hefepilze werden von Antibiotika oder Steroiden nicht angetastet. Sterben die guten Bakterien ab, kann sich Candida ungehindert vermehren. Das führt zu einer Hefepilz-Überwucherung. Dabei müssen sich nicht unbedingt sofort Symptome einstellen. Wenn doch, so ist es in der Regel eine Scheidenpilzinfektion, es kann aber auch ein Hautausschlag

(Hautpilz) auftreten. Schon eine einzige Runde Antibiotika oder Steroide kann ein dauerhaftes Ungleichgewicht im Darmtrakt auslösen.

Am besten lassen sich Candida und andere zerstörerische Mikroben dadurch bekämpfen, dass die guten Bakterien wieder aufgebaut werden. Sie selbst können dazu beitragen, indem Sie alle Nahrungsmittel streichen, die Candida füttern, und stattdessen eine ballaststoffreiche Kost wählen. Die MCFA im Kokosöl töten Candida und andere krankmachende Organismen, greifen aber die freundlichen Bakterien nicht an. Probiotika wie Joghurt, Kefir oder kultivierte Kokosnuss können helfen, die nützlichen Bakterien wieder zu vermehren. MCFA dienen auch den Zellen in der Darmwand als Nahrung. Die Fettsäuren werden in die Zellen aufgenommen und als Treibstoff für den Stoffwechsel genutzt. Wird Kokosöl äußerlich auf die Haut aufgetragen, fördert es sehr wirksam die Heilung von beschädigtem Gewebe. Deshalb ist davon auszugehen, dass es auch helfen kann, die von Bakterien und Hefepilzen angerichteten Perforationen in der Darmwand, die den Darm durchlässig machen, zu heilen. Der tägliche Verzehr von Kokosnuss und Kokosöl kann bei Wiederherstellung und Erhalt eines gesunden Darmumfelds eine große Hilfe sein.

Geschwüre

Ein Geschwür ist eine offene wunde Stelle auf der Haut oder Schleimhaut. Es kann oberflächlich oder tief sein und ist normalerweise entzündet und schmerzhaft. Geschwüre können sich überall im Verdauungstrakt entwickeln. Aphthen oder Fieberbläschen treten im oder am Mund auf, peptische Geschwüre entstehen in Magen und Zwölffingerdarm (dem oberen Abschnitt des Dünndarms); eine Colitis ulcerosa befällt den Dünndarm oder Dickdarm.

Geschwüre können durch verschiedene Faktoren entstehen. Die genaue Ursache vieler Geschwüre ist zwar noch nicht bekannt, aber Stress und Infektionen spielen offenbar eine maßgebliche Rolle. Stress schwächt unsere Widerstandskraft gegen Infektionen und macht uns auf diese Weise anfälliger für Organismen, die Geschwüre verursachen können. Fieberbläschen beispielsweise werden durch das Herpes-Virus hervorgerufen; Aphthen werden mit hämolytischen Streptokokken-Bakterien in Verbindung gebracht. Auch Krebs kann die

Ursache offener Geschwüre sein. Ein Hautgeschwür kann sich beim Basalzellkarzinom, einer Form von Hautkrebs, entwickeln. Auf ähnliche Weise werden einige Geschwüre, die im Verdauungstrakt auftreten, durch Krebs verursacht.

Übermäßiger Stress galt einst als wichtigster Auslöser von Magen- und Zwölffingerdarmgeschwüren. Stress stimuliert die Produktion von Magensäure. Man nahm an, dass die Säure ohne Nahrung, die als Puffer fungierte, Löcher in die Magenschleimhaut brannte, sodass Geschwüre entstanden. Heute weiß man, dass peptische Geschwüre durch ein Bakterium namens *Helicobacter pylori* verursacht werden. Doch auch wenn Stress nicht mehr als Hauptursache betrachtet wird, so kann er dennoch eine Rolle spielen, weil er die Widerstandskraft gegen Infektionen schwächt.

Bei Magen- und Zwölffingerdarmgeschwüren werden zur Reduzierung der Magensäure und Linderung der Beschwerden häufig eine fade Diät und die Einnahme von Säureblockern empfohlen. Manchmal werden auch Antibiotika verschrieben. Doch die töten nicht nur die Bakterien, die das Problem verursachen, sondern auch die freundlichen, und das kann zu weiteren Beschwerden führen.

Kokosöl bietet einen anderen Ansatz, bei dem die guten Bakterien geschont werden. *Helicobacter pylori,* Streptokokkus und Herpes, die alle mit verschiedenen Arten von Geschwüren in Verbindung gebracht werden, lassen sich durch die MCFA im Kokosöl ausschalten. Darüber hinaus besitzt das Kokosöl auch krebshemmende Eigenschaften. Regelmäßig Kokosöl zu essen, ist eine sichere und natürliche Methode zur Prävention und Behandlung von Geschwüren.

Entzündliche Darmerkrankungen

Zu den entzündlichen Darmerkrankungen zählen das Reizdarmsyndrom (IBS, nach dem englischen Irritable Bowel Syndrome), Morbus Crohn und die Colitis ulcerosa. Diese Krankheiten treten in den letzten dreißig Jahren immer häufiger auf, und das vor allem in den Industrieländern, wo sehr viel mehr raffinierte Kohlenhydrate verzehrt und Medikamente eingenommen werden. Alle drei sind charakterisiert durch eine Entzündung in Dünndarm oder Dickdarm, zu denen sich auch Geschwüre und tumorartige Geschwulste gesellen können.

Zu den Symptomen zählen Magenverstimmung, Übelkeit, Bauchschmerzen, Blähungen, Durchfall und Verstopfung.

Das Reizdarmsyndrom befällt nur den Dickdarm. Es ist die häufigste Darmerkrankung; jeder zweite Patient, der einen Facharzt für Gastroenterologie aufsucht, leidet daran. Nach dem Essen treten bei IBS-Patienten meistens Aufstoßen, Blähungen, Bauchschmerzen, Verstopfung oder Durchfall auf. Die lösen dann eine Immunreaktion aus, die grippeähnliche Symptome verursacht – Kopfweh, Gelenkschmerzen, Muskelschmerzen und chronische Müdigkeit.

Morbus Crohn kann vom Mund bis zum Enddarm alle Abschnitte des Magen-Darm-Trakts befallen. Am häufigsten tritt er im unteren Dünndarm am Übergang in den Dickdarm auf. Die Erkrankung kann mit Fieber, Blutungen und Gewichtsverlust einhergehen. Der fast ständige Durchfall kann schlechte Nährstoffabsorption sowie Flüssigkeits- und Mineralstoffverluste zur Folge haben. Wegen der chronischen Entzündung und in die Tiefe gehenden Geschwüre wird die Darmwand extrem dick. Die Krankheit kann auch auf andere Teile des Körpers übergreifen, beispielsweise auf die Augen, und zur Entwicklung von Hautkrankheiten und Arthritis beitragen.

Die Colitis ulcerosa ist eine chronische Entzündung und Geschwürbildung in der Innenauskleidung von Dickdarm und Enddarm. Das Hauptsymptom ist blutiger Durchfall, der Stuhl kann auch Eiter und Schleim enthalten. In schweren Fällen können Durchfall und Blutung sehr ausgeprägt sein, möglich sind auch Fieber und ein allgemeines Schwächegefühl. Der Blutverlust kann zu einer Anämie führen. Andere Symptome, die mit der Erkrankung in Verbindung gebracht werden, sind Hautausschläge, Aphthen, Arthritis und Augenentzündung. Bei Patienten, bei denen die Krankheit seit mehr als zehn Jahren besteht, ist das Darmkrebsrisiko erhöht. Genauso wie bei Magen- und Zwölffingerdarmgeschwüren können Mikroorganismen die Ursache sein, die chronische unterschwellige lokale Infektionen und Fieber verursachen. Bisher hat die Wissenschaft kein bestimmtes Bakterium oder Virus als Auslöser identifizieren können, weil die Mikroorganismen, die das Problem hervorrufen, normale Bewohner des Darmtrakts sind und ihr Vorliegen deshalb nicht unerwartet ist. Forscher erkennen jetzt allmählich die Überwucherung unerwünschter Bakterien als Hauptfaktor bei der Entstehung entzündlicher Darmerkrankung an.[43]

Zur Behandlung entzündlicher Darmerkrankungen werden bislang Antibiotika verordnet. Patienten erleben oftmals eine Linderung der Symptome, doch die ist meistens nicht von Dauer. Beim Einsatz von Antibiotika werden gute und schlechte Bakterien gleichermaßen ausgeschaltet, sodass sich Hefepilze ungehindert vermehren und neue Symptome hervorrufen, gegen die Antibiotika nichts ausrichten können. Wenn Ernährungsumstellung und Antibiotika keine dauerhafte Abhilfe schaffen, ist die nächste Option eine Operation. Doch auch die garantiert keine Heilung. Auch nachdem der betreffende Darmabschnitt entfernt wurde, kehrt die Krankheit oft in einem anderen Abschnitt wieder zurück. Das ist auch verständlich, da die Operation das Problem ja nicht beseitigt. Das Umfeld im Darmtrakt ist noch immer aus dem Gleichgewicht.

Viel sinnvoller wäre es hingegen, die Darmgesundheit zu stärken, den Darm wieder ins Gleichgewicht zu bringen. Dazu sollte der Verzehr von Süßigkeiten und Produkten aus raffiniertem Mehl eingeschränkt und auf Medikamente verzichtet werden, außerdem ballaststoffreich gegessen (Gemüse, Vollkornprodukte, Kokosnuss) und insbesondere auf vergorene Lebensmittel (Joghurt, Kefir und kultivierte Kokosmilch und -wasser) geachtet werden, die freundliche Bakterien liefern. Zudem sollten Sie Kokosöl wählen, das die krankmachenden Bakterien und Hefepilze tötet und die freundlichen Bakterien unangetastet lässt. Bei Studien hat sich gezeigt, dass MCFA in vielen Fällen Verletzungen im Verdauungstrakt von Tieren heilen, denen zuvor starke Gifte verabreicht wurden. Die Entzündung wird reduziert und die Immunantwort entlang der Darmwand verbessert.[44] Kokosöl kann also helfen, entzündetes Gewebe im Verdauungstrakt zu schützen und zu heilen. Betroffene haben berichtet, dass schon zwei Kokosplätzchen die Symptome entzündlicher Darmerkrankungen lindern. Dauerhafte Erleichterung hingegen erfordert etwas mehr Aufwand.

Kokosöl kann Wunder wirken und helfen, das Umfeld in Ihrem Magen-Darm-Trakt wieder ins Gleichgewicht zu bringen – unter Umständen brauchen Sie nichts weiter zu tun, als Kokosnussprodukte in Ihre Ernährung einzubauen. Für einige Patienten mit entzündlicher

Darmerkrankung kann allerdings ein aggressiveres Herangehen geboten sein. Ein Beispiel: R. B. war ein in der Schulmedizin ausgebildeter Arzt. Als solcher glaubte er an den Einsatz von Medikamenten zur Heilung von Krankheiten und nahm sie häufig auch selbst gegen Infektionen und saisonale Erkrankungen. Die Medikamente forderten unweigerlich ihren Tribut, er entwickelte eine schwere Form von entzündlicher Darmerkrankung, begleitet von Bauchschmerzen, Verstopfung und chronischer Müdigkeit. Zweieinhalb Jahre lang versuchte er, dagegen vorzugehen und wandte sich auf der Suche nach einer Lösung sogar der Alternativmedizin zu. In seiner Verzweiflung machte er eine 30-tägige Fastenkur, bei der er außer Wasser und Nahrungsergänzungsmitteln nichts zu sich nahm. Nach den dreißig Tagen spürte er kaum eine Besserung. Entmutigt, aber weiter auf der Suche, stieß er auf Informationen über Kokosöl und dessen Wirkung auf die Darmgesundheit. Er fastete weiter, nahm aber zusätzlich täglich 15 Esslöffel Kokosöl ein. Nach sieben Tagen mit nichts als Kokosöl, Wasser und Vitaminen waren seine Symptome vollständig verschwunden. Er fühlte sich so gut wie seit Jahren nicht mehr. Mit der Hilfe des Kokosöls hatte der Arzt wieder ins Leben zurückgefunden.

Erkrankungen der Gallenblase

Wenn Sie an einer Gallenblasenerkrankung leiden oder wenn Ihnen die Gallenblase entfernt wurde, werden Sie Kokosöl als wahren Segen empfinden. Mit Kokosöl können sie angstfrei wieder Fett essen.

Die Gallenblase sitzt an und unter der Leber. Sie dient als Lagertank für die Gallenflüssigkeit, die ständig in der Leber gebildet wird. Kommt Fett in den Verdauungstrakt, ergeht das Signal an die Gallenblase, sich zusammenzuziehen. Dadurch wird Gallenflüssigkeit durch den Gallengang in die Leber gespritzt.

Die Galle ist für die Fettverdauung essenziell. Fett und Wasser mischen sich nicht. Wenn Sie Wasser und Öl zusammenschütten, steigt das Öl nach oben. Wer je aus Wasser und Öl eine Salatsoße angerührt hat, kennt diese Trennung. Das Gleiche geschieht in unserem Verdauungstrakt. Das meiste von dem, was wir essen, ist wasserlöslich und trennt sich von dem Fett. Fettverdauungsenzyme sind wasserlöslich und können sich deshalb nicht mit dem Öl vermischen. Kommt jedoch Gallenflüssigkeit hinzu, so wirkt sie als Emulgator, der diese Vermischung ermöglicht. Dann können sich die Fettverdauungsenzyme mit den Fettmolekülen (Triglyceriden) verbinden und sie in Fettsäuren aufspalten.

Die Leber bildet ununterbrochen Gallenflüssigkeit. Der schmale Strom von Galle, der von der Leber produziert wird, reicht aber nicht aus, um eine fettige Mahlzeit zu verarbeiten. Deshalb wird die Gallenblase gebraucht, um genügend Galle zu sammeln, die mit der Aufgabe fertig wird.

Ein Problem entsteht, wenn die Gallenflüssigkeit in der Gallenblase fest wird und Gallensteine bildet. Gallensteine können die Menge an Galle verringern, die in den Darm abgegeben wird, und sie können den Gallengang verstopfen, was große Schmerzen hervorruft.

Die Standardbehandlung bei Gallensteinen ist die operative Entfernung der Gallenblase. Außerdem kann versucht werden, die Gallensteine durch Ultraschall aufzulösen. Schallwellen, die auf die Gallenblase gerichtet werden, brechen die Steine auf, sodass sie abfließen, ohne die Gallengänge zu verstopfen. Solange die Steine klein sind, kann diese Methode Erfolg haben. Doch leider sind die Gallensteine, wenn sie sich bemerkbar machen, meist schon zu groß für eine Ultraschallbehandlung.

Eine neue Herangehensweise bei Gallenblasenerkrankungen ist der Einsatz von Kokosöl in der Nahrung. Monoglyceride und Diglyceride der Capryl- (C8) und Caprinsäure (C10) im Kokosöl können Gallensteine beim Menschen auflösen. Die sichere und effiziente Methode dazu wurde an der *Mayo Clinic* und am Klinikum der *University of Wisconsin* demonstriert.[45]

Für Menschen, deren Gallenblase entfernt wurde, bedeutet es ein großes Problem, dass sie kein Fett verdauen können. Ohne Gallenblase ist nicht genügend Galle vorhanden, um selbst eine moderate Fettmenge richtig zu emulgieren. Zu viel Fett im Essen bedeutet Notstand für die Verdauung. Dabei ist das Unwohlsein noch das geringste Problem, viel bedenklicher ist der resultierende Nährstoffmangel. Um uns mit allen nötigen Nährstoffen zu versorgen, muss die Nahrung ausreichend Fett enthalten. Fettlösliche Vitamine wie die Vitamine A, D, E und K sowie Beta-Carotin können ohne Nahrungsfett nicht absorbiert werden. Wenn Sie kein Fett verdauen, erhalten sie nicht genug von diesen wichtigen Nährstoffen. Es können sich eine Mangelernährung und ein Vitamin- und Mineralstoffdefizit entwickeln, die Sie an den Rand der Entwicklung degenerativer Erkrankungen und anderer Krankheiten bringt. Auch wenn sich nicht unbedingt klar definierte Symptome eines Nährstoffmangels zeigen, leidet die Gesundheit, das Immunsystem wird unterdrückt, die Alterung beschleunigt und allmählich entstehen Schmerzen und Beschwerden.

Dem Essen mehr Fett zuzugeben, führt nur zu Verdauungsbeschwerden. Wenn Sie jedoch anstelle anderer Fette Kokosöl verwenden, können Sie sich die benötigten Vitamine schmerzfrei beschaffen. Wie bereits früher beschrieben, sind die MCT im Kokosöl leicht verdaulich. Weder Bauchspeicheldrüsenenzyme noch Galle werden für ihre Verdauung gebraucht. Deshalb ist weniger Galle nötig als bei anderen Fetten. Betroffene berichten, dass ihnen zwar schon kleine Mengen Fett Verdauungsbeschwerden bereiten, dass sie aber zwei oder mehr Esslöffel Kokosöl auf einmal problemlos essen können. Wenn also Ihre Gallenblase entfernt wurde, probieren Sie Kokosöl statt anderer Öle. Da jeder Mensch anders ist – manche reagieren empfindlicher auf Fett als andere – lassen Sie es langsam angehen. Versuchen Sie zunächst eine kleine Menge und nehmen Sie immer nur so viel, wie Ihnen guttut.

Alzheimerkrankheit

Kaum eine andere Krankheit kann mehr Angst und Hoffnungslosigkeit auslösen als die Diagnose Alzheimer. Seit sie 1906 erstmals von Dr. Alois Alzheimer beschrieben wurde, gibt es für die Erkrankten nur wenig Hoffnung.

Der schrittweise Verlust der geistigen Fähigkeiten bei Alzheimer beginnt häufig mit kaum merklichen Aussetzern des Gedächtnisses, gefolgt von der Unfähigkeit zu planen und vertraute Arbeiten zu erledigen, logisch zu denken und zu urteilen. Später verschlimmert sich der Gedächtnisverlust, bis er den Erkrankten handlungsunfähig macht.

Oft können Wörter nicht mehr richtig ausgesprochen werden, es kommt zu einer Veränderung der Stimmungslage und der Persönlichkeit. Emotionale Probleme wie leichte Reizbarkeit, schlechtes Urteilsvermögen, geistige Verwirrtheit, das Gefühl von Vereinsamung, Desorientiertheit und Halluzinationen sind ebenfalls häufig. Epileptische Anfälle und Inkontinenz können auftreten, die ständige Überwachung und Pflege der Betroffenen verlangen. Am Ende steht der Tod.

Die Alzheimerkrankheit zeigt sich normalerweise irgendwann nach dem 60. Lebensjahr. Jeder Achte über 65 Jahren ist von der Krankheit betroffen, von den über 85-Jährigen sogar fast die Hälfte. Selten tritt sie bereits bei Menschen in ihren 40ern und 50ern auf.

Vom Zeitpunkt der Diagnose an haben Alzheimerpatienten im Durchschnitt noch acht Jahre zu leben, in manchen Fällen sogar nur noch ein Jahr. Es können aber auch 20 Jahre werden. Die Dauer der Krankheit hängt zum Teil davon ab, in welchem Alter die Diagnose gestellt wird, und ob noch weitere Erkrankungen vorliegen.

Gegenwärtig gibt es keine wirksame Behandlung. Die Therapie konzentriert sich darauf, die Schwere der Symptome zu lindern sowie Dienstleistungen und Unterstützung zu bieten, die das Leben mit der Krankheit erleichtern.

Die Medikamente, die heute gegen Alzheimer verordnet werden, können bestenfalls die Symptome ein wenig lindern. Aber selbst das ist zweifelhaft, denn die Ergebnisse sind so subtil, dass kein eindeutiger Schluss gezogen werden kann. Aber selbst bei noch so geringem Nutzen wären sie vielleicht besser als nichts, nur leider können die Nebenwirkungen verheerend sein. Es wird über Dutzende unerwünschte Wirkungen berichtet, darunter Übelkeit, Durchfall, Schlaflosigkeit, Kopfschmerzen, Halluzinationen, allgemeine Schmerzen und sogar Tod.

Bei Alzheimer ist der Glukosestoffwechsel gestört. Glukose ist die wichtigste Treibstoffquelle für das Gehirn. Entzündliche Prozesse beeinträchtigen seine Fähigkeit, Glukose zu absorbieren und zu nutzen und stören damit den normalen Glukosestoffwechsel. Zu den wichtigsten Faktoren der Alzheimerkrankheit zählt eine chronische Gehirnentzündung. Gehirnzellen beginnen buchstäblich zu verhungern. Infolgedessen altert das Gehirn sehr schnell, eine Demenz entsteht.

Unser Gehirn kann aber auch alternative Energiequellen nutzen, die sogenannten Ketone. Ketone werden in der Leber aus gespeichertem Fett gebildet. Sie umgehen den Defekt im Glukose-Energie-Stoffwechsel bei Alzheimer. Stünden deshalb kontinuierlich genügend Ketone zur Verfügung, könnten sie den Energiebedarf des Gehirns decken. Doch Ketone werden normalerweise nur gebildet, wenn ein Mensch fastet oder sehr wenig isst.

Durch das Fasten können zwar Ketone produziert werden, die das Gehirn ernähren, es ist aber offensichtlich keine langfristige Lösung. Glücklicherweise gibt es aber einige Nahrungsfette, nämlich die mittelkettigen Triglyceride (MCT), die einen gangbaren Ausweg bieten können. Im Körper werden MCT automatisch in Ketone umgewandelt, ganz unabhängig davon, wie viel und welche Art von Fett wir essen.

Der Zusatz von MCT zur Nahrung kann sich sehr positiv auf das Gehirn auswirken. Bei einer Studie beispielsweise erhielten Alzheimerpatienten entweder ein Getränk mit MCT oder ein Getränk ohne MCT. Die Patienten in der MCT-Gruppe schnitten bei dem Test wesentlich besser ab als die, die kein MCT bekommen hatten.[46] Diese Studie war deshalb bedeutsam, weil sich schon nach einer einzigen Dosis MCT eine Verbesserung der kognitiven Leistung zeigte. Kein Alzheimermedikament und keine Therapie hat jemals auch annähernd solche Resultate gezeigt.

Bei einer anderen Studie zeigte sich, dass Kokosöl die für Alzheimerpatienten typische Bildung von Plaque-Ablagerungen im Gehirn verhindern konnte und das Gehirn so vor einer Schädigung schützte.[47]

Zwei Esslöffel Kokosöl können genügend Ketone bilden, um eine deutliche therapeutische Wirkung auf das Gehirn zu entfalten, zwei- oder dreimal täglich eingenommen können sie zur Alzheimerbehandlung eingesetzt werden. Dr. Mary Newport hat bewiesen, dass Kokosöl das Fortschreiten der Alzheimerkrankheit stoppen und die Symptome rückgängig machen kann.[48] Ihr Ehemann Steve litt bereits sechs Jahre an Alzheimer, als er mit der Einnahme von Kokosöl begann. Sofort zeigten sich regelrecht dramatische Ergebnisse.

Vor der Einnahme des Kokosöls war bei ihm mittelschwerer Alzheimer diagnostiziert worden. Er konnte nicht mehr für sich selbst sorgen. Nur unter Aufsicht gelangen ihm viele alltägliche Aufgaben wie der Ersatz einer Glühbirne, Staubsaugen, Abwaschen oder sich Anziehen. Dabei ließ er sich sehr leicht ablenken und wurde nie fertig. Er konnte nicht mehr auf einer Computertastatur schreiben oder einfache Rechnungen ausführen. Auch Lesen war unmöglich, weil die Worte scheinbar willkürlich über die Seite wandern, er hatte Schwierigkeiten, einfache Wörter wie »out« oder »put« zu buchstabieren, beim Sprechen fielen ihm viele bekannte Worte nicht ein. Auch körperlich hatte er Probleme, beispielsweise ein mittelschweres Zittern der Hand, das ihn beim Essen behinderte und ein Zittern des Kinns, das beim Sprechen deutlich zu sehen war. Er ging sehr langsam mit einem unnormalen Gang, bei dem er den Fuß bei jedem Schritt höher zog als nötig gewesen wäre. Bei einer MRT zeigte sich ein deutlicher Verlust an Hirnmasse, besonders in den Bereichen, die an Erinnerung und kognitiven Fähigkeiten beteiligt sind. Eine medikamentöse Behandlung zeigte keine Wirkung.

Nach der Einnahme des Kokosöls verbesserten sich seine Werte auf der Alzheimer-Bewertungsskala ganz deutlich vom mäßig schweren Bereich zu einer leichten Stufe von Alzheimer. Sein Gedächtnis verbesserte sich drastisch. Er kann jetzt wieder lesen und auf einer Computertastatur schreiben. Er ist konzentrierter, wenn er Aufgaben ausführt, und kann Arbeiten im Haushalt und im Garten mit minimaler Aufsicht meistern. Auch die Fähigkeit, ein Gespräch zu beginnen und zu führen, hat sich verbessert, sein Sinn für Humor ist wieder da. Das Zittern im Gesicht ist ganz verschwunden, das Zittern der Hand fast unmerklich geworden. Sein Gang ist wieder normal, er kann zum ersten Mal seit einem Jahr wieder laufen.

Die Verbesserung war so eindeutig, dass er jetzt ehrenamtlich in dem Krankenhaus, in dem seine Frau beschäftigt ist, im Lager arbeitet und Nachschub ausliefert. Er macht weiter Fortschritte. Lächelnd ruft er: »Ich habe mein Leben wieder!« Andere Alzheimerpatienten, die Kokosöl in ihre Ernährung einbauen, erleben eine ähnliche Besserung.

Jeder kann jederzeit an Alzheimer erkranken. Sie brauchen nicht zu warten, bis sich die ersten Symptome zeigen, bevor Sie anfangen, etwas dagegen zu unternehmen. Das alte Sprichwort »Ein Gramm Vorsorge ist so viel wert wie ein Pfund Heilung« ist definitiv richtig, wenn es um neurodegenerative Erkrankungen geht. Sie können die Alzheimerkrankheit stoppen, bevor sie die Chance erhält, Ihr Leben zu übernehmen. Kokosöl kann Ihnen diesen Schutz gewähren, wenn Sie es zu einem Teil Ihres täglichen Leben machen.

Freie Radikale und Antioxidantien

Die Verbindung zwischen Freien Radikalen und Krankheiten

Was haben die folgenden Krankheiten und Zustände gemeinsam miteinander: Herz-Kreislauf-Erkrankung, Krebs, Bluthochdruck, faltige Haut, Altersflecken, Arthritis, Grauer Star und schwindendes Gedächtnis? Eine mögliche Antwort wäre: Sie haben alle mit dem Älterwerden zu tun. Aber das Alter ist nicht die Ursache, tatsächlich befallen sie schon junge Leute. Was alle diese – und auch die meisten anderen degenerativen Erkrankungen – verbindet, sind freie Radikale.

Freie Radikale sind abtrünnige Moleküle, die im ganzen Körper Zerstörungen anrichten. Es sind instabile Moleküle, die ein Elektron verloren haben, sodass sie hochreaktiv geworden sind. Um das Gleichgewicht wiederherzustellen, stehlen sie Elektronen von benachbarten Molekülen. In dem Prozess werden diese anderen Moleküle zu freien Radikalen und wenden sich ebenfalls an benachbarte Moleküle und stehlen deren Elektronen. Es entsteht eine Kettenreaktion, an der Hunderte, ja sogar Tausende Moleküle beteiligt sind.

Sobald sich ein Molekül in ein freies Radikal verwandelt, ändern sich seine physikalischen und chemischen Eigenschaften. Die normale Funktion solcher Moleküle ist dauerhaft unterbrochen, das betrifft die gesamte Zelle, zu der sie gehören. Eine lebende Zelle, die von freien Radikalen attackiert wird, degeneriert und wird funktionsuntüchtig. Freie Radikale können unsere Zellen angreifen, indem sie ihre schützenden Zellwände buchstäblich zerreißen. Empfindliche Zellbestandteile wie der Kern und die DNA, die den genetischen Bauplan der Zelle tragen, können beschädigt werden. Die Folge sind Zellmutationen und Zelltod.

Die Schädigung durch freie Radikale wird mit dem Verlust der Gewebeintegrität und körperlichem Abbau in Verbindung gebracht. Je mehr die Zellen von freien Radikalen bombardiert werden, desto stärker wird das Gewebe geschädigt. Die Akkumulation solcher Schäden über viele Jahre führt zu Nachlassen und Verlust der Funktion, die für hohes Alter typisch sind. Tatsächlich halten manche Forscher die freien Radikale für die Hauptursache der Alterung.

Würde die Bildung freier Radikale in unserem Körper verhindert, so die Theorie, würden wir nicht altern. Es ist aber nicht möglich, diese Reaktionen zu stoppen. Freie Radikale werden als Teil der normalen Zellatmung gebildet, aber auch durch Schadstoffe und Toxine in unserer Umwelt verursacht. Sogar unsere Nahrung fördert die Bildung freier Radikale.

Freie Radikale sind ein Produkt der Oxidation. Wenn Eisen oxidiert, werden freie Radikale gebildet und Rost entsteht. Wenn Fette oxidieren, werden sie ranzig. Oxidiert das Gewebe in den Arterien, bildet sich Plaque. Freie Radikale sind zerstörerisch. Würden sie nicht in Schach gehalten, sie würden jede einzelne Zelle im Körper schädigen. Glücklicherweise verfügen wir über einen Selbstschutz: Unser Körper produziert viele antioxidativ wirkende Enzyme, die die Kettenreaktion der freien Radikale stoppen können. Auch viele Nährstoffe in unserem Essen, wie beispielsweise die Vitamine C und E, wirken antioxidativ. Die Antioxidantien und dementsprechend die Anzahl freier Radikale, die durch unseren Körper wandern, hängen von der Art unserer Nahrung und unserer Umwelt ab. Leben wir in einer schadstoffbelasteten Umgebung und enthält unsere Nahrung wenig antioxidative Nährstoffe, so sind die Schäden durch freie Radikale massiv. Wir altern vorzeitig und entwickeln jede Menge lästiger chronisch-degenerativer Symptome.

Freie Radikale sind als Hauptursache oder zumindest Faktor bei mehr als 60 häufigen gesundheitlichen Problemen identifiziert worden (siehe Tabelle auf Seite 93). Freie Radikale verursachen nicht notwendigerweise all diese Krankheiten, aber sie sind zumindest als Komplizen beteiligt. Man vermutet, dass die meisten entstehenden Schäden tatsächlich das Resultat der Zerstörung durch freie Radikale und nicht der Krankheit selbst sind.

Krankheit und freie Radikale

Einige der häufigsten Krankheiten, an denen freie Radikale beteiligt sind:

- Herz-Kreislauf-Erkrankung
- Arteriosklerose
- Krebs
- Schlaganfall
- Diabetes
- Schuppenflechte
- Ekzem
- Akne
- Arthritis
- Ödem
- Chronische Müdigkeit
- Krampfadern
- Hämorrhoiden
- Krampfanfälle
- Prostataentzündung
- Prostatahypertrophie
- Multiple Sklerose
- PMS
- Schmerzhafte Regelblutung
- Asthma
- Heuschnupfen
- Lebensmittelallergien
- Venenentzündung
- Geschwüre
- Grauer Star
- Dickdarmentzündung
- Verstopfung
- Fibrozystische Mastopathie
- Makuladegeneration
- Alzheimer
- Parkinson
- Gedächtnisschwund
- Senilität
- Nierensteine
- Gicht
- Depression
- Schlaflosigkeit
- Lupus

Die schützende Rolle von Antioxidantien und Kokosöl

Der oxidative Prozess in Fetten wird als *Lipid-Peroxidation* bezeichnet. Sie bereitet erhebliche Sorgen, weil dabei große Mengen zerstörerischer freier Radikale gebildet werden, die die Gesundheit erheblich beeinträchtigen können. Ungesättigte Fette, insbesondere mehrfach ungesättigte Fette, sind besonders anfällig für Peroxidation und Bildung freier Radikale. Die Peroxidation von Fetten und Ölen kann innerhalb und außerhalb des Körpers auftreten.

Wissenschaftlern ist bekannt, dass die Lipid-Peroxidation in unserem Körper an der Entwicklung vieler Formen von Krebs beteiligt ist. Antioxidantien haben sich als nützlich erwiesen, mehrfach ungesättigte Fette vor Peroxidation zu schützen und damit die Krebsentstehung zu verhindern. Bei einer Studie beispielsweise, bei der ein Melanom (Hautkrebs) mit dem Antioxidans Vitamin E behandelt wurde, zeigte sich ein signifikanter Rückgang der Zellproliferation, begleitet von einem signifikanten Rückgang freier Radikale sowie der Lipidperoxidation.[49]

Antioxidantien müssen nicht unbedingt oral eingenommen werden, um wirksam zu werden. Auch die äußerliche Anwendung von Antioxidantien hat sich bei Versuchstieren als effektiv erwiesen, das Risiko von Tumoren zu senken.[50]

Dr. Karen Burke vom *Cabrini Medical Center* in New York City berichtete, dass 240 Hautkrebspatienten bei einer Studie signifikant niedrigere Blutwerte an Selen (einem antioxidativ wirkenden Mineralstoff) zeigten als Teilnehmer in einer Kontrollgruppe ohne Hautkrebs. Um die Schutzwirkung von Selen zu ermitteln, führte sie Tests an Mäusen durch. Eine Gruppe erhielt ein Selen-Ergänzungsmittel, bei einer zweiten Gruppe wurde eine Selenverbindung auf die Haut aufgetragen und eine dritte Gruppe blieb unbehandelt. Alle drei Gruppen wurden anschließend ultravioletter Strahlung ausgesetzt. Bei beiden Behandlungsgruppen zeigten sich deutlich geringere Schäden als bei den Tieren, die kein Selen erhalten hatten. Außerdem entwickelte keines der Tiere, denen das Selen gefüttert oder äußerlich aufgetragen worden war, Sonnenbrand mit Blasenbildung, anders als die nicht behandelten Tiere. Damit war erwiesen, dass das Selen die Fettsäuren in der Haut vor UV-Strahlung schützte und das Hautkrebsrisiko senkte.[51,52] Diese Studie zeigt auch, dass Schutz vor der Wirkung ultravioletter Strahlung sowohl durch orale als auch äußerliche Anwendung eines Antioxidans erreicht werden kann.

Wissenschaftler haben entdeckt, dass auch das Chlorophyll im Pflanzengewebe der Bildung freier Radikale unterliegt. Die Carotinoide, Pflanzenpigmente mit antioxidativer Wirkung, erwiesen sich als Schutz vor Schäden durch freie Radikale. Das bekannteste Carotinoid ist das Beta-Carotin. Als Forscher Tieren zusätzliches Beta-Carotin gaben, beobachteten sie eine deutliche Schutzwirkung vor freien Radikalen.[53] Bei freiwilligen Versuchsteilnehmern schützten Carotinoide die Haut vor der schädlichen Wirkung der ultravioletten Strahlung. Es zeigte sich ein signifikant geringeres Erythem (Hautrötung) durch ultraviolette Strahlung, wenn die Freiwilligen zuvor ein Ergänzungsmittel mit gemischten Carotinoiden eingenommen hatten.[54]

Aus solchen Studien wissen wir, dass uns Antioxidantien vor der krebsauslösenden Wirkung freier Radikale schützen können. Das Kokosöl wirkt grundsätzlich anders als mehrfach ungesättigte Fette. Zahlreiche Studien haben ergeben, dass mehrfach ungesättigte Fette Krebs fördern, weil sie reichlich freie Radikale bilden, die die DNA unserer Zellen angreifen.[55] Da das Kokosöl als schützendes Antioxidans wirkt und die Lipid-Peroxidation reduziert, sollte es helfen, uns vor Krebs zu schützen. Gesättigte Fette sind chemisch sehr stabil, oxidationsresistent und sie werden nicht leicht ranzig. Deshalb geben Lebensmittelhersteller gern gesättigte Fette in ihre Produkte. Sie helfen, das Ranzigwerden mehrfach ungesättigter Fette zu verhindern. Je höher der Anteil gesättigter Fettsäuren in einem Fett oder Öl ist, desto stabiler ist es und desto deutlicher ist seine antioxidative Wirkung. Der Anteil gesättigter Fettsäuren im Kokosöl beträgt 92 Prozent, mehr als bei jedem anderen Fett. Das macht es extrem stabil und zu einem nützlichen Antioxidans. Als Antioxidans trägt es zum Schutz vor der Peroxidation ungesättigter Fette und den dadurch verursachten Schäden bei.

Mehrere neuere Studien haben einen Zusammenhang zwischen dem Verzehr von mehrfach ungesättigtem Fett und einer Makuladegeneration gezeigt.[55-59] Vor dreißig Jahren war Diabetes die Hauptursache von Erblindung, eine Makuladegeneration fand man nur selten. Heute hat die Krankheit den Diabetes weit überholt und ist die führende Ursache eines Sehkraftverlusts. Bei zwei Dritteln aller Patienten, die in den Vereinigten Staaten erblinden, ist die Ursache eine Makuladegeneration. Die in den vergangenen Jahrzehnten vorherrschende Meinung, mehrfach ungesättigte Pflanzenöle seien gesund für das Herz, hat bewirkt, dass sie vermehrt anstelle anderer Fette, darunter auch Kokosöl, verwendet wurden. Wissenschaftliche Untersuchungen zeigen, dass Menschen, die mehrfach ungesättigte Pflanzenöle essen, doppelt so häufig an einer Makuladegeneration erkranken wie Menschen, die solche Öle nicht verwenden. Noch überzeugender war eine Studie, bei der Patienten mit einer Makuladegeneration untersucht wurden. Die Krankheit schritt bei den Probanden, die viel Pflanzenöl aßen, 3,8 Mal schneller voran als bei denen, die nur wenig Pflanzenöl aßen. Wie sich zeigte, erhöhte sogar einfach ungesättigtes Öl das Risiko. Das geringste Risiko bestand bei gesättigtem Fett; je höher der Grad der Sättigung, desto besser. Da das Kokosöl von allen Speisefetten die höchste Sättigung aufweist, liefert es den größten Schutz vor der Makuladegeneration. Das Problem der Pflanzenöle besteht darin, dass sie freie Radikale bilden, die das empfindliche Gewebe in der Netzhaut des Auges schädigen. Kokosöl, das als Antioxidans wirkt, schützt das Auge.

Allergien und Nebenhöhleninfektionen

Vor zwei Tagen habe ich Kokosöl zu gleichen Teilen mit sterilen künstlichen Tränen (H_2O) gemischt und in einen Nasensprayer gegeben. Schon nach einer Stunde war meine Nase besser und blieb es auch. Das Besenkraut steht zurzeit in voller Blüte, ich musste ununterbrochen niesen. Damit ist jetzt Schluss, seit ich zum ersten Mal Kokosöl und H_2O gesprüht habe. *Donna*

Ich hatte ein paar Wochen lang Kokosöl verwendet, als ich mir eine fürchterliche Erkältung mit verstopften Nebenhöhlen einfing. Ich erinnerte mich an das alte Hausmittel meines Vaters: Jede Menge Vicks-Salbe in die Nase, schmelzen und in die Nebenhöhlen fließen lassen. Ich entschied mich für Kokosöl anstelle von Vicks. Also gab ich eine Fingerspitze voll in jedes Nasenloch, legte mich hin, den Kopf in den Nacken. Es schmolz, etwas floss mir in den Rachen, das meiste aber wohl in die Nebenhöhlen. Als ich dann nach einer Stunde eine Menge eklig gefärbten groben Schleim ausschnäuzte, war ich froh, den los zu sein. Ich

> musste oft die Nase schnäuzen, denn ich merkte, wie der Druck
> in den Nebenhöhlen nachließ. Und am Ende war er durch das Ko-
> kosöl ganz weg. Meine Erkältung verschwand innerhalb weniger
> Tage, der ständige Druck in den Nebenhöhlen hat nachgelassen.
>
> *L. H.*

Studien haben ergeben, dass freie Radikale an der Entstehung von
Krampfanfällen beteiligt sind. Auch hier kann das Kokosöl nützlich
sein. Werden MCFA der Nahrung zugegeben, können sie bei Kindern
nachweislich epileptische Anfälle mindern. Wie D. L. Ross von der
medizinischen Fakultät der *University of Minnesota* bei einer Zehn-
Wochen-Studie ermittelte, sank die Häufigkeit von Anfällen bei zwei
von drei der epileptischen Kinder um mehr als 50 Prozent.[59]

Eine der Hauptursachen von trockener, faltiger Haut im höheren
Alter ist die Schädigung durch freie Radikale. Trockene Haut wird mit
ungesättigten Fettsäuren in Verbindung gebracht. Bei einer Studie
zeigte sich bei trockener Haut ein höherer Anteil von ungesättigten
Fettsäuren (60 Prozent) als bei normaler Haut (49 Prozent).[60] Auch
Verfärbungen der Haut wie beispielsweise Leberflecke sind ein Anzeichen für Schäden durch freie Radikale. Auf der Haut können wir die
zerstörerische Wirkung der freien Radikale sehen, aber derselbe Prozess läuft auch im Körperinneren ab. Wenn Ihr Körper äußerlich altert, so altert er auch innerlich. Je mehr ungesättigtes Fett in der Haut,
desto größer sind das Ausmaß der Schädigung durch freie Radikale
und das Risiko von vorzeitiger Alterung, Faltenbildung, Verfärbungen
und Krebs.

Wenn es Ihnen gelingt, das Ausmaß der Schäden durch freie Radikale zu reduzieren, werden Sie, wenn Sie älter werden, jünger aussehen und sich auch so fühlen. Der regelmäßige Verzehr von Kokosöl
hilft Ihnen, sich freie Radikale vom Leib zu halten und die Alterung
zu verlangsamen.

Kokosöl wirkt sich auf die Gesundheit des ganzen Körpers aus, es
kann helfen, »Unwohlsein« zu verhüten. Unwohlsein wird definiert als

jede Form von Beschwerden infolge von Verschleiß und Erkrankung oder das Gefühl von Krankheit, das Körper oder Geist in Unwohlsein versetzt. Freie Radikale können eine Menge Unwohlsein erzeugen.

Da Kokosöl als schützendes Antioxidans wirkt, kann es womöglich auch helfen, einige der Symptome, die mit freien Radikalen in Verbindung gebracht werden, zu verhindern oder zumindest zu mindern.

Krebs

Als ich anfing, Kokosöl zu nutzen und anderen davon erzählte, fiel mir auf, dass es bei äußerlicher Anwendung viele Hautprobleme beseitigte. Die Haut von Menschen mit harten, krustigen Wucherungen, Schorf und Leberflecken wurde zart und weich. Selbst präkanzeröse Läsionen verschwanden bei regelmäßigem Gebrauch. Ein Mann hatte mehrere verhärtete präkanzeröse Läsionen auf der Kopfhaut. Sie waren schmerzempfindlich, leicht entzündet und heilten einfach nicht ab. Da sie sich jedoch auf der Kopfhaut befanden und er sie nicht direkt sah, ignorierte er sie. Er hielt sie für kleine Schorfflecke und kümmerte sich nicht weiter darum. Erst als sie nach drei oder vier Jahren immer noch da waren, wurde er langsam unruhig. Ich riet ihm, Kokosöl auf die Läsionen zu geben, so wie es Paul Sorse (siehe Kapitel 1) empfohlen hatte. Einen Monat später waren sie vollkommen verheilt. Ähnliche Resultate habe ich auch bei anderen gesehen. Sogar Besitzer von Haustieren berichten über solche Erfahrungen. Eine Frau, die mit Kokosöl eigenes Hunde-Trockenfutter herstellt, erklärt:»Ich nehme es zur Zubereitung des Trockenfutters und gebe auch etwas über das Futter, bevor ich es ihnen vorsetze. Ich beobachte, dass es ihnen deutlich besser geht, erkennbar an ihren Augen, ihrer Energie und ihrem Fell. Bei den beiden Rüden war vor Kurzem Krebs festgestellt worden und jetzt sind sie krebsfrei … Mein ganzheitlich orientierter Tierarzt sagt, er habe es noch nie erlebt, dass Krebs so schnell verschwand! Übrigens, dieser Tierarzt glaubt inzwischen auch an Kokosöl und verschreibt es regelmäßig allen seinen Patienten.« Aus Erfolgsgeschichten wie dieser ist offensichtlich, dass das Kokosöl krebshemmende Eigenschaften besitzt. Das bestätigt auch die medizinische Forschung. Mehrere Studien belegen die krebshemmende Wirkung von Kokosöl, insbesondere bei Darm, Brust- und Hautkrebs, möglicherweise auch bei Leberkrebs.

Bei einer Studie wurde bei Ratten mit chemischen Mitteln Leberkrebs induziert.[61] Anschließend wurde den Tieren Futter mit verschiedenen Fetten vorgesetzt, um deren Einfluss auf den Krebs zu untersuchen. Getestet wurden Maiskeimöl, Färberdistelöl, Olivenöl, fraktioniertes Kokosöl und Kokosöl. Das Kokosöl hemmte die Krebsentwicklung deutlicher als alle anderen getesteten Fette. Im Colon (Dickdarm) zeigte sich ein Unterschied von zehn Prozent zwischen den Tieren, die mit Maiskeimöl gefüttert worden waren, und denen, die Kokosöl erhalten hatten. Bei den Ratten, die Kokosöl und Olivenöl gefressen hatten, zeigten sich die geringste Häufigkeit von Dünndarmtumoren. Beim Olivenöl waren es sieben Prozent, bei den mit Kokosöl gefütterten Tieren null.

Wie ich gegen den Krebs kämpfte

1998 war ich Chefin einer kleinen Computerfirma in New York. Außerdem hatte ich ein Internetunternehmen auf den Philippinen und war für eine sehr interessante Internet-Handelsmesse in Asien (Internet World) zuständig. Ich hatte sehr viel zu tun, die Arbeit machte mir Freude, aber ich achtete immer auf meine jährliche Untersuchung einschließlich einer jährlichen Mammografie. 1998 war alles in Ordnung.

Ein paar Monate später hatte ich ein merkwürdiges Gefühl in beiden Brüsten, das sich bis Ende Oktober zu einem scharfen Schmerz entwickelte. Ich ging zum Arzt, der mich umgehend zur weiteren Untersuchung an einen Onkologen überwies. Ich erfuhr, dass es sich um einen besonders aggressiven Krebs handelte, der sofort operiert werden müsse.

Das kam für mich wie ein Schock. Ich fragte mich, warum? In meiner Familie hatte es nie Krebs gegeben. War es der giftige Abfall in New Jersey, wo ich zehn Jahre lang gewohnt hatte? War ich bei der Arbeit gestresst, ohne es zu wissen? Ich glaubte, es müsse einen Grund geben, warum Menschen an Krebs erkrankten.

Bevor ich die Brüste entfernen ließ, wollte ich eine zweite Meinung einholen. Ich ging zu einem anderen Spezialisten, aber der erzählte mir dasselbe. Ich versuchte einen Arzt zu finden, der mir sagen würde, ich käme mit einer brusterhaltenden Operation oder nur einer Chemotherapie davon. Der fünfte Arzt sagte mir schließlich ins Gesicht: »Sie haben keine andere Wahl. Wir wissen nicht einmal, ob wir Sie retten können. Sie sind in Stadium 4, dem schlimmsten Stadium, wir müssen sofort operieren.«

Da stand ich also, im Februar noch krebsfrei und jetzt, acht Monate später, todkrank, mit einer sehr aggressiven Form von Brustkrebs. Ich ließ mich operieren und anschließend vier Monate lang eine Chemotherapie über mich ergehen. Die Ärzte sagten zwar, der Krebs sei unter Kontrolle, aber ganz verschwunden war er nicht. Also gaben Sie mir weiter Medikamente.

Ich beschloss, zu einem Besuch auf die Philippinen zurückzukehren. Mir gehörte dort eine Farm, an der ich sehr hing, und wo ich immer schon Heilkräuter anpflanzen wollte. Auf der Farm gab es viele Kokospalmen, die Kokosnüsse wurden für die Copra-Produktion geerntet. Ich überlegte, unter den Kokospalmen Kaffee anzubauen und einen Kräutergarten anzulegen.

2001 hatte ich dann starke Kopfschmerzen. Sie wurden so schlimm, dass es sich anfühlte, als würden die Schädelknochen gewaltsam zerbrochen. Ich ging zu meinem Arzt und bat um eine Röntgenaufnahme meines Schädels. Er frage, ob ich einen Unfall gehabt hätte.

»Nein«, sagte ich, »es fühlt sich nur so an, als sei in meinem Schädel etwas gebrochen.«

Er lächelte: »Woher wissen Sie, dass es ein Bruch ist? Vielleicht brauchen Sie nur ein stärkeres Schmerzmittel.«

»Ich weiß, wie sich ein Bruch anfühlt«, entgegnete ich. »Ich hatte früher mehrere Knochenbrüche und ich weiß, wie es sich anfühlt.«

Er debattierte nicht weiter und ließ eine Röntgenaufnahme machen. Ich ging am nächsten Tag wieder in die Praxis und traf statt auf einen auf sieben weitere Ärzte. Einen Schädelkrebs wie bei mir hatten sie noch nie gesehen. Fast die Hälfte meines Schädels sah aus wie ein Käse, der von Ratten angefressen worden war. Ich fragte sie nach meinen Überlebenschancen? Ihre Antwort: »Auf den Philippinen, in Ihrem Stadium ... keine.« Mir blieben vielleicht noch zwei Monate.

Ich nahm den nächsten Flug in die USA und suchte noch am Tag der Ankunft meinen Arzt auf. Die Ärzte aus Manila hatten ihm bereits ein Fax geschickt und mit ihm über meinen Zustand gesprochen. Am nächsten Tag ging es zum Neurochirurgen. Wir besprachen meinen Zustand und planten eine Kraniotomie. Die Prognose war schlecht. Er ordnete eine MRT, CT-Aufnahmen, eine Knochenszintigrafie und Blutuntersuchungen an. Es war derselbe Krebs, der mich vorher schon so aggressiv befallen hatte. Die Operation wurde auf den nächsten Morgen angesetzt.

Der Krebs lag haarscharf neben der Hauptgehirnarterie. Leider konnte er nicht ganz entfernt werden, 20 Prozent lagen im hinteren Schädel über der Hauptarterie. Die Chemotherapie nach der Brustoperation hatte nicht gewirkt, es gab also wenig Hoffnung, dass sie jetzt von Nutzen wäre. Aber damals war sie meine einzige Hoffnung.

Meine Überlebenschancen waren düster. Mir war bewusst, dass ich die mir verbleibende Zeit möglichst sinnvoll nutzen musste. Einige Monate später, als ich mich von der Operation einigermaßen erholt hatte, kehrte ich zurück auf meine Farm auf den Philippinen, um meine Familie zu besuchen.

Ich war wirklich schwach, ich saß nur auf dem Hügel und sah den Bauern zu, die zwischen den Kokospalmen Kaffee anpflanzten. Ich wusste, dass ich etwas zur Stärkung meines Immunsystems unternehmen musste. Ich wollte einen Garten mit Heilkräutern anlegen und begann zu forschen, welche Heilpflanzen ich wählen sollte, die mein Immunsystem stärkten. Ich dachte an

Ginseng oder Bittermelonen. Sogar einen Strauch aus dem Amazonasgebiet zog ich in die engere Wahl.

Ungefähr zu der Zeit stieß ich auf wissenschaftliche Untersuchungen über Kokosöl. Ich las, dass es bei klinischen Studien mit AIDS-Patienten auf den Philippinen angewendet wurde. Ich dachte, wenn Kokosöl das Immunsystem auf Trab bringen und AIDS heilen kann, dann könnte es auch gegen meinen Krebs wirken.

Also nahm ich jeden Tag drei oder vier Esslöffel Kokosöl ein, zusätzlich zu dem, das ich zum Kochen und Braten benutzte. Ich gab es morgens in meinen Haferbrei, in heiße Schokolade und kochte damit. Außerdem aß ich zwischendurch Kokosnuss und trank Kokoswasser.

Im Juli wurden meine Ärzte unruhig. Ich war seit fast sechs Monaten weg. Sie mussten den Krebs beobachten, der noch immer in meinem Schädel saß. Also flog ich in die USA zurück. Zu ihrer großen Überraschung hatte er sich zurückgebildet. Sie wollten wissen, was ich getan hatte. Ich sagte, ich hätte ein Mittel gefunden – natives Kokosöl. Heute nehme ich es noch immer und ich bin krebsfrei!

Ich war auf den Philippinen mit Kokospalmen aufgewachsen. Meine Großmutter machte Kokosöl aus frischen Kokosnüssen, genauso wie viele andere Bauern. Ich habe es nie verwendet, weil es hieß, es sei ein gesättigtes Fett. Wir waren gesundheitsbewusst, also nahmen wir gehärtetes Sojaöl und Maiskeimöl. Mein ganzes Leben lang war Kokosöl in der Nähe. Aber ich musste erst an Krebs erkranken und verzweifelt nach einem Mittel suchen, bis ich dieses Wunderöl wiederentdeckte. *Julie Figueroa*

Die krebshemmende Wirkung der mittelkettigen Fettsäuren im Kokosöl ist auch bei chemisch induziertem Brustkrebs nachgewiesen worden.[62] Untersuchungen von L. A. Cohen und Kollegen haben ergeben, dass Tiere, die im Futter MCFA erhielten, keine Tumoren entwickelten, anders als die Tiere, die mit anderen Ölen gefüttert wurden. Wie Cohen erklärte, wurde bei den MCFA-gefütterten Tieren keine krebsfördernde Wirkung nachgewiesen, obwohl ihnen starke brustkrebsverursachende Chemikalien verabreicht worden waren.[63]

Kokosöl kann auch die Haut vor Krebs schützen. Als Mäusen krebsverursachende Chemikalien auf die Haut gegeben wurden, entwickelten sich innerhalb von 20 Wochen Tumoren. Wurde jedoch gleichzeitig mit den Chemikalien Kokosöl aufgetragen, gab es keine Anzeichen für Krebswachstum.[64]

Gelagertes Getreide und Hülsenfrüchte sind häufig mit Aflatoxin kontaminiert, einem von Schimmelpilzen produzierten krebsauslösenden Stoff. Aflatoxin ist dafür bekannt, dass es bei Tieren Leberkrebs verursacht, man vermutet es als Grund für das häufige Auftreten von Leberkrebs in Afrika und Asien. Leberkrebs ist auch in vielen Gebieten der Philippinen ein großes Problem. Mais hat sich als das am stärksten Aflatoxin-belastete Lebensmittel auf den Philippinen erwiesen. In einigen Regionen des Landes wird sehr viel Mais gegessen. Zwischen Maisverzehr und dem Auftreten von Leberkrebs besteht ein Zusammenhang: Die Menschen, die am meisten Mais essen, erkranken am häufigsten. Kokosöl scheint die Leber vor der krebsauslösenden Wirkung des Aflatoxins zu schützen.[65] Die Einwohner der Region Bicol essen besonders viel Kokosöl, aber auch besonders viel Mais. Das Kokosöl schützt sie offenbar vor dem Aflatoxin, denn bei ihnen ist Leberkrebs viel seltener als in anderen Regionen der Philippinen.

Auch in einer weiteren Studie wurde die krebshemmende Wirkung der MCT im Kokosöl demonstriert. MCT-Öl wurde mit Fischöl gemischt und an Ratten mit einem chemisch induzierten Sarkom verfüttert. Das Sarkom ist ein Krebs des Bindegewebes, das die Organe umgibt und schützt. Bei dieser Studie zeigte sich, dass die Kombination aus MCT und Fischöl das Tumorwachstum hemmte. Als Ursache dafür wurde die geringere Synthese von Tumorprotein genannt.[66]

Krebs kann durch verschiedene Faktoren ausgelöst werden, beispielsweise durch freie Radikale und karzinogene Chemikalien, deren Wirkung offenbar vom Kokosöl gedämpft wird. Eine weitere bekannte Ursache von Krebs sind Viren. Das humane Papillomavirus (HPV) beispielsweise wird in praktisch allen Fällen von Eierstockkrebs nachgewiesen. Andere Viren, die mit Krebs in Zusammenhang gebracht werden können, sind das Eppstein-Barr-Virus, das Zytomegalievirus und das Adenovirus. Wegen der antiviralen Wirkung der MCFA kann Kokosöl nützlich sein, solchen Krebs zu verhindern. Auf diese Weise liefert Kokosöl weiteren Schutz vor Krebs.

Wir alle tragen kanzeröse Zellen im Körper. Dass wir nicht alle Krebs entwickeln und daran sterben, verdanken wir unserem Immunsystem, das diese abtrünnigen Zellen zerstört, bevor sie überhandnehmen können. Solange das Immunsystem wie vorgesehen funktioniert, brauchen wir keinen Krebs zu fürchten. Dr. Arthur I. Holleb, Vizepräsident für medizinische Fragen der *American Cancer Society*, erklärt: »Nur wenn das Immunsystem nicht in der Lage ist, diese bösartigen Zellen zu zerstören, entsteht Krebs.«[67] Mit anderen Worten: Krebs kann sich nur bei Menschen entwickeln, deren Immunsystem so gestresst oder geschwächt ist, dass sie keine Verteidigung aufbauen können. Dr. Holleb spezifiziert nicht, ob sich die Effizienz des Immunsystems nur auf Lungenkrebs, Brustkrebs oder Leukämie auswirkt. Er spricht von allen Krebsarten. Das bedeutet: Selbst wenn wir karzinogenen Substanzen ausgesetzt sind, wird sich kein Krebs entwickeln, solange unser Immunsystem richtig funktioniert. Ein gesundes Immunsystem ist deshalb ein entscheidendes Element bei der Verhütung aller Formen von Krebs.

Da Kokosöl vor Krebs schützt, nehmen einige Forscher an, dass mittelkettige Fettsäuren das Immunsystem stärken. Witcher und seine Mitarbeiter haben diese Hypothese getestet und sind zu dem Schluss gekommen, das Monolaurin, ein Monoglycerid der Laurinsäure, stimuliere die Bildung weißer Blutkörperchen, insbesondere der T-Zellen. T-Zellen greifen alles an, was dem Körper fremd ist – einschließlich Krebszellen – und machen es unschädlich. T-Zellen spielen eine maßgebliche Rolle bei unserer Verteidigung gegen den Krebs.[68]

Eine weitere Studie zeigt, dass MCFA die Zusammensetzung der Fettsäuren in Tumorgewebe und die Wirkung von Tumorproteinen verändern und dadurch das Krebswachstum hemmen.[69]

Nach allem, was wir heute wissen, stoppt das Kokosöl als schützendes Antioxidans das zerstörerische Wirken und die krebsfördernde Wirkung freier Radikale. Es stärkt das Immunsystem, das aktiv gegen diese abtrünnigen Zellen vorgeht. Es scheint in der Lage zu sein, das unkontrollierte Wachstum von Krebszellen zu stoppen. Außerdem schützt Kokosöl die Zellen vor der mutagenen Wirkung von Karzinogenen. Da Kokosöl unschädlich ist, kann die innerliche und äußerliche Anwendung eine sichere und wirksame Methode bieten, sich vor Krebs zu schützen.

Erkrankungen der Leber

Als Antioxidans kann Kokosöl nicht nur Schutz vor Krebs, sondern auch vor verschiedenen anderen durch freie Radikale verursachten gesundheitlichen Problemen gewähren. Beispielsweise hat sich gezeigt, dass die MCFA im Kokosöl das zerstörerische Wirken der freien Radikale in der Leber unterbinden. Eine Studie von H. Kono und Kollegen ergab, dass MCFA alkoholinduzierte Leberschäden verhindern können, indem sie die Bildung freier Radikale hemmen.[70] Mehrere andere Studien haben ebenfalls gezeigt, dass Fettsäuren der Art, wie sie im Kokosöl vorkommen, die Leber vor einer alkoholinduzierten Schädigung durch freie Radikale und Gewebetod schützen, ein Hinweis darauf, dass die Verwendung von Kokosöl nicht nur Schäden verhüten, sondern sogar erkranktes Gewebe regenerieren kann. Dr. A. Nanji und andere Forscher empfehlen den Einsatz von Fettsäuren (aus Tropenölen) zur Ernährungstherapie bei alkoholinduzierten Lebererkrankungen.[71,72]

Die Leber ist wahrscheinlich das Organ unseres Körpers, das am meisten vom Kokosöl profitiert. Sie steht ständig unter Stress, filtert Abfallstoffe aus, neutralisiert Gifte, spaltet Fett und Eiweiße auf und setzt sie neu zusammen, speichert und produziert Energie und erfüllt Hunderte weiterer Funktionen. Krankheitsverursachende Keime und schädliche freie Radikale nehmen sie ständig unter Beschuss und beeinträchtigen ihre Funktion. Die MCFA aus dem Kokosöl helfen, den Stress zu mindern, indem sie freie Radikale stoppen und schädliche Keime töten. Außerdem wirkt das Kokosöl wie ein natürliches Entgiftungsmittel, indem es die Wirkung von Giften neutralisiert. Der Verzehr von Kokosöl entlastet die Leber, nimmt ihr Arbeit ab, schützt sie vor freien Radikalen und liefert ihr die benötigte Energie. Sie wissen ja: Die MCFA werden von der Leber als Energielieferant für den Stoffwechsel genutzt. MCT steigern offenbar die Leberfunktion.[73]

Darüber hinaus verhindert Kokosöl, dass die Leber durch Cholesterin verstopft wird. Eine Ernährung mit viel MCFA senkt im Vergleich zu LCFA den Cholesterinwert in der Leber. Das mag der landläufigen Annahme widersprechen, aber tatsächlich produzieren Öle aus langkettigen Fettsäuren wie Soja- und Rapsöl sehr viel mehr Leber-Cholesterin als Kokosöl.[74]

Der Verzehr von ungesättigten Pflanzenölen wird zwar mit einer Senkung der Blutcholesterinwerte in Verbindung gebracht, in Wirklichkeit erhöhen sie jedoch das Gewebe-Cholesterin, einschließlich des Cholesterins in der Leber. Werden mehrfach ungesättigte Fette gegessen, sinkt der Cholesterinspiegel im Blut. Aber wenn das Cholesterin das Blut verlässt, wohin geht es dann? Es verschwindet nicht einfach auf magische Weise. Vielmehr wird es aus dem Blut gezogen und in das Gewebe verbracht. Also kann der Cholesterinspiegel im Blut niedriger sein, aber das umgebende Gewebe zeigt höhere Werte. Zu viel Pflanzenöl mit langkettigen Fettsäuren kann die Leber mit Cholesterin verstopfen. MCFA hingegen senken den Cholesterinspiegel in der Leber, tatsächlich in der Regel sogar das Cholesterin im gesamten Gewebe.[75]

A. B. Awad hat die Wirkung einer Kost mit 14 Prozent Kokosöl, 14 Prozent Färberdistelöl oder fünf Prozent eines anderen Öls (hauptsächlich Sojaöl) auf die Akkumulation von Cholesterin im Gewebe von Ratten verglichen. Der Gesamtfettgehalt des synthetischen Futters betrug 16 Prozent, die zusätzlichen zwei Prozent waren Maiskeimöl. Die Akkumulation des Gesamt-Cholesterins bei den mit Rapsöl gefütterten Tieren war sechsmal höher als bei denen, die Kokosnuss erhielten, und doppelt so hoch wie bei den Tieren, denen das fettarme Kontrollfutter vorgesetzt wurde.[76]

Nierenerkrankungen

Die Nieren erfüllen vielfältige, für die Gesundheit unerlässliche Funktionen. Ihre Hauptaufgabe besteht in der Filterung des Blutes und Ausscheidung von Abfallprodukten. Außerdem regulieren sie Elektrolyte, pH-Wert und Blutdruck und sie erhalten das Flüssigkeitsgleichgewicht. Wenn wir älter werden, arbeiten die Nieren weniger effizient. Wird die Funktion zu stark beeinträchtigt, können Nierenversagen und Tod die Folge sein. Die Nieren gesund zu erhalten, trägt also dazu bei, Sie selbst gesund zu erhalten.

Einiges deutet darauf hin, dass Kokosöl helfen kann, die Nieren zu schützen und ihre Funktion zu erhalten. Ein Beispiel: Für eine Studie wurde bei Versuchstieren eine Niereninsuffizienz induziert. Die Tiere, denen anschließend Kokosöl gegeben wurde, zeigten geringere und weniger schwere Läsionen und überlebten länger. Daraus schlossen die Wissenschaftler, dass das Kokosöl die Nieren schützte.[77]

Die diabetische Nephropathie ist eine Nierenerkrankung bei Diabetikern. Nierenversagen zählt zu den Haupttodesursachen bei Diabetes. Wird der Blutzucker über längere Zeit nicht unter Kontrolle gehalten, können die kleinen Kapillargefäße in den Nieren geschädigt werden. Ich habe erlebt, wie sich die Symptome bei Diabetikern mit schweren Durchblutungsstörungen besserten, nachdem sie Kokosöl verwendeten. Sind die Schäden noch nicht allzu ausgeprägt, ist eine Heilung möglich. Und wenn bereits eine dauerhafte Schädigung eingetreten ist, kann das Öl eine weitere Verschlechterung verhindern.

Selina Sayong kennt die Vorzüge des Kokosöls. 1991 litt sie an einer Leber- und Niereninsuffizienz. Zwei Jahre lang hing sie an der Dialyse, bis ihr 1994 eine Niere transplantiert wurde, die ihr Körper jedoch im Jahr 2000 wieder abstieß. Sie fand einen neuen Arzt, der sich für die heilenden Eigenschaften des Kokosöls interessierte. Mit ihrer Einwilligung und in dem Wissen, dass es ihr nicht schaden würde, nutzte er sie als eine Art Versuchskaninchen, um die Wirkung des Öls zu testen. Schon nach zwei Wochen bemerkte sie eine Veränderung, sie hatte wieder regelmäßig Stuhlgang (Dialyse-Patienten leiden an Verstopfung), sie fühlte sich irgendwie gereinigt und entgiftet. Heute ist sie

zwar immer noch an der Dialyse, aber sie ist voller Leben und Energie.
Sie ist so begeistert über das neu geschenkte Leben, dass sie zusätzlich
zu ihrer Vollzeitarbeit als Werbe- und Marketingberaterin ein neues
Unternehmen gegründet hat, das Kokosprodukte verkauft. Und als
hielte sie das nicht schon genug auf Trab, leitet sie in ihrer Freizeit Mo-
tivations- und Wellness-Seminare. Das Kokosöl konnte die dauerhafte
Schädigung nicht rückgängig machen, hat ihr aber die Energie und
Motivation gegeben, ein erfülltes Leben zu genießen.

Entgiftung

Wir sind einer schier endlosen Vielfalt von Schadstoffen und Toxinen
ausgesetzt, in der Luft, die wir atmen, der Nahrung, die wir essen und
im Wasser, das wir trinken. Schädliche Chemikalien, natürliche und
menschengemachte, sowie krankmachende Keime umschwärmen uns
rund um die Uhr. So sehr wir uns auch bemühen, wir können den
Kontakt mit schädlichen Substanzen nicht ganz vermeiden. Und wir
können auch nicht verhindern, dass Giftstoffe in unseren Körper gelangen. Zum Glück ist unser Körper aber in der Lage, einen Großteil
dieser giftigen Substanzen zu neutralisieren und auszuscheiden, damit
wir gesund bleiben.

Sind wir Giftstoffen jedoch in sehr hohem Maße ausgesetzt, können
sie sich im Körper schneller ansammeln als sie wieder ausgeschieden
werden können. Dabei wird der Körper allmählich vergiftet. Das Ergebnis sind Abbau, vorzeitige Alterung, Krankheit und chronische Erkrankungen. Krebs ist ein perfektes Beispiel für die Folgen einer Giftstoffakkumulation. Sammeln sich karzinogene Substanzen im Körper,
so vergiften sie die Zellen, die dann mutieren oder krank werden. Das
Resultat ist Krebs.

Giftstoffe können sich in jedem Teil des Körpers ansammeln und
viele verschiedene gesundheitliche Probleme verursachen, von Asthma bis zu Hefepilzinfektionen. Giftstoffe bilden auch freie Radikale,
die den Körper weiter belasten. Sammeln sich Giftstoffe und freie Radikale, wird das Immunsystem überfordert und arbeitet weniger effek-

tiv. Der Körper wird anfälliger für Krankheiten. Schmerzen und chronische Beschwerden entstehen. Deshalb kann ein gutes Entgiftungsprogramm die allgemeine Gesundheit deutlich verbessern und selbst ernste Probleme beheben.

Eine der Waffen der Alternativmedizin ist die Entgiftung. Wenn Giftstoffe aus dem Körper ausgeleitet werden können, funktioniert das Immunsystem besser. Der Körper kann so deutlich gesunden, dass sogar chronische oder schwere gesundheitliche Probleme verschwinden.

Es gibt viele natürliche Substanzen, die helfen können, Giftstoffe auszuscheiden. Eine ist das Kokosöl. Oft höre ich von Menschen, die anfangen, Kokosöl in die Ernährung einzubauen, dass sie eine reinigende Wirkung verspüren. Woher kommt diese reinigende Wirkung? Mir fallen vier Gründe ein:

1. Die MCFA im Kokosöl töten krankmachende Bakterien, Viren, Pilze und Parasiten. Diese Mikroorganismen verursachen nicht nur Infektionen, sondern produzieren oft auch toxische Nebenprodukte, die karzinogen oder giftig sind.
2. Kokosöl ist chemisch sehr stabil, deshalb wirkt es als Antioxidans gegen die zerstörerischen freien Radikale, die von vielen Toxinen gebildet werden.[78]
3. Die MCFA im Kokosöl werden vom Körper als Treibstoffquelle für den Stoffwechsel genutzt. Mit dem Stoffwechsel steigt auch der natürliche Mechanismus des Körpers zu Reinigung, Reparatur und Wachstum. Sogar das Immunsystem wird in eine höhere Gangart geschaltet.[79]
4. Kokosöl neutralisiert die schädliche Wirkung vieler Giftstoffe, einschließlich des gefährlichen Aflatoxins.[80]

Aus Gründen, die noch immer nicht ganz verstanden werden, neutralisiert oder verhindert Kokosöl die zerstörerische Wirkung vieler schädlicher Chemikalien. Studien zeigen: Wird Kokosöl Tieren gegeben, die einer Vielzahl verschiedener chemischer Karzinogene ausgesetzt sind, werden sie vor Krebs geschützt.[81] Kono und Mitarbeiter stellten fest, dass MCT das Immunsystem stärken und entzündliche Prozesse reduzieren, wenn Tiere Toxinen ausgesetzt werden.[82]

Glutaminsäure, ein Neurotoxin, das die Funktion von Nerven und Gehirn beeinträchtigt, wird durch die Monoglyceride aus dem Kokosöl abgeschwächt.[83] Bei Tieren verursacht Glutaminsäure Gehirnläsionen und neuroendokrine Störungen. Dasselbe kann sie auch bei Menschen anrichten. Zu den verursachten Symptomen zählen Krampfanfälle, Schlaganfall und Herzrhythmusstörungen.[84]

Reddy und Kollegen fütterten Ratten mit drei verschiedenen Sorten Fett. Bei den Tieren wurde durch die Chemikalie Azoxymethan Darmkrebs induziert. Wie sich zeigte, förderten Maiskeimöl und Färberdistelöl die Krebsentwicklung, während sie das Kokosöl verhütete.[85]

Ähnliches beobachteten Cohen und Thompson: Durch die Chemikalie N-Nitrosomethylurea induzierter Brustkrebs wurde durch Maiskeimöl gefördert, von einer Mixtur aus 75 Prozent MCT aus Kokosöl und 25 Prozent Maiskeimöl jedoch gehemmt. Dabei ist interessant, dass das Maiskeimöl den Krebs fördert, die MCT in der Mischung diese schädliche Wirkung jedoch neutralisierte und die Entwicklung von Tumoren bei den Versuchstieren immer noch verhinderten.[86]

Dr. C. Lim-Sylianco und Kollegen haben die antimutagene Wirkung des Kokosöls gegen sechs starke Karzinogene – Benzpyren, Azaserin, Dimethylhydrazin, Dimethylnitrosamin, Methylmethansulfonat und Tetrazyklin – demonstriert. Es zeigte sich, dass Kokosöl, ob als große Tabletten oder als Teil des Futters gegeben, die Tiere vor der toxischen Wirkung aller sechs Mutagene schützte. Die Wissenschaftler testeten auch die Fruchtbarkeit; das Kokosöl schützte die weiblichen Mäuse vor der sterilisierenden und abortiven Wirkung der Karzinogene. Wie Dr. Lim-Sylianco berichtete, bot das Kokosöl »starken Schutz« vor allen sechs Chemikalien.[87, 88]

Darüber hinaus haben Studien gezeigt, dass die schädliche Wirkung von Exotoxinen und Endotoxinen – von Bakterien produzierte Giftstoffe – ebenfalls durch Kokosöl und seine Monoglyceride neutralisiert oder reduziert werden kann. Die Monoglyceride des Kokosöls werden in der Lebensmittel- und Kosmetikindustrie verwendet, um die Bildung von Exotoxinen durch Streptokokken und Staphylokokken zu verhindern.[89, 90]

Interessant ist zudem, dass MCFA und ihre Monoglyceride zusätzlich zur Neutralisierung dieser Giftstoffe auch stark antimikrobiell wirken und sowohl Streptokokken als auch Staphylokokken töten können, ein weiterer Vorteil bei Infektionskrankheiten.

Sowohl die Monogylceride als auch die MCFA im Kokosöl neutralisieren die Wirkung dieser Gifte im Körper. Bei einer Studie teilten die Forscher Versuchstiere in zwei Gruppen auf. Die eine Gruppe erhielt ein Futter mit einer Mischung aus MCT und Fischöl, die andere mit Färberdistelöl. Nachdem die Tiere sechs Wochen lang so gefüttert worden waren, wurde ihnen ein Endotoxin injiziert. Die Tiere in der Gruppe, die mit Färberdistelöl gefüttert wurde, reagierten mit einem schweren Stoffwechsel- und Atemschock, die MCT-Gruppe zeigte dagegen nur schwache Symptome.[91]

Bei einer anderen Studie an 180 Ratten wurde die Schutzwirkung des Kokosöls vor einem Endotoxinschock durch *Escherichia coli* getestet.[92] Die Tiere wurden in drei gleich große Gruppen aufgeteilt. Die erste Gruppe erhielt fünf Prozent ihrer täglichen Kalorien in Form von Kokosöl, die zweite Gruppe 20 Prozent, die dritte gar kein Kokosöl, sie diente als Kontrollgruppe. Nach einem Monat wurde den Tieren über einen Schlauch eine Dosis *E.-coli*-Endotoxin eingeflößt. In Intervallen von bis zu 96 Stunden wurde die Zahl der überlebenden Tiere ermittelt. Die Ergebnisse zeigten, dass die Überlebenschance der Ratten in der Kontrollgruppe nur bei 48 Prozent lag. Bei den Tieren, die fünf oder 20 Prozent Kokosöl erhalten hatten, lag sie bei 77 und 72 Prozent. Die Überlebensrate bei den Kokosöl-gefütterten Ratten war also ungefähr gleich hoch. Das bewies, dass schon eine geringe Menge Kokosöl (5 Prozent der Kalorien) genauso gut vor *E.-coli*-Endotoxin schützte wie eine größere (20 Prozent der Kalorien). Bei Menschen mit einer durchschnittlichen Nahrungszufuhr von 2000 Kalorien entsprächen fünf Prozent der Kalorien ungefähr einem Esslöffel Kokosöl.

Unsere Umwelt ist voller Giftstoffe. Die Luftverschmutzung ist ein erhebliches Problem. Wir sind nicht nur Auto- und Industrieabgasen ausgesetzt, sondern sogar die Luft in unseren Wohnungen kann vergiftet sein. Chemikalien in Vorhängen, Teppichen, Lacken, Farben, Klebstoffen, Insektiziden und auch Schimmel finden sich in geschlossenen Räumen sehr häufig. Die Verschmutzung kann höher sein als der Smog draußen. Als ich aus meiner alten Wohnung in ein neues Haus umzog, erfuhr ich, wie schädlich die Schadstoffbelastung in Innenräumen sein kann. Das Haus war neu angestrichen und tapeziert, alle Holzflächen waren frisch gebeizt und lackiert, es roch wie in einer Klebstofffabrik. Nach ein paar Tagen hatte ich dauernd Kopfschmerzen, mir war schwindlig, ich war ständig müde, es ging mir schlecht. Während des Umzugs hatte ich mein Kokosöl verstaut, hatte also wochenlang keines eingenommen. Mir war klar, dass meine Symptome von den giftigen Dämpfen herrührten und ich wusste über die entgiftende Wirkung des Kokosöls Bescheid. Also gab ich ein paar Esslöffel davon in eine Tasse heißen Kräutertee. Innerhalb weniger Stunden wurde mein Kopf klar, meine Energie kam langsam wieder zurück. Am nächsten Tag ging es mir gut. Seitdem achte ich auf meine tägliche Dosis Kokosöl.

Giftstoffe, die durch Kokosöl entschärft werden

Studien zeigen, dass Kokosöl die schädliche Wirkung vieler Giftstoffe mindert oder blockiert. Einige Beispiele:

- Ethanol
- Glutaminsäure/MSG
- n-Nitrosomethylharnstoff
- Azoxymethan
- Benzpyren
- Azaserin
- Dimethylbenzanthracen
- Dimethylhydrazin
- Dimethylnitrosamin
- Methylmethansulfonat
- Tetrazyklin
- Streptokokken-Endoxin/Exotoxin
- Staphylokokken-Endotoxin/Exotoxin
- E.-coli-Endotoxin
- Aflatoxin

Entgiftung

Ich bin Krankenschwester in einem alternativen Wellnesscenter in Missouri. Ich verwende Kokosöl bei allen meinen Kunden als Basisprodukt. Es ist eines der wirksamsten Ergänzungsmittel, mit denen ich je gearbeitet habe (ich bin seit 30 Jahren in der Krankenpflege und seit 20 Jahren in der Naturheilkunde tätig), und ich finde, dass es bei allen Blutgruppen und Körpertypen wunderbar wirkt. Allerdings verwende ich es vorsichtig, weil es sehr schnell wirkt und den Körper sehr schnell entgiften kann. Einige meiner Klienten mussten mit einem Teelöffel beginnen und die Dosis langsam steigern, weil die Entgiftungsreaktion stärker war als gewünscht. Die meisten Menschen, mit denen ich arbeite, vertragen vom ersten Tag an drei bis vier Esslöffel täglich. Die Resultate sind beeindruckend: ein gestärktes Immunsystem, mehr Energie, ein stabiler Blutzuckerspiegel, bessere Schilddrüsenfunktion, Gewichtsabbau, geistige Klarheit und größere emotionale und geistige Stabilität. Es ist nicht nur ein wunderbares Ergänzungsmittel, sondern auch ein grundlegendes Nahrungsmittel, das anstelle aller gewohnten Öle verwendet werden sollte. Ich kenne kein anderes Produkt, das so viele Vorzüge aufweist – und dabei schmeckt es auch noch hervorragend!
Marie

Studien deuten darauf hin, dass Kokosöl Schutz von verschiedenen natürlichen und menschengemachten Giften in unserer Umwelt gewähren kann. Meine eigene persönliche Erfahrung scheint das zu bestätigen. Aus diesem Grunde kann es eine wertvolle Hilfe zur Entgiftung und Reinigung sein. Die regelmäßige Anwendung von Kokosöl kann helfen, viele der schädlichen Toxine, denen wir tagtäglich ausgesetzt sind, zu neutralisieren. Es kann bei Entgiftung und Reinigung des Körpers helfen. Die Erfahrung zeigt, dass die entgiftende Wirkung des Kokosöls so stark sein kann, dass es bei einigen Menschen heftige Reinigungsreaktionen auslöst. Mehr dazu lesen Sie in Kapitel 7.

Das Sonnenscheinvitamin

Wir leben gewissermaßen im Dunklen. Die Ärzte raten uns, die Sonne um jeden Preis zu meiden, weil sie Hautkrebs hervorrufe. Unsere Angst vor der schrecklichen Krankheit hat uns aus der Sonne vertrieben. Wir wurden dazu erzogen, Schutz zu suchen, sobald sich die Sonne über den Horizont erhebt. Fast den ganzen Tag verbringen wir abgeschirmt in geschlossenen Räumen. Wenn wir dann doch nach draußen gehen, sollen wir so viel Kleidung wie möglich tragen und jeden verbleibenden nackten Fleck mit Sonnenschutzcreme vollkleistern, um uns vor den bösen Strahlen der Sonne zu schützen. Denn UV-Strahlung beschere uns Krebs. In den USA wird alljährlich eine Million Mal die Diagnose Hautkrebs gestellt. Die gefährlichste Form, das Melanom, wird jedes Jahr bei ungefähr 55 000 Amerikanern diagnostiziert. Das klingt beängstigend – kein Wunder, dass wir uns vor der Sonne fürchten.

Aber ob Sie es glauben oder nicht, in Wirklichkeit ist UV-Strahlung *gut* für Sie, zumindest in Maßen. Im Übermaß genossen, kann sie zwar Hautkrebs hervorrufen, aber in vernünftiger Dosierung hilft sie, uns davor zu schützen. Tatsächlich *steigt* die Gefahr, an Krebs zu erkranken, wenn Sie vor dem Sonnenlicht fliehen. Die meisten Melanome treten an Rücken und Beinen auf – Bereichen, die normalerweise vor dem Sonnenlicht geschützt werden. Im Gesicht, an Händen und Armen, die die meiste Sonnenstrahlung abbekommen, entwickelt sich viel seltener ein Melanom.

Bei einer Studie der *U. S. Navy* wurde das Melanom für die verschiedenen Berufsgruppen verglichen. Man stellte fest, dass sich bei den Soldaten, die im Innenraum arbeiteten, am häufigsten ein Melanom entwickelte, während die, die zumindest einen Teil der Zeit im Freien arbeiteten, am seltensten daran erkrankten. Außerdem traten mehr Melanome am Rumpf auf, der von Kleidung bedeckt war, im Unterschied zu Händen und Armen, die viel eher dem Sonnenlicht ausgesetzt sind. Wie die Autoren der Studie erklärten, lässt die Lokalisierung des Melanoms auf eine *Schutzwirkung* regelmäßiger Sonnenbestrahlung schließen.[93] Das Sonnenlicht schützt aber offenbar nicht nur vor Melanomen, sondern vor allen Formen von Krebs. Studien haben ergeben, dass es das Risiko von mindestens 17 verschiedenen Krebsarten senkt, darunter Brustkrebs, Darmkrebs, Enddarmkrebs, Lungen- und Prostatakrebs.

Das Sonnenlicht gewährt aber nicht nur Schutz vor Krebs, es ist auch anderweitig gut für uns. Zu den größten Vorzügen des Sonnenlichts, genauer gesagt des UV-Lichts, gehört die Bildung von Vitamin D. Vitamin D wird oft das »Sonnenscheinvitamin« genannt, weil es im Körper gebildet wird, wenn UV-Licht auf die Haut trifft. Wegen der Angst vor Sonnenstrahlung und Hautkrebs besteht laut Schätzungen bei bis zu 70 Prozent aller Amerikaner ein Vitamin-D-Defizit. Das ist nicht auf die leichte Schulter zu nehmen, denn Vitamin D beeinflusst unsere Gesundheit in vielfältiger Weise.

Schon seit Jahrzehnten weiß man, dass Vitamin D für den Kalzium-Stoffwechsel essenziell und für Knochenwachstum und -entwicklung wichtig ist. Ohne eine ausreichende Versorgung mit Vitamin D werden die Knochen dünn, weich und deformiert. Bei einem Vitamin-D-Mangel erkranken Kinder an Rachitis. Da die Knochen nicht normal kalzifiziert werden, bewirkt das Körpergewicht ihre Deformation. Krumme Beine sind ein Kennzeichen der Krankheit, die bei Erwachsenen Osteomalazie genannt wird. Anzeichen sind Schmerzen im Beckenbereich, im unteren Rücken und in den Beinen, außerdem ist die Anfälligkeit für Knochenbrüche erhöht. Osteoporose und Schmerzen im unteren Rücken, über die in unserer Gesellschaft heute so häufig geklagt wird, können ein Warnhinweis auf einen Vitamin-D-Mangel sein.

In den letzten Jahren hat die medizinische Forschung eine ganze Reihe weiterer Beschwerden und Erkrankungen im Zusammenhang mit einem Vitamin-D-Defizit identifiziert, darunter:

- Krebs
- Herz-Kreislauf-Erkrankungen
- Bluthochdruck
- Multiple Sklerose (MS)
- Diabetes
- Osteoporose
- Arthritis
- Muskel- und Rückenschmerzen
- Entzündliche Darmerkrankungen
- Schuppenflechte
- Autoimmunerkrankungen

Dabei handelt es sich nicht nur um einen zufälligen Zusammenhang. Studien zeigen beispielsweise, dass Vitamin D das Risiko von Darmkrebs und Typ-1-Diabetes um 80 Prozent und das Multiple-Sklerose-Risiko um 40 Prozent senken kann. Das ist sehr signifikant. Schon mehr Sonnenlicht und mehr UV-Strahlen können die Gefahr, eine dieser Krankheiten zu entwickeln, verringern und helfen, eventuell bereits vorliegende Symptome zu lindern oder ganz zu beseitigen.

Dass Sonnenlicht vor Krebs schützt, ist vornehmlich dem Vitamin D zu verdanken. Es schwächt das Zellwachstum ab, bremst eine hyperaktive Zellproliferation und hilft dadurch, den Krebs in Schach zu halten.[94] Darüber hinaus wird ein Vitamin-D-Defizit mit Insulinmangel und Insulinresistenz in Verbindung gebracht.[95–97] Es ist ein Hauptfaktor bei der Entwicklung von Typ-1-Diabetes bei Kindern.[98] Da ein Defizit die Insulinresistenz fördert, spielt es möglicherweise auch beim Typ-2-Diabetes eine Rolle. Insulinresistenz, Bluthochdruck und chronische Entzündung sind maßgebliche Risikofaktoren für eine Herz-Kreislauf-Erkrankung, und sie alle können durch einen Vitamin-D-Mangel entstehen. Ich glaube, dass Sie sich weit besser vor einer Herz-Kreislauf-Erkrankung schützen, indem Sie regelmäßig an die Sonne gehen, statt Ihren Cholesterinwert zu überwachen und cholesterinsenkende Medikamente zu schlucken. Und der Sonnenschein kostet Sie keinen Cent.

Nahrungsquellen von Vitamin D sind Eier, Fisch, Innereien und tierische Fette. Vitamin D wird im Fettgewebe von Tieren, die der Sonne ausgesetzt sind, gespeichert. Mit der Ausnahme von fettem Fisch, Lebertran oder Schmalz ist der Vitamin-D-Gehalt von Nahrungsmitteln aber sehr gering, eine ausreichende Versorgung allein über die Nahrung wäre schwierig. Entscheidend ist das Sonnenlicht. Sie können Ihren Vitamin-D-Bedarf allein durch Sonnenstrahlung decken, sie ist tatsächlich die beste Quelle.

Die optimale Zeit an die Sonne zu gehen, ist zwischen zehn Uhr morgens und vier Uhr nachmittags. Dann ist die UV-Strahlung, die die Vitamin-D-Produktion stimuliert, am intensivsten. Früher oder später ist sie wesentlich niedriger. Das UV-Licht wird durch die Atmosphäre gefiltert. Es wird umso schwächer, je weiter es durch die Atmosphäre wandert. Am frühen Morgen und am späten Nachmittag erreicht nur noch so wenig UV-Strahlung die Erde, dass praktisch kein Vitamin D mehr gebildet wird.

Ähnlich kann die Sonne im Winter in einem so ungünstigen Winkel stehen, dass nur wenig UV-Licht die Erdoberfläche erreicht. Unterhalb einer Breite von 35 Grad (null Grad ist der Äquator) steht die Sonne in einem günstigen Winkel, sodass das ganze Jahr über Vitamin D in der Haut gebildet werden kann. Über 35 Grad hingegen ist der Winkel der Sonne in den Wintermonaten so schräg, dass das meiste, wenn nicht sogar alles UV-Licht in der Atmosphäre absorbiert und dadurch die Bildung von Vitamin D in der Haut reduziert oder völlig verhindert wird. Einwohner von Boston (42 Grad N), Edmonton, Kanada (52 Grad N) und Helsinki (61 Grad N) können, vier, fünf und sechs Monate lang nicht genug Vitamin D in der Haut bilden.

Die allgemeine Empfehlung, Gesicht und Arme täglich 15 bis 20 Minuten lang direkt von der Sonne bescheinen zu lassen, ist ausreichend, um 200 bis 400 IE Vitamin D zu produzieren, das entspricht der empfohlenen Tagesmenge (RDA). Sie reicht aus, um Rachitis zu verhüten, aber nicht, uns vor vielen der anderen Erkrankungen zu schützen, die mit Vitamin-D-Mangel in Zusammenhang gebracht werden. Wissenschaftler empfehlen heute mindestens 1000 bis 2000 IE Einheiten täglich.

Für 1000 bis 2000 IE täglich müssten Sie mindestens 30 bis 60 Minuten an die Sonne gehen und dabei soviel Hautfläche wie möglich bescheinen lassen. Die erforderliche Zeit schwankt je nach Tages- und Jahreszeit, Breitengrad, Höhe und Wetterlage. Die beste Zeit ist mittags, wie bereits erwähnt. Im Winter brauchen Sie mehr als im Sommer. In größeren Höhen strahlt die Sonne intensiver, entsprechend mehr UV-Licht bekommen Sie ab. Wolken blockieren die UV-Strahlen. Sie brauchen direktes Sonnenlicht an der frischen Luft; es bringt nichts, sich an einem sonnigen Plätzchen in der Wohnung auszustrecken. Das UV-Licht, das für die Vitamin-D-Synthese entscheidend ist, wird durch die Fensterscheiben ausgefiltert.

Was Sie von der Sonne nicht bekommen, können Sie über die Ernährung oder mit Nahrungsergänzungsmitteln ersetzen. Lebertran zählt zu den besten Quellen von Vitamin D, aber es ist nicht ratsam, den gesamten Bedarf damit zu decken, weil Lebertran auch sehr viel

Vitamin A enthält. Zu viel Vitamin A kann giftig sein. Das gilt übrigens auch für Vitamin D. Sie sollten also vorsichtig sein, wie viel Sie in Form von Ergänzungsmitteln einnehmen.

Die Sorge, Sie könnten von der Sonne zu viel Vitamin D bekommen, ist hingegen unbegründet. Sonnenanbeter erhalten schon innerhalb von 20 bis 40 Minuten alles Sonnenlicht, das sie brauchen. Unser Körper verfügt über einen Mechanismus zur Selbstregulierung, der die gebildete Menge begrenzt, die Grenze liegt bei 20 000 IE. Es ist mehr, als der Körper täglich braucht, der Überschuss wird für Regentage gespeichert. So viel können Sie sich mit einem Ganzkörper-Sonnenbad im Sommer in einer oder zwei Stunden verschaffen. Im Winter kann es unmöglich sein, die Tagesmenge zu bekommen, egal wie lange Sie sich in der Sonne aufhalten. Menschen dunkler Hautfarbe bilden weniger Vitamin D, sie würden drei Stunden Sonne brauchen, um denselben Effekt zu erzielen wie ein Mensch mit heller Haut in 30 Minuten.

Zu viel Sonne schadet Ihnen nicht, solange Sie sich keinen Sonnenbrand oder eine übermäßige Rötung zuziehen. Sonnenbrand schädigt die Haut und ist krebsfördernd, Sie sollten sich deshalb der Sonne nicht im Übermaß aussetzen. Leider ist es nicht so leicht zu sagen, wann Sie genug haben. Sonnenschutzmittel sind keine Lösung. Ein Sonnenschutzmittel mit einem Lichtschutzfaktor 8 blockiert ungefähr 94 Prozent der UV-Strahlen und verhindert damit die Vitamin-D-Synthese. Einige Studien haben ergeben, dass die in diesen Mitteln enthaltenen Chemikalien Krebs fördern können, sie schaden daher eher, als dass sie nützen.

Eine viel bessere Wahl wäre Kokosöl als Sonnenschutzmittel. Auf die Haut aufgetragen schützt es vor Sonnenbrand und vor Krebs. Anders als die Sonnenschutzmittel blockiert Kokosöl die für die Vitamin-D-Synthese nötigen UV-Strahlen nicht. Es schützt die Haut und das darunterliegende Gewebe vor Schäden durch übermäßige Sonnenbestrahlung. Anstelle eines Sonnenbrands oder einer Rötung wird die Haut leicht gebräunt, abhängig davon, wie lange Sie sich an der Sonne aufhalten. Auch der Verzehr von Kokosöl stärkt die Haut und macht sie widerstandsfähiger und weniger anfällig für einen Sonnenbrand.

Welche Fette wir essen, wirkt sich darauf aus, wie der Körper auf Sonnenlicht reagiert. Fette aus der Nahrung werden in das Hautgewebe aufgenommen. Mehrfach ungesättigte Fette werden durch Sonnenlicht leicht oxidiert, sodass gefährliche freie Radikale entstehen, die den Prozess der Krebsentstehung einleiten. Menschen, die sehr viel mehrfach ungesättigte Öle essen, sind anfälliger für Sonnenbrand und Hautkrebs.

Auch Aufnahme und Nutzung von Vitamin D werden durch die Fette, die wir essen, beeinflusst. Sowohl mehrfach ungesättigte als auch einfach ungesättigte Fette in der Nahrung mindern die Bindung von Vitamin D an D-bindende Proteine, sodass weniger für die Nutzung im Körper zur Verfügung steht.[99] Tatsächlich fördern ungesättigte Fette wie Sojaöl und Rapsöl einen Vitamin-D-Mangel. Gesättigte Fette wie das Kokosöl zeigen diese Wirkung nicht. Wenn Sie also optimal von Ihrem Sonnenbad profitieren wollen, sollte Kokosöl die Hauptfettquelle in Ihrer Ernährung bilden.

Säure-Basen-Haushalt

Wichtig für den Erhalt guter Gesundheit ist es, den Säure-Basen-Haushalt oder das pH-Gleichgewicht der Körperflüssigkeiten aufrechtzuerhalten. Der pH-Wert der meisten Körperflüssigkeiten ist neutral oder annähernd neutral. Das Blut beispielsweise ist ganz schwach alkalisch. Nur die Magenflüssigkeiten bilden eine Ausnahme. Die Magensäfte sind stark sauer, weil es die Verdauung verlangt. Wären sie nicht sauer genug, und sei es nur in geringem Grade, so könnten bestimmte Nahrungsmittel vom Körper nicht verdaut und absorbiert werden. Ähnliches gilt für den pH-Wert des Blutes: Schon von einer geringen Schwankung wären alle Körperfunktionen betroffen, und das könnte zu Krankheiten führen. Weil es so wichtig ist, den pH-Wert im normalen Bereich zu halten, arbeitet der Körper ständig daran, den Säure-Basen-Haushalt im Gleichgewicht zu halten.

Unsere Ernährung beeinflusst den pH-Wert des Körpers. Manche Lebensmittel wirken säuernd, andere alkalisierend. Einige wenige sind neutral. Die pH-Balance des Körpers und dementsprechend unsere Gesundheit, hängt erheblich davon ab, wie wir uns ernähren.

Wenn die Nahrung im Körper vollständig verstoffwechselt wird, hinterlässt sie ascheähnliche Rückstände. Auf die Körperchemie wirken sie säuernd, alkalisierend oder neutral. Lebensmittel mit einem hohen Anteil von säuernden Mineralstoffen wie Schwefel, Chlorid, Stickstoff und Phosphor wirken säuernd. Lebensmittel mit viel alkalisierenden Mineralstoffen wie Natrium, Kalzium, Kalium und Magnesium wirken alkalisierend. Etwas kann sauer schmecken, wie beispielsweise eine Zitrone oder eine Tomate, aber trotzdem im Körper alkalisierend wirken. Denn Lebensmittel, die alkalisierende Mineralstoffe enthalten, hinterlassen bei der Verstoffwechslung alkalische Rückstände.

Die meisten frischen Früchte und Gemüsesorten wirken alkalisierend. Eiweißreiche Lebensmittel, besonders Fleisch, wirken säuernd. Fertiggerichte oder Junkfood wirken normalerweise säuernd, weil bei der Verarbeitung häufig die alkalisierenden Mineralstoffe entfernt und säuernde hinzugefügt werden. Infolgedessen wirkt die typische westliche Ernährung mit wenig Obst und Gemüse, dafür aber viel Fleisch, säuernd. In einem übersäuerten Körper entsteht ein inneres Umfeld, das höchst anfällig ist für die Entwicklung von Krebs, Arthritis, Schuppenflechte, chronischer Müdigkeit, Fibromyalgie und vielen anderen degenerativen gesundheitlichen Problemen. Viele Ärzte und Heilpraktiker sind überzeugt, dass die zunehmende Häufigkeit solcher Erkrankungen und Beschwerden im Verlauf der letzten hundert Jahre hauptsächlich auf unsere übermäßig saure Nahrung zurückzuführen ist.

Die Kokosnuss gilt als alkalisierendes Lebensmittel.[100] Walnüsse, Mandeln, Haselnüsse, Erdnüsse und fast alle anderen Nüsse sind säuernd.

Im Allgemeinen gilt die Wirkung von Fetten und Ölen auf den Körper als neutral, denn im Stoffwechsel hinterlassen sie weder saure noch basische Rückstände. Dennoch beeinflussen Sie den pH-Wert. Mehrfach ungesättigte Fette sind sehr instabil und leicht oxidierbar. Deshalb plündern sie die Antioxidantien-Reserven des Körpers und erzeugen viel freie Radikale. Das haben zahlreiche Studien eindeutig ergeben.[101–105] Freie Radikale fördern die Säuerung im Körper, deshalb wirken mehrfach ungesättigte Fette allgemein säuernd.

Einfach ungesättigte Fette wie Olivenöl sind weniger anfällig für Oxidation und die Bildung freier Radikale als mehrfach ungesättigte Fette und beeinflussen deshalb den pH-Wert kaum.

Kokosöl, das sehr stabil und oxidationsresistent ist, trägt zum Schutz vor der Bildung freier Radikale bei. Es schützt andere Öle vor Oxidation und reduziert so ihre säuernde Wirkung. Darüber hinaus erhöht Kokosöl die Absorption von Kalzium und Magnesium, beides alkalisierende Mineralstoffe. Deshalb wirkt Kokosöl alkalisierend auf den Körper. Auch Kokosfleisch und Kokosmilch wirken alkalisierend.

Schmerzen

Ich konnte mir eigentlich gar nicht vorstellen, dass mir natives Kokosöl bei der Schleimbeutelentzündung an der Hüfte helfen würde, aber schon nach nicht einmal einer Woche waren die Schmerzen deutlich weniger geworden! Ich hatte solche Schmerzen, dass ich alle vier bis fünf Stunden vier Ibuprofen einnahm. Nachts konnte ich nur auf einer Seite schlafen, und das tat weh. Mein Heizkissen linderte den Schmerz ein wenig, damit ich schlafen konnte. Pillen und Heizkissen brauche ich heute nicht mehr.

Gerri

Die Schmerzen in der Schulter, wenn ich länger als zwei Stunden auf einer Seite geschlafen hatte, sind mehr oder weniger verschwunden. Der Schmerz beim Ausstrecken des Arms über die Brust, der mich mindestens zehn Jahre lang geplagt hatte, ist WEG. Es ist unglaublich.

Roger

Bei mir wurde vor eineinhalb Jahren eine verschlissene Bandscheibe im unteren Rücken diagnostiziert. Knochen auf Knochen, das war so schmerzhaft, dass ich jeden Abend, wenn ich von der Arbeit kam und weder sitzen noch liegen konnte, ein Heizkissen brauchte. Nur Stehen brachte Linderung. Physiotherapie half nicht. Die Schmerzmittel wirkten, aber mein Arzt wollte kein weiteres Rezept mehr ausstellen. Eine Operation wäre die letzte Möglichkeit, ich solle am besten lernen, damit zu leben und meinen Lebensstil ändern. [Ich fing an Kokosöl zu nehmen und] ungefähr einen Monat später legte sich der Schmerz, heute bin ich so gut wie schmerzfrei.

Rox

Mehrere Monate hatte ich Schmerzen im Knie, das Gelenk war geschwollen. Sofort nachdem das Kokosöl angekommen war, nahm ich täglich zwei Esslöffel ein, um zu sehen, wie es bei mir wirkte. Außerdem rieb ich das Knie mit dem Öl ein und seit zwei, drei Tagen spüre ich keine Schmerzen mehr, das Gelenk ist nicht mehr geschwollen.

Chris

Mein Ehemann kann seine Schultern wieder bewegen, die Gelenke sind zum ersten Mal seit über zwölf Jahren schmerzfrei. Er gibt ein bis zwei Esslöffel Kokosöl in seinen Frühstückskaffee. Er hat 15 Pfund abgenommen und spürte gleich am ersten Tag mehr Energie.

Belinda

Ein Tonikum

Ich höre oft, wie Kokosöl Menschen geholfen hat, überflüssige Pfunde zu verlieren, die Energie zu steigern, die Verdauung zu verbessern, sich von saisonalen Krankheiten zu erholen und ähnliches. Ich weiß, dass Kokosöl in solchen Fällen nützlich ist, weil medizinische Studien die wissenschaftliche Begründung dafür liefern. Als ich erstmals etwas über die heilenden Eigenschaften des Kokosöls hörte, war ich überrascht, dass Menschen über Linderung bei Krankheiten und Beschwerden wie Arthritis, Rückenschmerzen, Fibromyalgie, Kopfschmerzen, Reizbarkeit, Schlaflosigkeit, PMS und einer ganzen Reihe anderer Probleme berichteten, worüber noch keine medizinischen Studien vorlagen. Anfänglich wusste ich nicht recht, was ich damit anfangen sollte. Ich dachte, es wäre vielleicht der Placeboeffekt und sie bildeten sich das alles nur ein. Aber zu viele Menschen berichteten über Linderung bei denselben Krankheiten und Beschwerden. Bei meinen jahrelangen Studien über die gesundheitlichen Aspekte des Kokosöls habe ich eine rationale, wissenschaftliche Erklärung gefunden, warum Menschen Linderung bei so vielfältigen gesundheitlichen Problemen erfahren.

Kokosöl packt die Probleme bei der Wurzel. Wird die Ursache beseitigt, verschwinden auch alle damit verbundenen Symptome. Die meisten gesundheitlichen Probleme, über die die Menschen klagen, sind einfach Symptome einer zugrunde liegenden Erkrankung. Eine

Hormonbalance

Seit zwei Monaten nehme ich Kokosöl. Ich merkte, dass meine Periode dieses Mal weniger schmerzhaft war als zuvor. Normalerweise fühle ich mich einen Tag vorher müde, bin unleidlich und reizbar. Dieses Mal spürte ich keine Warnzeichen. Sonst habe ich zu Anfang immer das Gefühl, von einem Lastwagen angefahren worden zu sein, unangenehm und sehr schmerzhaft im unteren Rücken. Aber dieses Mal spürte ich keine Schmerzen, ich fühlte mich nur etwas müde. Es ist eine willkommene Befreiung von den üblichen Schmerzen. So eine leichte Periode habe ich seit Monaten nicht erlebt.   *Martha*

Ich kann nur sagen, ich habe in den zwei Wochen, in denen ich das Kokosöl nun einnehme, einige sehr positive Veränderungen bemerkt. PMS ist ein Fremdwort – es ist unglaublich, denn normalerweise liegt der Eisprung bei mir sehr früh (um Tag 10) und dann plagt mich zwei Wochen lang das PMS. Eigentlich sollte es jetzt im Gang sein, und ich spüre nichts – NICHTS! Ich schlafe nachts durch, meine Haut ist zarter, ich habe mehr Energie. Außerdem verliere ich Kilos – oder zumindest Zentimeter. Hosen, die mir vor zwei, drei Wochen noch viel zu eng waren, sitzen jetzt bequem.   *Teresa*

Fibromyalgie

Seit 15 Jahren leide ich an einer sehr schmerzhaften Fibromyalgie, also griff ich vor zwei Monaten zu Kokosöl und habe keine
Schmerzen!!! Und viel mehr Energie. Und meine Haut hat noch
nie so gut ausgesehen.   *Danne*

Natives Kokosöl ist das Einzige, was mir bei meiner Fibromyalgie
geholfen hat. Ich war sehr krank, als ich mit der Einnahme anfing,
jetzt empfehle ich es jedem, der Schmerzen hat. Oder auch nur
zur Stärkung des Immunsystems. Ich würde sagen, dass sich eine positive Wirkung bei drei Esslöffeln täglich gezeigt hat.
Eileen

Schilddrüsenunterfunktion beispielsweise kann Ursache vieler Prob-
leme sein, angefangen von chronischer Müdigkeit bis hin zu PMS.
Chronische unterschwellige Infektionen können die Ursache von
Krankheiten sein, die von chronischer Müdigkeit über Krebs bis zu
Herz-Kreislauf-Erkrankungen reichen. Auf die gleiche Weise können
Verdauungsstörungen, Antioxidantien-Status, angesammelte Giftstoffe, Vitamin-D-Status und Säure-Basen-Haushalt unsere Gesundheit
beeinflussen und die Ursache vieler gesundheitlicher Probleme sein.
   Kokosöl besitzt offenbar die einzigartige Fähigkeit, die Körperfunktionen zu normalisieren. Wenn beispielsweise jemand übergewichtig
ist, kann es ihm helfen, überschüssiges Körperfett abzubauen, bei Untergewicht kann es helfen zuzunehmen. Kokosöl kurbelt den Stoffwechsel an, und wenn sie es zu spät am Abend zu sich nehmen, kann
es Ihnen so viel Energie verschaffen, dass Sie schlecht einschlafen können. Doch viele, die an Schlaflosigkeit leiden, berichten, dass ihnen
das Kokosöl zu besserem Schlaf verhilft. Auch die Hormone werden
beeinflusst. Beispielsweise bessert sich die Schilddrüsenfunktion.
Menschen mit einer Schilddrüsenunterfunktion erleben eine Steigerung des Stoffwechsels. Bei einer überaktiven Schilddrüse (zu hoher

Stoffwechsel) hingegen kommt es nicht zu weiterer Erhöhung des Stoffwechsels. Das Hormonsystem schlägt nicht so stark in die eine oder andere Richtung aus, sondern geht ins Gleichgewicht. Bei älteren Menschen kann es die Uhr zurückdrehen, sodass sie sich jünger fühlen. Viele haben berichtet, dass sich altersbedingte Hormonveränderungen wieder zurückbildeten. Die Wechseljahre treten später auf. Körperfunktionen werden belebt. Für manche ist es ein regelrechter Jungbrunnen.

Da das Kokosöl bei einer Vielfalt von Krankheiten wirken kann und da es selbst in großen Dosen unschädlich ist, kann es mit Fug und Recht als Tonikum bezeichnet werden. Wie auch immer es um Ihre Gesundheit bestellt ist und welche Sorgen Sie sich auch machen – Kokosöl kann Ihnen nützen. Kein Wunder also, dass es in der traditionellen Medizin seit Generationen erfolgreich angewendet wird, und dass die Kokospalme als »Baum des Lebens« verehrt wird. Viele halten es für das gesündeste Öl der Welt.

Kapitel 4

Kokosöl vor Gericht

In den letzten Jahren ist das Interesse an Kokosöl wieder gewachsen. Viele Ärzte und Laien sagen heute, es zähle zu den »guten« Fetten und trage nicht zur Herz-Kreislauf-Erkrankung bei. In den dreißig Jahren zuvor hatte man das Kokosöl ungerecht als Arterien verstopfendes gesättigtes Öl bemängelt. Von vielen Seiten, einschließlich der Medien, wird es aber noch immer blind kritisiert. Entsprechend groß ist die Verwirrung. Ist es nun gut oder schlecht? Was ist die Wahrheit? Höchste Zeit, aufzuklären und die Dinge richtigzustellen.

Wenn man Sie beschuldigte, einen Mord begangen zu haben, würden Sie erwarten, einen fairen Prozess zu bekommen. Dabei bringen Anklage und Verteidigung Beweise vor. Nach der Anhörung der Beweise entscheiden unparteiische Geschworene über ihre Schuld oder Unschuld. Das ist eine faire Methode zur Ermittlung der Wahrheit. Würde man Ihnen einen Verteidiger verweigern und nur die Anklage dürfte ihre Sicht vortragen, wäre der Prozess einseitig, Sie würden für schuldig erkannt und bestraft. Für den Rest Ihres Lebens wären Sie als Mörder abgestempelt. Ein solcher Prozess wäre unfair und die Wahrheit käme nie ans Licht. Das Kokosöl ist Opfer eines solchen Schuldspruchs. Ihm wird Mord vorgeworfen, weil es bei unschuldigen Opfern Herzinfarkte verursache. Bis heute hat das Kokosöl keinen fairen Prozess bekommen, nur die Anklage hat gesprochen. Jetzt soll endlich auch die Verteidigung zu Wort kommen.

Betrachten wir kurz die »Beweise«, die zur Untermauerung der Behauptung angeführt werden, Kokosöl sei mitverantwortlich für Herz-Kreislauf-Erkrankungen. Wir können uns das wie ein Gerichtsverfahren vorstellen, bei dem das Kokosöl angeklagt ist, Herz-Kreislauf-Erkrankungen zu verursachen. Um die Vorwürfe zu beweisen, müssen die Fakten unwiderlegbar und so überwältigend sein, dass die Geschworenen überzeugt werden, ohne dass berechtigte Zweifel bleiben.

Vergessen Sie nicht: In einem Strafprozess muss der Beschuldigte bis zum Beweis des Gegenteils als unschuldig gelten. In diesem Fall sind Sie die Geschworenen. Schauen wir, wie plausibel die Vorwürfe gegen das Kokosöl sind.

Bei diesem »Prozess« wird zunächst die Anklage ihre Beweise vorbringen, anschließend trägt die Verteidigung ihre Gegenbeweise vor. Um Befangenheit, unbegründete Behauptungen oder Kommentare Unwissender zu vermeiden, sind bei diesem Prozess nur veröffentlichte Studien, historische Daten und Aussagen glaubwürdiger Zeugen zugelassen. Nachdem alle Beweise vorgebracht wurden, halten beide Seiten ein kurzes Schlussplädoyer. Dann ergeht das Urteil.

Gesättigte Fette und Cholesterin

Anklage
Kokosöl besteht überwiegend aus gesättigten Fettsäuren. 92 Prozent der Fettsäuren im Kokosöl sind gesättigte Fettsäuren; das ist der höchste Anteil unter allen Speisefetten. Es ist belegt, dass gesättigtes Fett den Cholesterinwert erhöht. Cholesterin ist ein anerkannter Risikofaktor für eine Herz-Kreislauf-Erkrankung. Deshalb erhöht Kokosöl das Risiko einer Herz-Kreislauf-Erkrankung.

Verteidigung
Es trifft zu, dass einige gesättigte Fette den Cholesterinwert im Blut erhöhen, aber bei der Verwendung im Rahmen einer normalen Ernährung zeigt natürliches Kokosöl keine nachteilige Wirkung auf den Cholesterinwert. Diese Erkenntnis wird seit 40 Jahren übereinstimmend in mehreren Studien bestätigt. Schon 1959 zeigten Hashim und Kollegen, dass der Zusatz von Kokosöl zur Nahrung in einer Menge von bis zu 21 Prozent der täglichen Kalorienzufuhr bei hypercholesterinämischen Männern (mit erhöhten Cholesterinwerten) das Gesamtcholesterin *nicht* erhöhte.[1] Tatsächlich *sanken* die Blutcholesterinwerte der Probanden um durchschnittlich 29 Prozent. Das ist mit Sicherheit kein cholesterinerhöhender Effekt.

Dabei war bedeutsam, dass 21 Prozent der Gesamtkalorienaufnahme der Probanden aus Kokosöl stammten. Die *American Heart Association* rät, den Gesamtfettverzehr auf dreißig Prozent der Kalorienaufnahme zu beschränken, höchstens zehn Prozent sollten aus gesättigtem Fett stammen. Doch diese Probanden erhielten 21 Prozent ihrer Kalorienzufuhr aus hochgradig gesättigtem Kokosöl und dennoch sanken ihre Blutcholesterinwerte.

Bierenbaum und Kollegen verzeichneten ähnliche Ergebnisse. Fünf Jahre lang beobachteten sie einhundert Männer mit einer dokumentierten Herz-Kreislauf-Erkrankung. In dieser Zeit wurde der Fettverzehr auf 28 Prozent der täglichen Kalorienmenge beschränkt. Die Probanden wurden in zwei Behandlungsgruppen und eine Kontrollgruppe aufgeteilt. Die Hälfte des verzehrten Fetts (14 Prozent) in den Behandlungsgruppen bestand aus einem Gemisch zweier Öle. Die eine Gruppe erhielt eine 50:50-Mischung aus Maiskeimöl und Färberdistelöl, die andere eine 50:50-Mischung aus Kokosöl und Erdnussöl. Nach Ablauf der fünf Jahre zeigten beide Gruppen niedrigere Gesamtcholesterinwerte als zu Beginn der Studie und *niedrigere* als die unbehandelte Kontrollgruppe.[2]

Prior und Kollegen maßen die Cholesterinwerte der gesamten Bevölkerung zweier polynesischer Inseln. Prior wählte die Inseln wegen des dort üblichen hohen Kokosnussverzehrs. Bis zu 50 Prozent der täglichen Kalorien stammten aus Kokosöl. Selbst bei dieser ungewöhnlich großen Menge Kokosöl in der Nahrung zeigten sich keine erhöhten Cholesterinwerte.[3]

Bei einer Durchsicht der medizinischen Literatur finden sich viele Studien, wonach sich natürliches Kokosöl, sofern es im Rahmen der normalen Ernährung verzehrt wird, nicht nachteilig auf den Cholesterinwert auswirkt.[4–7]

Cholesterin in Tierstudien

Anklage

Andere Studien zeigen aber sehr wohl, dass Kokosöl die Cholesterinwerte erhöht. In der medizinischen Literatur werden viele Studien über die cholesterinerhöhende Wirkung von Kokosöl bei Kaninchen, Hühnern und anderen Tieren zitiert.[8]

Tatsächlich wird Kokosöl von medizinischen Forschern dazu verwendet, bei Versuchstieren eine Hypercholesterinämie (erhöhter Cholesterinwert) zu erzeugen.

Verteidigung

Es trifft zu, dass das Kokosöl auf der Grundlage von Tierstudien oft als ein Fett bemängelt wird, das eine Hypercholesterinämie auslöst. Tatsächlich zeigen viele Tierstudien eine cholesterinsteigernde Wirkung bei einer Fütterung mit Kokosöl. Diese Studien sind jedoch in mehrerer Hinsicht problematisch.

Bei den meisten Studien wird den Tieren kein natürliches Futter vorgesetzt, sondern ein Laborprodukt. Solche Präparate enthalten Mixturen aus Fett, Proteinen, Stärke, Zucker, Ballaststoffen und anderen Komponenten, um die Nahrungszufuhr zu kontrollieren. Einige dieser Komponenten wie Fett und Zucker können einen Großteil des Futters bilden, weit mehr als ein Tier in der Natur bekommen würde. Wenn Sie anfangen, Tieren menschengemachtes Futter zu geben, kann alles Mögliche passieren, und es ist nicht zuverlässig ein Abbild dessen, was in der realen Welt vor sich geht.

Ein weiteres Problem liegt darin, dass Tierstudien nicht immer als Abbild für die menschliche Physiologie taugen. Was im Labor geschieht, wo Tiere experimentelles Futter fressen, lässt sich nicht immer auf Menschen übertragen, die eine menschliche Kost zu sich nehmen. Tiere verarbeiten, verdauen und verstoffwechseln Nahrung anders als Menschen. Wenn Kaninchen, die Pflanzenfresser sind, mit Fleischprodukten, Cholesterin oder gesättigtem Fett gefüttert werden, können Sie nicht dieselbe Reaktion erwarten wie bei Menschen, die Allesfresser sind und aufgrund ihrer Physiologie Cholesterin und gesättigte Fette verdauen können. Beispielsweise nimmt man an, dass Fischöle mit einem hohen Anteil von Omega-3-Fettsäuren Menschen vor einer Herz-Kreislauf-Erkrankung schützen. Bei Hamstern hingegen erhöhen sie im Vergleich mit dem Kokosöl den Cholesterinwert.[9] Übertrüge man dieses Ergebnis auf Menschen, so würde es bedeuten, dass Fischöle im Vergleich zu Kokosöl Herz-Kreislauf-Erkrankungen fördern, weil sie eine Hypercholesterinämie auslösen. Wenn man bei einem Hamster erhöhte Cholesterinwerte induzieren will, füttert man ihn mit Fischöl – aber heißt das, dass Fischöl bei Menschen hohes Cholesterin oder Herz-Kreislauf-Erkrankungen verursacht? Nicht notwendigerweise. Sie können also nicht sagen, Kokosöl verursache bei Menschen hohe Cholesterinwerte, weil es das bei einem Kaninchen oder Huhn tut.

Darüber hinaus ist das Kokosöl, das in Tierstudien verwendet wird, häufig nicht naturblassen. Es ist *gehärtetes* Kokosöl. Ein Ergebnis, dass Sie bei der Verwendung von gehärtetem Kokosöl erhalten, gibt nicht die Reaktion wieder, die bei natürlichem, unbehandeltem Kokosöl zu beobachten wäre.

Cholesterin in Humanstudien

Anklage

Es gibt viele Studien an menschlichen Probanden, die die cholesterinerhöhende Wirkung des Kokosöls belegen. Ahrens und Kollegen führten 1957 eine der ersten Studien durch, bei der sie die Wirkung von Kokosöl auf den Blutcholesterinwert demonstrierten.[10] Indigenen Bantus in Südafrika wurde eine kontrollierte Nahrung gegeben, im Rahmen einer Mischkost erhielten die Probanden 100 Gramm eines von mehreren Fetten. Ahrens beobachtete, dass das Kokosöl den Cholesterinwert erhöhte, während Maiskeimöl ihn senkte. Nach diesem Experiment wurde erstmals gegen Kokosöl Alarm geschlagen. Viele spätere Studien haben Ahrens Ergebnisse bestätigt.

Verteidigung

Ahrens Studie wies einen wesentlichen Mangel auf, genauso wie die späteren Studien, die den Eindruck bestätigten, Kokosöl erhöhe das Gesamtcholesterin beim Menschen. Das Problem besteht darin, dass Ahrens kein natürliches, sondern *gehärtetes* Kokosöl verwendete. Jeder seiner Probanden nahm jeden Tag 100 Gramm gehärtetes Kokosöl zu sich. Kein Wunder, dass die Cholesterinwerte in die Höhe gingen. *Alle* gehärteten Pflanzenöle erhöhen den Cholesterinspiegel, auch gehärtetes Soja- und Maiskeimöl. Diese Studien beweisen also nicht, dass Kokosöl – natürliches, nicht gehärtetes Kokosöl – zu Herz-Kreislauf-Erkrankungen beträgt.

Bei der Härtung werden ungesättigte Fettsäuren zu stärker gesättigten Fettsäuren umgebaut. Durch die Härtung können ungesättigte Fettsäuren in Pflanzenölen hochgradig gesättigt werden. Das Problem besteht darin, dass bei der Härtung von Pflanzenölen (auch des Kokosöls) ein großer Teil der Fettsäuren in *Transfettsäuren* umgewandelt wird. Diese menschengemachten Fettsäuren sind dem Körper fremd, sie verursachen alle möglichen gesundheitlichen Probleme. Alle gesättigten Pflanzenöle enthalten Transfettsäuren. Mittlerweile zeigen ganze Berge von Forschungsberichten, dass gehärtete Öle allen Ursprungs das Risiko einer Herz-Kreislauf-Erkrankung erhöhen.[11,12]

Studien deuten darauf hin, dass das Risiko einer Herz-Kreislauf-Erkrankung durch den Verzehr gehärteter Öle stärker steigt als durch alle anderen Arten von Fett.[13] DeRoos und Kollegen haben gezeigt, dass der Verzehr von Palmkernöl, das dem Kokosöl sehr ähnlich ist, im Vergleich zu gehärtetem Sojaöl das Risiko einer Herz-Kreislauf-Erkrankung senkt.[14] Er empfiehlt sogar die Verwendung tropischer Öle als sicherere Alternative zu gehärteten Ölen.

Arteriosklerose und Defizite an essenziellen Fettsäuren

Anklage

Ahrens und andere haben beobachtet, dass Verzehr und Fütterung von Kokosöl bei Human- und Tierstudien nicht nur das Cholesterin erhöht, sondern auch Arteriosklerose verursacht. Diese Studien liefern den Beweis dafür, dass Kokosöl sowohl den Cholesterinspiegel erhöht als auch atherogen (Arterienverhärtung verursachend) wirkt und deshalb zur Entwicklung von Herz-Kreislauf-Erkrankungen beiträgt.

Verteidigung

Noch einmal: Sie können sich auf diese Studien nicht verlassen, weil bei allen gehärtetes, kein natürliches Kokosöl verwendet wurde. Ein weiteres sehr ernstes Problem bei vielen der anfänglichen Kokosölstudien besteht darin, dass die Forscher oftmals Versuchstieren ein Futter gaben, das überhaupt keine essenziellen Fettsäuren (EFA, nach dem Englischen essential fatty acids) enthielt. Infolgedessen wurden die Tiere wegen eines EFA-Mangels schwer krank. Diese Krankheit wurde fälschlicherweise als durch das Kokosöl verursacht interpretiert.

Forscher setzten Versuchstieren ein Futter vor, das als einzige Fettquelle gehärtetes Kokosöl enthielt. Kokosöl enthält mit nur 2,5 Prozent sehr wenig EFA. Diese essenziellen Fettsäuren werden bei der Härtung vollständig zerstört. Wird Versuchstieren über längere Zeit ein Futter gegeben, dem alle essenziellen Fettsäuren fehlen, werden sie krank. Symptome im Zusammenhang mit einem essenziellen Fettsäuremangel sind unter anderem hohe Cholesterinwerte und Arteriosklerose (Verhärtung der Arterienwände). Ein Defizit an essenziellen Fettsäuren kann durch *jedes* gehärtete Öl entstehen, auch durch mehrfach ungesättigte Pflanzenöle, wenn sie als einzige Fettquelle in der Nahrung gegeben werden.[15] Ein Mangel an essenziellen Fettsäuren ist für die Arterien noch schädlicher als die Transfettsäuren in gehärteten Ölen.

Die Schädigung durch ein EFA-Defizit hat nichts mit dem Kokosöl zu tun. Das wurde von Morin und Kollegen eindeutig demonstriert.

Er untersuchte zwei Gruppen von Ratten. Die eine Gruppe erhielt ein fettfreies Futter ohne essenzielle Fettsäuren, die andere ein Futter mit ausreichend essenziellen Fettsäuren. Nach 16 Wochen wurden beide Gruppen auf das gleiche Futter gesetzt, das gehärtetes Kokosöl als einzige Fettquelle enthielt. Alle Tiere, die anfänglich das Futter ohne essenzielle Fettsäuren erhalten hatten, entwickelten eine Arteriosklerose der Koronararterie. Anders die Gruppe, die zu Beginn der Studie essenzielle Fettsäuren bekam: Keines der Tiere entwickelte eine Arteriosklerose, auch nicht, nachdem sie das gehärtete Kokosöl gefressen hatten.[16] Würde Kokosöl eine Arteriosklerose verursachen, so hätte sie sich bei beiden Gruppen entwickelt.

Bei einer anderen Studie erhielten Hunde 16 Gewichtsanteile ihres Futters in Form von gehärtetem Kokosöl, ergänzt mit fünf Prozent Cholesterin. Alle Hunde entwickelten eine schwere Arteriosklerose. Eine zweite Gruppe erhielt identisches Futter, nur wurden hier vier Prozent des gehärteten Kokosöls durch Färberdistelöl ersetzt, das eine geringe Menge essenzieller Fettsäuren lieferte. Wie die Forscher berichteten, war diese zweite Gruppe vollständig vor dem atherogenen Prozess geschützt. Offenbar war das Kokosöl nicht der Verursacher der Arteriosklerose bei der ersten Gruppe. Als Ursache wurde ein Mangel an essenziellen Fettsäuren ausgemacht.[15]

Als Wissenschaftler bei ihren Untersuchungen nach und nach die Bedeutung eines Defizits an essenziellen Fettsäuren erkannten, versuchten sie, dem Problem zu begegnen. Doch statt des natürlichen Kokosöls, das immerhin einige essenzielle Fettsäuren enthält, wählten sie für das Versuchsfutter erneut gehärtetes Kokosöl, dem sie nun eine geringe Menge essenzieller Fettsäuren zugaben. Die Unterschiede zwischen cis- (normal) Fettsäuren und trans- (transformierten) Fettsäuren wurden jahrelang nicht erkannt. Heute verwenden Forscher gehärtetes Kokosöl, um bei Versuchstieren absichtlich ein EFA-Defizit herbeizuführen.[16]

Die jahrelange Verwendung von gehärtetem Kokosöl in der Cholesterinforschung brachte dem nicht gehärteten natürlichen Kokosöl einen unverdient schlechten Ruf ein. Diese fehlerhaften Studien werden häufig als »Beweis« dafür ins Feld geführt, dass Kokosöl Herz-Kreislauf-Erkrankungen verursache oder zumindest dazu beitrage. Auch

heute noch wird in vielen Studien gehärtetes Kokosöl verwendet, was
weiterhin Verwirrung stiftet. Die meisten Forscher tun es absichtlich,
um eine Erhöhung des Cholesterinspiegels zu induzieren, wenn sie
andere Ernährungsparameter bestimmen. Sie brauchen dazu kein gehärtetes Kokosöl, sie können genauso gut gehärtetes Sojaöl oder gehärtetes Färberdistelöl verwenden und abhängig vom Grad der Härtung denselben Cholesterin erhöhenden oder atherogenen Effekt
erzeugen. In der Regel wird dem gehärteten Kokosöl der Vorzug gegeben, weil sich die kleineren MCT besser mit dem Testfutter mischen.

Oft geht aus den Studien nicht hervor, ob gehärtetes oder natürliches Kokosöl verwendet wurde. Dieses Versehen war früher weniger
problematisch, als die Forscher noch nicht wussten, dass dieser Unterschied wichtig war. Wenn ältere Studien keine Angaben enthalten,
kam vermutlich gehärtetes Kokosöl zum Einsatz. Und selbst wenn Autoren bei einer Studie angeben, ob sie gehärtetes oder ungehärtetes
Kokosöl verwendeten, so können Sie dies allein aus dem Abstract
nicht erkennen, weil es dort oft nicht gesagt wird. Abstracts sind kurze
Zusammenfassungen veröffentlichter Studien, aus denen die Details
nicht immer hervorgehen. Sie müssten schon den ganzen Artikel lesen, um es herauszufinden.

Fraktioniertes Kokosöl

Anklage

Aber auch Studien, bei denen keine gehärteten Öle verwendet werden,
zeigen, dass Kokosöl den Cholesterinwert erhöht. Wenn die einzelnen
im Kokosöl enthaltenen gesättigten Fettsäuren untersucht werden,
zeigen sie oft eine cholesterinerhöhende Wirkung. Das zeigt doch,
dass das Kokosöl, das hauptsächlich aus gesättigten Fettsäuren besteht,
den Cholesterinspiegel erhöht. Wissenschaftler der *University of Texas
Southwestern* beispielsweise haben gezeigt, dass MCT, die menschlichen Freiwilligen verabreicht wurden, das LDL (das schlechte) Cholesterin erhöhte.[17] MCT-Öl besteht ausschließlich aus Caprinsäure
und Caprylsäure, zwei gesättigten mittelkettigen Fettsäuren aus dem

Kokosöl. Die Forscher kamen zu dem Schluss, ihre Studie zeige entgegen früheren Untersuchungen, die darauf hindeuten, dass sich mittelkettige Triglyceride nicht negativ auf den Cholesterinwert auswirkten, dass dies doch der Fall sei.

Verteidigung

Auf der Grundlage der Bewertung von einer oder zwei Fettsäuren lässt sich keine Aussage darüber treffen, ob Kokosöl den Cholesterinwert erhöht. Wie gehärtetes Öl, so ist auch MCT-Öl *nicht* dasselbe wie natürliches Kokosöl. MCT-Öl ist fraktioniertes Kokosöl. Es ist ein menschengemachtes Öl, das nur zwei Fettsäuren (nämlich Caprylsäure und Caprinsäure) enthält. Im natürlichen Kokosöl finden sich dagegen mindestens elf verschiedene Fettsäuren. Die meisten davon sind mittelkettig, es gibt aber auch kurz- und langkettige sowie Öleinsäure (eine einfach ungesättigte Fettsäure) und Linolensäure (eine essenzielle mehrfach ungesättigte Fettsäure). Wird MCT-Öl als *alleiniges* Fett in einer Versuchsnahrung verwendet, so kann es unerwünschte Wirkungen erzielen, genauso wie gehärtetes Kokosöl.

Die oben zitierte Studie ist, wie so viele andere, fehlerbehaftet. Sie wurde an neun Männern mittleren Alters mit leicht erhöhten Cholesterinwerten durchgeführt. Sie alle wurden auf einer Stoffwechselstation des *Veterans Affairs Medical Center* in Dallas auf eine fettarme Diät gesetzt, die sorgfältig zubereitet und kontrolliert wurde. Die Probanden wurden drei Wochen lang beobachtet. Das einzige Fett, das der fettarmen Diät zugegeben wurde, war MCT-Öl. Die Nahrung selbst war fettarm, alles Fett, das die Probanden aßen, lieferte also das MCT-Öl. Genauso wie gehärtetem Öl fehlen dem MCT-Öl die essenziellen Fettsäuren. Deshalb war der Anstieg des LDL-Cholesterins keine Überraschung, denn die Diät enthielt praktisch keine essenziellen Fettsäuren, sodass Symptome eines essenziellen Fettsäuredefizits auftraten.

Die Ergebnisse dieser Studie widersprechen denen vieler anderer Studien, die so angelegt wurden, dass das Problem des EFA-Defizits umgangen wurde. Werden einer MCT-reichen Nahrung ausreichend essenzielle mehrfach ungesättigte Fettsäuren hinzugefügt, sinkt das Risiko einer Herz-Kreislauf-Erkrankung. Calabrese und andere haben gezeigt, dass MCT-Öl, das einer normalen Kost zugegeben wird, die ausreichend essenzielle Fettsäuren liefert, eine positive Wirkung auf die Blutfette ausübt und das allgemeine Herz-Kreislauf-Risiko senkt.[18] Selbst große Mengen MCT-Öl im Essen sind nicht schädlich, wenn genügend essenzielle Fettsäuren vorhanden sind. Im Gegenteil, sie sind sogar von Nutzen. Bourque und Kollegen haben demonstriert, dass eine Kost, bei der 50 Prozent des Fetts aus mittelkettigen Triglyceriden besteht, das Herz-Kreislauf-Risiko senkt.[19]

Hypercholesterinämie ist relativ

Anklage

Im Vergleich mit allen anderen Pflanzenölen zeigt Kokosöl die nachteiligste Wirkung auf den Cholesterinspiegel im Blut. Selbst natürliches Kokosöl erhöht das Cholesterin, verglichen mit anderen Ölen.

Verteidigung

Bei vielen Cholesterinstudien wurde *natürliches* Kokosöl mit anderen Pflanzenölen verglichen. Die Art, in der die Autoren dieser Studien ihre Resultate formulieren, führt häufig zu Missverständnissen und sorgt für Verwirrung. Speiseöle werden oft entweder als »hypercholesterinämisch«, das heißt den Cholesterinspiegel erhöhend, oder »hypcholesterinämisch«, das bedeutet cholesterinsenkend, bezeichnet.

Dabei wird das Kokosöl häufig *hyper*cholesterinämisch genannt, im *Vergleich* zu mehrfach ungesättigten Ölen. Das Schlüsselwort ist »Vergleich«. Studien, die vermeintlich eine hypercholesterinämische Wirkung des Kokosöls belegen, zeigen in Wirklichkeit, dass das Öl den Serum-Cholesterinspiegel nicht ebenso wirksam senkte wie die mehrfach ungesättigten Pflanzenöle, mit denen es verglichen wurde.

Wenn Sie beispielsweise einen Menschen betrachten, der von Kopf bis Fuß 1,80 Meter misst, so würden Sie ihn groß nennen, weil er von überdurchschnittlicher Körpergröße ist. Verglichen mit den meisten professionellen Basketballspielern, die oftmals fast 2,10 Meter groß sind, gälte ein Mensch von 1,80 Meter als klein. Wäre er Mitglied eines professionellen Basketballteams, erhielte er vielleicht sogar den Spitznamen »Shorty«. Dass er kleiner als die anderen ist, macht ihn aber noch lange nicht wirklich klein. Er ist immer noch größer als der Durchschnitt.

Betrachten wir das Olivenöl. Es wirkt cholesterinsenkend. Färberdistelöl wirkt sogar noch deutlicher cholesterinsenkend als Olivenöl. Sie könnten also sagen, verglichen mit dem Färberdistelöl zeige Olivenöl eine cholesterinerhöhende Wirkung. Das klänge dann so, als ob Olivenöl tatsächlich den Cholesterinspiegel erhöhe, wenn es in Wirklichkeit gar nicht so ist.

Genauso ist es beim Kokosöl in Relation zu anderen Pflanzenölen hinsichtlich des Gesamtcholesterins. Kokosöl gilt als *hyper*cholesterinämisch (den Cholesterinspiegel erhöhend) nur im Vergleich zu mehrfach ungesättigten Pflanzenölen. Verglichen mit anderen gesättigten Fetten und gehärteten Pflanzenölen, die den Serum-Cholesterinspiegel erhöhen, wirkt Kokosöl *hypo*cholesterinämisch (cholesterinsenkend). In Wirklichkeit ist es weder noch. Generell beeinflusst es das Gesamtcholesterin beim Menschen kaum.

Risikofaktoren für eine Herz-Kreislauf-Erkrankung

Anklage

Einige Humanstudien deuten an, dass natürliches Kokosöl das Gesamtcholesterin im Blut erhöht. Beispielsweise servierten Ng und Kollegen einer Gruppe von Freiwilligen Kokosöl, und der Gesamtcholesterinwert stieg um 17 Prozent.[20] Tholstrup und Kollegen berichteten einen Anstieg von 16,2 mg/dl nachdem der Ernährung der Probanden Palmkernöl, das dem Kokosöl sehr ähnlich ist, zugegeben wurde.[21] Diesen Studien zufolge erhöht der Kokosölverzehr das Gesamtcholesterin und damit auch das Risiko einer Herz-Kreislauf-Erkrankung.

Verteidigung

Kokosöl kann eine leicht unterschiedliche Wirkung auf das Gesamtcholesterin ausüben. Nach den von der Anklage zitierten Studien scheint es den Cholesterinwert im Blut zu erhöhen. Andere Studien, die zum Teil bereits erwähnt wurden, zeigen eine Senkung. Generell ist der Effekt auf das Gesamtcholesterin neutral.

Die Studien, die eine scheinbar negative Wirkung auf den Cholesterinspiegel ergeben, sind irreführend. Werden alle Daten aus den oben genannten Studien ausgewertet, zeigt sich, dass Kokosöl und Palmöl den Cholesterinwert insgesamt positiv beeinflussen. Das Gesamtcholesterin mag zwar steigen, aber dieser Anstieg ist hauptsächlich auf eine Erhöhung des HDL-Cholesterins zurückzuführen – des guten Cholesterins, das das Risiko einer Herz-Kreislauf-Erkrankung senkt.

Bei der Messung des Gesamtcholesterins werden sowohl das HDL- (das gute) als auch das LDL- (das schlechte) Cholesterin erfasst. Wenn Sie nicht wissen, wie hoch der Anteil des HDL und des LDL am Gesamtcholesterin ist, dann wissen Sie eigentlich nicht, wie hoch Ihr Herz-Kreislauf-Risiko ist. Ein viel präziseres Maß für ein Herz-Kreislauf-Risiko ist der Cholesterinquotient (das Verhältnis von Gesamtcholesterin zu HDL). Ihr Cholesterinwert kann hoch sein, trotzdem kann das Risiko einer Herz-Kreislauf-Erkrankung gering sein, wenn der Cholesterinquotient niedrig ist. Bei einem Menschen mit einem Gesamtcholesterinwert von, sagen wir, 240 (was hoch ist) kann das Risiko geringer sein als bei jemandem mit einem Gesamtcholesterinwert von 200 (was als normal gilt), weil bei Ersterem der HDL-Wert (gutes Cholesterin) höher und der Cholesterinquotient niedriger ist.

Die von der Anklage zitierten Studien von Ng und Tholstrup haben ergeben, dass das Kokosöl bei Freiwilligen zwar das Gesamtcholesterin erhöhte, aber auch das HDL und damit den Cholesterinquotienten und entsprechend auch das Risiko einer Herz-Kreislauf-Erkrankung *senkte*.

Bei Ngs Studie wurde der Cholesterinquotient von 2,51 auf 2,42 gesenkt, bei Tholstrups Studie von 3,08 auf 2,69. Beide Studien zeigen eine vorteilhafte Veränderung. Der Cholesterinquotient gilt als viel präziserer Indikator eines Herz-Kreislauf-Risikos als das Gesamtcholesterin, demnach zeigt das Kokosöl keinen negativen Effekt auf den Cholesterinspiegel.

Tatsächlich sagen Cholesterinwerte hier überhaupt nichts aus, sie beweisen gar nichts. Selbst wenn das Kokosöl den Cholesterinspiegel im Blut erhöhte, wäre damit nicht bewiesen, dass es eine Herz-Kreislauf-Erkrankung verursacht. Warum? Weil ein hoher Cholesterinspiegel entgegen der landläufigen Ansicht keine Herz-Kreislauf-Erkrankung *verursacht*. Würde hohes Cholesterin eine Herz-Kreislauf-Erkrankung verursachen, müsste jeder Mensch mit hohen Cholesterinwerten daran leiden und an einem Herzinfarkt oder Schlaganfall sterben. So ist es aber nicht. Viele Menschen mit Cholesterinwerten von deutlich über 240 zeigen keine Symptome oder Anzeichen einer Herz-Kreislauf-Erkrankung und führen ein aktives, gesundes Leben. Andererseits sind die Cholesterinwerte bei mindestens einem Drittel der Herzinfarktpatienten normal oder sogar niedrig.

Ärzte wissen nicht genau, was eine Herz-Kreislauf-Erkrankung auslöst. Andernfalls könnten sie etwas dagegen unternehmen. Aber Herz-Kreislauf-Erkrankungen sind bei uns Todesursache Nummer eins, Tendenz steigend. Trotz aller Aufklärung über Cholesterin und fettarme Ernährung, trotz cholesterinsenkender Mittel und aller Wunder der medizinischen Wissenschaft sind sie nicht gestoppt.

Die Meinung, Cholesterin verursache Herz-Kreislauf-Erkrankungen, ist eine verbreitete falsche Vorstellung, die zum großen Teil von der Lebensmittel- und Pharmaindustrie am Leben gehalten wird, um den Absatz fettarmer Lebensmittel und cholesterinsenkender Medikamente zu steigern.

In Wirklichkeit ist das Cholesterin nur ein Marker oder »Risikofaktor« für eine Herz-Kreislauf-Erkrankung. Weitere Risikofaktoren sind unter anderem Rauchen, Alter, Blutdruck, Bewegungsmangel und Diabetes. Selbst das Geschlecht ist ein Risikofaktor, denn Herz-Kreislauf-Erkrankungen treten häufiger bei Männern auf, aber dass heißt nicht, dass Mann-Sein eine Herz-Kreislauf-Erkrankung *verursacht*. Keiner dieser Risikofaktoren löst notwendigerweise eine Herz-Kreislauf-Erkrankung aus. Sie deuten nur auf ein erhöhtes Risiko für die Erkrankung hin. Viele vertreten die Ansicht, das Cholesterin habe nur geringen oder gar keinen Effekt auf eine Herz-Kreislauf-Erkrankung, es sei vielmehr nur ein unschuldiger Zuschauer. Es ist wie an einem Tatort: Nur weil dort Polizisten sind, heißt das noch lange nicht, dass sie das Verbrechen begangen haben. Ein gemessener Gesamtcholesterinwert kann also nicht als Beweis gelten.

Es geht hier in Wirklichkeit nicht darum, wie Kokosöl den Cholesterinwert beeinflusst, sondern ob es eine Herz-Kreislauf-Erkrankung verursacht. Erinnern Sie sich: Kokosöl steht nicht wegen seiner Wirkung auf den Cholesterinspiegel vor Gericht, sondern weil es angeblich Herz-Kreislauf-Erkrankungen verursacht. Selbst wenn es den Cholesterinspiegel erhöhte, bedeutete das nicht, dass es der Verursacher einer Herz-Kreislauf-Erkrankung wäre.

Alle bisher vorgetragenen Beweise gegen das Kokosöl bezogen sich auf die Cholesterinwerte. Diese Herangehensweise hat sich als erfolglos erwiesen, da es keine hinreichenden Beweise für eine negative Beeinflussung des Cholesterinwertes gibt. Dass Kokosöl eine Herz-Kreislauf-Erkrankung verursacht, ließe sich nur beweisen, wenn beobachtet würde, dass Menschen mit hohem Kokosölverzehr häufiger an verstopften Arterien litten und Herzinfarkte erlitten. Ich würde mir wünschen, dass die Anklage echte Beweise dafür präsentiert, dass Kokosöl Herz-Kreislauf-Erkrankungen verursacht.

Sterberate infolge von Herz-Kreislauf-Erkrankungen

Anklage

Studien zeigen, dass die Sterberate infolge Herz-Kreislauf-Erkrankungen bei den Menschen mit dem höchsten Verzehr von gesättigten Fetten am höchsten liegt. Ancel Keys zeigte bei seiner Sieben-Länder-Studie: Je mehr Fett die Menschen aßen, desto höher war ihre Sterberate infolge von Herz-Kreislauf-Erkrankungen.[22]

Verteidigung

Sie können Kokosöl nicht mit anderen Fetten gleichsetzen, auch nicht mit gesättigten Fetten, weil es nicht dasselbe ist. Bevölkerungsstudien zeigen, dass die Häufigkeit von Herz-Kreislauf-Erkrankungen bei Bevölkerungsgruppen, die Kokosöl im Rahmen ihrer täglichen Ernährung zu sich nehmen, so niedrig ist wie kaum sonst auf der Welt. Auf den Philippinen beispielsweise sind Kokosnüsse und Kokosöl für viele Menschen Grundnahrungsmittel. Die Sterberate infolge von Herz-Kreislauf-Erkrankungen auf den Philippinen zählt zu den niedrigsten der Welt; sie ist sogar noch niedriger als in Japan, das die höchste durchschnittliche Lebenserwartung von allen Industrieländern verzeichnet. In der Region Bicol auf den Philippinen liegt der Kokosölverzehr höher als im übrigen Land, dort ist die Rate von Herz-Kreislauf-Erkrankungen am niedrigsten.[23] In Sri Lanka, wo das Kokosöl traditionell zu den vorherrschenden Speisefetten zählt, liegt die Sterberate infolge von Herz-Kreislauf-Erkrankungen nur bei eins auf 100 000 Einwohner.[24] Das gleiche Muster beobachten wir in Thailand, Indonesien, auf den Fidschi-Inseln und in anderen Ländern mit hohem Kokosnussverzehr. Bevölkerungsstudien zeigen eindeutig, dass der Verzehr von Kokosöl nicht zu Herz-Kreislauf-Erkrankungen beiträgt.

Wenn das Argument der Anklage, das Kokosöl trüge zu Herz-Kreislauf-Erkrankungen bei, zuträfe, so müsste jede Bevölkerungsgruppe mit hohem Kokosnussverzehr eine hohe Sterberate infolge von Herz-Kreislauf-Erkrankungen aufweisen. Ich fordere die Anklage auf, eine solche Bevölkerungsgruppe zu nennen.

Anklage

Herz-Kreislauf-Erkrankungen nehmen weltweit zu, sogar in Gebieten, in denen Kokosnüsse wachsen.

Verteidigung

Das ist darauf zurückzuführen, dass der Verzehr von Kokosöl weltweit sinkt, da fälschlich angenommen wird, es trage zu Herz-Kreislauf-Erkrankungen bei. Der Verzehr industriell verarbeiteter und gehärteter Pflanzenöle steigt seit längerer Zeit. Auch in Ländern wie den Philippinen steigt die Zahl von Herz-Kreislauf-Erkrankungen, allerdings vor allem bei der städtischen Bevölkerung, die sehr viel importierte Lebensmittel einschließlich industriell verarbeiteter Pflanzenöle konsumiert. Insgesamt liegt die Sterberate infolge von Herz-Kreislauf-Erkrankungen auf den Philippinen immer noch weit unter der in den

USA und den meisten europäischen Ländern. Solange Kokosöl für diese Menschen die Hauptfettquelle bedeutet, bleibt die Herz-Kreislauf-Sterberate relativ niedrig.

Expertenaussagen

Richter
Gibt es weitere Beweise, die die Anklage vortragen möchte?

Anklage
Wir haben mehrere Mediziner, Ärzte und Wissenschaftler, die bezeugen können, dass Kokosöl zu Herz-Kreislauf-Erkrankungen beiträgt. Im Rahmen einer herzgesunden Ernährung empfehlen sie routinemäßig, mehrfach ungesättigte Pflanzenöle zu essen und gesättigte Fette, insbesondere das Kokosöl, zu meiden. Ihre Ansichten als medizinische Fachleute werden hoch geschätzt.

Verteidigung
Das Problem der Zeugen der Anklage besteht darin, dass sie keine Experten in Lipidbiochemie sind und in der Arbeit mit Kokosöl weder über klinische Erfahrung noch über Erfahrungen im Labor verfügen. Wie häufig bei Fachleuten im Gesundheitsbereich, sind ihre Ansichten von fehlerhaften Studien beeinflusst, die mit gehärtetem Kokosöl durchgeführt werden. Die meisten Ärzte wissen allenfalls wenig über MCT und deren Effekt auf die menschliche Physiologie. Sie wissen nicht einmal, dass es mehr als eine Art von gesättigtem Fett gibt. Medizinstudenten lernen kaum etwas über Ernährung. Deshalb ist die große Mehrheit der Mediziner nicht dafür qualifiziert, als Experten über die gesundheitlichen Aspekte des Kokosöls aufzutreten.

Richter
Gibt es weitere Beweise, die die Verteidigung vorbringen möchte?

Verteidigung

Ja. Wir möchten mehrere Experten als Zeugen aufrufen, Lipidforscher und Ärzte, die eigene Erfahrungen mit natürlichem Kokosöl bei der Forschung am Menschen vorweisen können. Diese Männer und Frauen haben die Wirkung von Kokosöl als Teil einer natürlichen Ernährung untersucht. Wir möchten sie alle aussagen lassen.

»Menschen essen in der Regel gemischtes Fett, aber nur selten sind Nahrungslipide als Mischungen untersucht worden. Frühere Tierversuche sind von begrenztem Wert, da diese Tiere Defizite an essenziellen Fettsäuren entwickelten. Das hätte sich durch eine Fütterung mit gemischten Fetten vermeiden lassen, denn die Wechselwirkung unterschiedlicher Fettsäuren ist wahrscheinlich nicht nur einfach additiv. In den wenigen Studien über Kokosöl im Rahmen einer Ernährung mit gemischten Fetten wurde keine cholesterinsteigernde Reaktion beobachtet. ... Das Kokosöl wird historisch falsch dargestellt, die wissenschaftliche Gemeinschaft muss daher über seine wirkliche Verstoffwechselung und die Wirkung auf die Atherogenese aufgeklärt werden.«

Dr. George L. Blackburn (M. D., Ph. D)
Dr. Edward A. Mascioli (M. D.)
Marilyn Kowalchuk (Ernährungsberaterin, M. S., R. D.)
Dr. Vigen K. Babayan (Ph. D.)
Dr. Bruce R. Bistrian (M. D., Ph. D.)
Forscherteam an der *Harvard Medical School*,
Boston, Massachusetts

»Bevölkerungsstudien zeigen, dass Kokosöl nicht zu erhöhten Serum-Cholesterinwerten und hoher Mortalität infolge koronarer Herzkrankheit oder hoher Morbiditätsrate führt.«

Dr. Hans Kaunitz (M. D.), Professor der Pathologie
Columbia University, College of Physicians & Surgeons

»Epidemiologische Daten belegen keinen cholesterogenen oder atherogenen Effekt von hohem Kokosölverzehr bei menschlichen Bevölkerungsgruppen. Es gibt keine Beweise dafür, dass Bevölkerungsgruppen, die Kokosöl verzehren, deshalb an Herz-Kreislauf-Erkrankungen leiden. Tatsächlich sieht es eher so aus, dass die Rate von Herz-Kreislauf-Erkrankungen dort niedriger ist als bei Bevölkerungsgruppen, die kein Kokosöl verzehren. Offenbar erhöht das Kokosöl das HDL (gutes Cholesterin), sodass der LDL:HDL-Quotient wie erwünscht niedrig bleibt.«

> Dr. Conrado S. Dayrit (M. D., F. P. C. P., F. P. C. C., F. A. C. C.)
> Professor (em.), College of Medicine
> University of the Philippines

»Die langkettigen Fettsäuren in tierischen Nahrungsmitteln und Milchprodukten tragen zur Cholesterinproduktion in der Leber bei, das Kokosöl gilt in dieser Hinsicht als neutral. Es erhöht den Serumcholesterinwert nicht, senkt ihn aber auch nicht.«

> Dr. D. P. Atukorale (M. D., F. R. C. P., F. A. C. C., F. C. C. P.)

»In großen Teilen der Welt spielt die Kokosnuss eine wichtige Rolle in der Ernährung. Diese Bevölkerungsgruppen leben im Entwicklungssektor, wo die koronare Herzkrankheit ungewöhnlich oder selten ist.«

> Dr. Ian A. Prior (M. D., F. R. C. P., F. R. A. C. P.)

»Die Aufnahme von Kokosöl in die Ernährung erhöht den Blutspiegel von High Density Lipoprotein (HDL). Wie Sie wissen, ist das HDL der gute Cholesterinkomplex, der Wert sollte hoch sein, der des LDL hingegen niedrig. Die Verwendung von Kokosöl und Kokosbutter in der Küche wäre zu empfehlen.«

> Dr. Laszlo I. Belenyessy (M. D.)

Anklage

Angesichts der Qualifikation und langjährigen Erfahrung der Zeugen der Verteidigung in Lipidbiochemie und Forschung über Kokosölverzehr haben wir keine weiteren Fragen.

Schlussplädoyers

Anklage

Die meisten Mediziner sind der Ansicht, dass gesättigte Fette den Cholesterinspiegel im Blut erhöhen sowie Arteriosklerose und Herz-Kreislauf-Erkrankungen fördern. Von allen Speisefetten weist das Kokosöl den höchsten Anteil an gesättigten Fettsäuren auf. Deshalb ist davon auszugehen, dass es sich aufgrund seiner Natur negativ auf den Cholesterinspiegel auswirkt. Da Cholesterin ein bekannter Risikofaktor für eine Herz-Kreislauf-Erkrankung ist, fördert, wenn nicht gar verursacht das Kokosöl Herz-Kreislauf-Erkrankungen.

Verteidigung

Die Anklage hat gerade die typische Argumentation vorgebracht, aufgrund derer die meisten Menschen fälschlich glauben, Kokosöl verursache Herz-Kreislauf-Erkrankungen.

Kokosöl enthält einen hohen Anteil an gesättigtem Fett, aber dieses gesättigte Fett besteht überwiegend aus MCT. Mittelkettige Fettsäuren werden im menschlichen Körper anders verarbeitet und verstoffwechselt als andere gesättigte Fette und zeigen daher nicht dieselbe Wirkung. MCT werden in MCFA umgewandelt und vom Körper als Treibstoffquelle zur Energieproduktion genutzt. Sie werden nicht in gleichem Maße zu Lipoproteinen (z. B. VLDL- und LDL-Cholesterin) verarbeitet und zirkulieren nicht im Blutstrom wie andere Fette. Deshalb erhöhen sie den Cholesterinspiegel nicht und verursachen keine Arteriosklerose.

Frühere Studien, die das Kokosöl in Misskredit gebracht haben, waren fehlerhaft oder wurden falsch interpretiert. Tierstunden sind nicht zuverlässig, weil der Fettstoffwechsel bei Tieren oft anders abläuft als beim Menschen. Zudem wird sowohl bei Tierstudien als auch bei Humanstudien häufig gehärtetes Kokosöl verwendet, sie sind deshalb ebenfalls unzuverlässig, da Transfette jederlei Ursprungs den Cholesterinspiegel erhöhen. Was die Förderung einer Herz-Kreislauf-Erkrankung angeht, so gelten gehärtete Fette als gefährlicher als die gesättigten. Ernährungsversuche mit gehärtetem oder fraktioniertem

Kokosöl als einziger Fettquelle führen zu einem Defizit an essenziellen Fettsäuren, gekennzeichnet durch erhöhte Cholesterinwerte und die Entstehung einer Arteriosklerose. Verglichen mit anderen Pflanzenölen wurde Kokosöl als den Cholesterinwert erhöhend abgestempelt, weil es den Wert im Blut nicht in demselben Maße senkt wie diese anderen Öle. Das bedeutet aber keine echte cholesterinsteigernde Wirkung, es gilt nur im Vergleich zu anderen Pflanzenölen. Selbst wenn das Kokosöl den Cholesterinwert erhöhte, wäre damit noch nicht bewiesen, dass es Herz-Kreislauf-Erkrankungen verursacht. Studien deuten darauf hin, dass Kokosöl das HDL-Cholesterin (das gute Cholesterin) erhöht und gleichzeitig den Cholesterinquotienten und damit das Risiko einer Herz-Kreislauf-Erkrankung senkt.

Studien an Menschen, die natürliches Kokosöl im Rahmen ihrer normalen Ernährung verwenden, ergeben keine negative Wirkung auf den Blutcholesterinspiegel. Bei Bevölkerungsgruppen, die im Rahmen ihrer täglichen Ernährung erhebliche Mengen an Kokosöl konsumieren, treten Herz-Kreislauf-Erkrankungen seltener auf.

Und schließlich bestätigen die Aussagen der Experten die Position der Verteidigung, dass das Kokosöl unschuldig ist.

Gibt es einen hinreichenden Beweis dafür, dass Kokosöl Herz-Kreislauf-Erkrankungen verursacht? Nach den vorgetragenen Beweisen zu urteilen ist dies nicht der Fall. Die Studien, die von der Anklage als Beweis angeführt wurden, waren allesamt fehlerhaft oder wurden falsch interpretiert. Darüber hinaus hat die Anklage keine einzige Bevölkerungsgruppe auf der ganzen Welt nennen können, die in ihrer täglichen Ernährung von Kokosnuss und Kokosöl abhängig ist und bei der häufig Herz-Kreislauf-Erkrankungen auftreten. Unter Berücksichtigung all dieser Fakten gibt es absolut keinen Beweis dafür, dass der Verzehr von Kokosöl eine Herz-Kreislauf-Erkrankung verursacht oder in irgendeiner Weise dazu beiträgt.

Schuldig oder nicht schuldig

Richter

Sie haben die Beweise gegen das Kokosöl gehört. Als Geschworene müssen Sie entscheiden, ob das Kokosöl schuldig ist, eine Herz-Kreislauf-Erkrankung zu verursachen, oder bis zum Beweis des Gegenteils als unschuldig zu gelten hat. Gibt es genügend Beweise gegen das Kokosöl, um seine Schuld zu beweisen? Sie müssen entscheiden.

Aus den angeführten Beweisen sollte es offensichtlich sein, dass keine hinreichend glaubhaften Beweise vorliegen, um das Kokosöl als tödliches, Arterien verstopfendes Fett, wie es so häufig genannt wird, zu verurteilen. Wie Sie im folgenden Kapitel sehen werden, ist das Kokosöl nicht nur unschuldig, eine Herz-Kreislauf-Erkrankung zu verursachen, sondern es schützt sogar davor. Das Nahrungsmittel, das so viele Jahre lang schuldig gesprochen wurde, Herz-Kreislauf-Erkrankungen zu verursachen, hilft in Wirklichkeit, sie zu verhindern.

Cholesterin

Nachdem ich fünf Monate lang täglich drei Esslöffel Kokosöl gegessen habe, liegt mein Cholesterinwert unverändert bei 187, LDL 68, HDL 93 und VLDL 24.   *Nancy*

Vor zwei Wochen ließ ich mich in der örtlichen Poliklinik untersuchen, mein Gesamtcholesterin war 175, Triglyceride 71 und Blutzucker 85. Die Schwester konnte meine Antwort auf die Frage, welche Öle wir verwendeten, nicht fassen. Ihr fiel buchstäblich das Kinn herunter, als ich das Kokosöl nannte! Sie riet mir zu einer Änderung meiner Essgewohnheiten. Ich fragte sie, wie viele 52-Jährige sie denn treffe, die so gute Werte zeigten und keinerlei Medikamente einnähmen.   *Chuck*

Kapitel 5

Kokosöl ist gut für Ihr Herz

Herz-Kreislauf-Erkrankung

Die Wahrscheinlichkeit, dass Sie an einer Herz-Kreislauf-Erkrankung sterben werden, ist ziemlich hoch, denn die meisten Menschen sterben daran. Und traurig ist dabei: Die meisten dieser Erkrankungen wären vermeidbar. Ist die Krankheit jedoch erst einmal so weit fortgeschritten, dass sie sich bei Ihnen bemerkbar macht, ist es in der Regel zu spät. Mit konventionellen Behandlungsmethoden kann wenig zu Ihrer Rettung getan werden. Der beste Schutz vor einer Herz-Kreislauf-Erkrankung ist die Prävention. In den meisten Fällen ist die Krankheit zu verhindern.

Herz-Kreislauf-Erkrankung ist ein allgemeiner Ausdruck für alle Erkrankungen von Herz und Blutgefäßen. Die mit Abstand häufigste Herz-Kreislauf-Erkrankung ist die Arteriosklerose (Verhärtung der Arterien). Sie ist ernst zu nehmen, denn sie bereitet den Boden für Hypertonie (hoher Blutdruck), Herzinfarkt und Schlaganfall. In den Industrieländern sind Herz-Kreislauf-Erkrankungen seit Jahrzehnten die Todesursache Nummer eins.

Herz-Kreislauf-Erkrankungen senden keine Warnsignale, die meisten Betroffenen wissen gar nichts von ihrer Krankheit. Das erste Anzeichen ist oft ein Herzinfarkt – jeder dritte davon mit tödlichem Ausgang. Er kann ohne vorherige Symptome oder Warnung passieren. Am Herzinfarkt sterben mehr Menschen als an einer anderen Krankheit oder einem Unfall. Er ist weltweit der Killer Nummer eins, jedes Jahr fordert er 7,2 Millionen Menschenleben. In den USA stirbt alle 40 Sekunden ein Mensch an einem Herzinfarkt.

Herzinfarkte können zwar ohne Warnung auftreten, aber rein zufällig passieren sie nicht. Die Krankheiten, die zu einem Herzinfarkt führen, bauen sich schleichend über viele Jahre hinweg auf. Herzinfarkte, Schlaganfälle und andere ernste Herz-Kreislauf-Störungen sind in der Regel die Folge einer Arteriosklerose. Die Arteriosklerose ist ein Prozess, bei dem sich an den Innenwänden von Arterien verhärtetes fettiges Material, die sogenannte Plaque, ablagert.

Auf die Frage, was eine Arteriosklerose verursacht, werden die meisten Menschen vermutlich antworten, der Grund sei zu viel Cholesterin im Blut. Cholesterin kommt aber nicht einfach locker die Arterie entlanggetanzt und beschließt plötzlich, sich irgendwo anzuheften. Tatsächlich ist Cholesterin für eine Arteriosklerose oder die Bildung arterieller Plaque nicht einmal notwendig. Entgegen der landläufigen Ansicht ist der Hauptbestandteil von arterieller Plaque nicht Cholesterin oder Fett, sondern Eiweiß. In manchen arteriosklerotischen Arterien findet sich nur wenig oder gar kein Cholesterin.

Anfänglich entwickelt sich eine Arteriosklerose infolge einer Verletzung der Innenauskleidung der Arterienwand. Die Verletzung kann das Ergebnis verschiedener Faktoren sein, hoher Blutdruck etwa, eine Infektion oder freie Radikale. Kleine Proteine im Blut, die sogenannten Blutplättchen, bilden Gerinnsel, wenn sie auf eine Verletzung eines Blutgefäßes treffen. Diese Gerinnselbildung ist nötig, um die Blutung zu stoppen und die Heilung zu erleichtern. Verletzte Zellen setzten Protein-Wachstumsfaktoren frei, die das Wachstum von Muskelzellen in der Arterienwand anregen, um den Schaden zu reparieren. Dauert die Schädigung an oder wird sie chronisch, so wird ein komplexes Gemisch aus Narbengewebe, Blutplättchen, Kalzium, Cholesterin und Triglyceriden in die betroffene Stelle eingebunden, um die Verletzung zu heilen. Dieses Material wird Plaque genannt. Faseriges Gewebe, das überwiegend aus Eiweiß besteht – und nicht das Cholesterin –, bildet das Hauptmaterial der Plaque. Kalziumablagerungen verhärten die Plaque, die Arterie wird brüchig, ein charakteristisches Merkmal der Arteriosklerose. Deshalb wird sie auch häufig als »Arterienverhärtung« bezeichnet. Mit dem weiteren Aufbau der Plaque wird der Durchgang innerhalb der Arterien verengt, der Blutfluss gedrosselt.

Anders als normalerweise angenommen wird die Plaque nicht einfach an die Innenseite des Arterienkanals angeheftet. Sie wächst innerhalb der Arterienwand und wird in das Gewebe eingebaut. Arterienwände enthalten eine Schicht kräftiger Muskeln, die eine Ausdehnung der Plaque nach außen verhindern. Wenn die Plaque also wächst, kann sie sich nur in einer Richtung ausdehnen, nämlich nach innen, in den Arterienkanal. Die Arterie verhärtet langsam, der Blutfluss wird abgewürgt.

Durch Plaque geschädigte Arterien laden förmlich zur Gerinnselbildung ein. Ein einmal gebildetes Gerinnsel kann an die Plaque angeheftet bleiben und allmählich größer werden, bis es die Arterie vollkommen verstopft. Aber ein Gerinnsel kann sich auch lösen und über das Blut in kleinere Gefäße transportiert werden, wo es dann stecken bleibt und den Blutfluss blockiert. Arterien, die bereits durch Plaque verengt sind, werden leicht durch Gerinnsel verstopft. Wird der Blutfluss in der Koronararterie, die das Herz versorgt, blockiert, ist die Folge ein Herzinfarkt. Tritt die Blockade in der Carotisarterie auf, die zum Gehirn führt, so verursacht sie einen Schlaganfall. Eine Verstopfung anderer Arterien kann zu Nierenversagen und zu Wundbrand führen.

Warum Bewohner der Pazifikinseln keine Herz-Kreislauf-Erkrankung bekommen

Vor hundert Jahren waren Herz-Kreislauf-Erkrankungen beinahe unbekannt. Bis 1950 waren sie in den USA und vielen europäischen Ländern zur Haupttodesursache geworden. Wie eine Seuche haben sie sich bis in jeden Winkel der Welt verbreitet, heute sind sie weltweit der Killer Nummer eins. Die Bewohner der Pazifikinseln sind traditionell gegen diese Bedrohung relativ immun. Dort, wo Menschen noch immer auf ihre kokosnussbasierte Ernährung angewiesen sind, sind Herz-Kreislauf-Erkrankungen auch heute noch selten.

Die meisten Mediziner halten Herz-Kreislauf-Erkrankungen für eine Folge von Ernährung und Lebensstil. Wenn Sie also das Richtige essen, können Sie einen Herzinfarkt verhindern. So gesehen scheint die Kokosnuss, insbesondere das Kokosöl, eine wirksame Waffe gegen Herz-Kreislauf-Erkrankungen zu sein.

Epidemiologische Studien (Bevölkerungsstudien) haben gezeigt, dass Bevölkerungsgruppen in aller Welt, die sich von Kokosnuss ernähren, bemerkenswert immun gegen Herz-Kreislauf-Erkrankungen sind. Diese Immunität ist nicht genetisch, sondern ernährungsbedingt. Shorland und Kollegen haben gezeigt, dass die Cholesterinwerte bei polynesischen Bevölkerungsgruppen mit hohem Kokosnussverzehr niedriger sind und dass die Arteriosklerose bei ihnen seltener auftritt als bei Europäern und bei Inselbewohnern, die sich in westlichem Stil ernähren.[1]

Eine Studie wurde an den Bewohnern von zwei entlegenen Pazifikinseln – Pukapuka und Tokelau – durchgeführt.[2] Die gesamte Bevölkerung der Inseln nahm an der Studie teil. Die übliche Ernährung der Menschen wurde sorgfältig analysiert, sie selbst wurden auf ihren Gesundheitszustand untersucht. Die Wahl fiel auf sie, weil sie nach wie vor relativ isoliert von westlichen Einflüssen leben und ihre traditionelle, auf Kokosnuss basierende Ernährung beibehalten haben. Kokosnuss war die Hauptnahrungsquelle, sie wurde in der einen oder anderen Form bei jeder Mahlzeit und als Snack zwischendurch gegessen. Die Bewohner der beiden Inseln bezogen 63 beziehungsweise 34 Prozent ihrer Kalorien aus der Kokosnuss. Insgesamt nahmen sie täglich mehr als 100 Gramm Kokosöl zu sich. Die Forscher fanden weder Hinweise auf koronare Herzkrankheit noch auf Anzeichen von Diabetes, Krebs, Schilddrüsenunterfunktion oder andere Krankheiten, die die westliche Gesellschaft plagen.

Trotz der großen Menge an gesättigtem Fett in der Nahrung der Inselbewohner waren die Cholesterinwerte weit niedriger als erwartet. Nach der Rechnung von Key, die den Cholesterinspiegel als Funktion des verzehrten Nahrungsfetts berechnet, wurden die Cholesterinwerte vorausberechnet. Die tatsächlichen Werte der Inselbewohner lagen jedoch durchschnittlich 76 mg/dl unter den vorhergesagten Werten – ein gewaltiger Unterschied.

Die Kokosnuss spielt auch eine zentrale Rolle in der Ernährung der Menschen im Inselstaat Papua-Neuguinea im Südpazifik. Wie andere Inselbevölkerungen, so essen auch sie seit Generationen Kokosnuss, ohne dass auch nur ein einziger Herzinfarkt berichtet worden wäre. Würde Kokosöl zu einer Herz-Kreislauf-Erkrankung beitragen, wie

sich viele Menschen haben weismachen lassen, sollten diese Inselbewohner ständig Herzinfarkten oder Schlaganfällen zum Opfer fallen,
doch Herz-Kreislauf-Erkrankungen waren hier bis 1964, als der erste
Fall gemeldet wurde, vollkommen unbekannt.[3] In dem Maße, wie das
Land verwestlicht worden ist, ist der Kokosnussverzehr zurückgegangen und die Zahl der Herz-Kreislauf-Erkrankungen hat zugenommen.
Alle Fälle beschränkten sich auf städtische Zentren, wo sich die Ernährungsgewohnheiten denen des Westens angenähert haben.

Mehrere Studien über relativ isolierte Bevölkerungsgruppen in Papua-Neuguinea, die ihre traditionelle Kokosnussernährung beibehalten haben, ergaben, dass diese Menschen vollkommen frei waren von
allen Anzeichen einer Herz-Kreislauf-Erkrankung. Ein Beispiel: Bei
einer Studie mit 203 Teilnehmern berichteten die Forscher über die
»Nichtexistenz von Schlaganfall und ischämischer Herzkrankheit«
selbst bei Menschen im Alter von 86 Jahren.[4]

Auf der Insel Kitava in Papua-Neuguinea ist die Kokosnuss ein
Grundnahrungsmittel. Die Menschen dort sind repräsentativ für die
typische Bevölkerung einer Pazifikinsel. Insgesamt waren an der Studie 1816 Menschen im Alter von bis zu 96 Jahren beteiligt. Die Forscher berichteten: »Schlaganfall und ischämische Herzkrankheit
scheint es bei dieser Bevölkerung nicht zu geben.«[5]

Alle Bewohner, einschließlich der ältesten, die fast 100 Jahre alt waren, hatten niedrigen Blutdruck. Der Nüchtern-Gesamtcholesterinwert
und das LDL-Cholesterin lagen bei den Männern auf Kitava um zehn
bis dreißig Prozent unter den Werten der schwedischen Bevölkerung,
die sich mit etwas weniger gesättigtem Fett, aber mehr sogenannten
»herzgesunden« einfach und mehrfach ungesättigten Fetten ernährt.[6]

Die genannten Studien zeigen, dass hoher Kokosnussverzehr offenbar
nicht schädlich ist und nach allen Indikatoren die Menschen bis ins
hohe Alter vor Herz-Kreislauf-Erkrankungen zu schützen scheint. Die
Bewohner der Pazifikinseln sind aber nicht die Einzigen, die vor Herz-
Kreislauf-Erkrankungen geschützt sind, sondern Herz-Kreislauf-Erkrankungen sind weltweit bei allen Bevölkerungsgruppen, die sehr stark
auf die Kokosnuss als Teil ihrer Ernährung angewiesen sind, selten.

In Sri Lanka ist die Kokosnuss seit Jahrtausenden die wichtigste Quelle von Nahrungsfett. 1978 lag der Pro-Kopf-Verbrauch bei 120 Nüssen

jährlich. Damals wies das Land weltweit die niedrigste Rate von Herz-Kreislauf-Erkrankungen auf. Nur einer von 100 000 Todesfällen ging auf eine Herz-Kreislauf-Erkrankung zurück. In den Vereinigten Staaten, wo sehr wenig Kokosnuss gegessen wird, war die Sterberate zur gleichen Zeit mindestens 280 Mal höher!

Im Laufe der Jahre ist der Kokosnusskonsum in Sri Lanka zurückgegangen, die Zahl der Herzinfarkte ist gestiegen. 1952 lag der Pro-Kopf-Verzehr an Kokosnüssen noch bei 132 Stück, 1991 war er auf 90 gesunken. Allgemein sind Herz-Kreislauf-Erkrankungen auf städtische Gebiete begrenzt, in denen der Kokosverzehr am stärksten rückläufig ist. In ländlichen Regionen ist die Kokosnuss noch immer die Hauptquelle von Nahrungsfett. Unter der indigenen Bevölkerung Sri Lankas ist sie eine Hauptnahrungsquelle, die koronare Herzkrankheit ist völlig unbekannt.[7]

In den Kokosnuss-Anbaugebieten Südindiens, wo traditionell sehr große Mengen Kokosnuss und Kokosöl konsumiert werden, litten 1979 im Durchschnitt 2,2 von 1000 Menschen an koronarer Herzkrankheit. Eine Kampagne gegen das Kokosöl als angeblich »ungesundes« gesättigtes Fett, das Herz-Kreislauf-Erkrankungen verursache, hatte zur Folge, dass der Kokosölkonsum in den 1980er-Jahren sank. Es wurde im Haushalt durch industriell verarbeitete Pflanzenöle und Margarine ersetzt. Das Ergebnis: Bis 1993 verdreifachte sich die Zahl der Herz-Kreislauf-Erkrankungen!

Viele Studien haben gezeigt, dass die Lebenserwartung der Japaner zu den höchsten der Welt zählt. Das ist zum Teil auf die niedrige Rate von Krebs und Herz-Kreislauf-Erkrankungen zurückzuführen. Auf Grundlage von Daten der *American Heart Association* (AHA) wird die Sterberate infolge von Herz-Kreislauf-Erkrankungen in 35 Ländern, von der höchsten bis zur niedrigsten, aufgelistet. Von allen aufgeführten Ländern zeigt Japan den niedrigsten Wert. In keinem der genannten Länder wird jedoch viel Kokosnuss konsumiert. Selbst die Japaner essen nicht viel Kokosnuss, aber auf den Philippinen wird sehr viel gegessen. Die Philippinen stehen nicht auf der Hauptliste, weil der AHA die Zahlen aus diesem Land nicht vorlagen. In einer Studie von Dr. Conrado Dayrit, die im *Philippine Journal of Cardiology* veröffentlicht wurde, wird die Sterberate infolge von Herz-Kreislauf-Erkrankungen mit 120 pro 100 000 angegeben.[8] Diese Rate ist sogar niedriger als in Japan, tatsächlich liegt sie nur bei einem Viertel des japanischen Werts. Auf den Philippinen, wo der Kokosnussverzehr am höchsten ist, ist die Häufigkeit von Herz-Kreislauf-Erkrankungen am niedrigsten. Die Re-

Rate von Todesfällen nach Herz-Kreislauf-Erkrankungen[1]

Land	Todesfälle		
		Altersgruppe 35–74 Jahre, Rate pro 100 000 Einwohner	
Russ. Föderation	1802		
Ungarn	1330		
Rumänien	1283		
Bulgarien	1250	Niederlande	703
Polen	1136	England/Wales	702
Tschechische Rep.	997	Kanada	701
Argentinien	993	Neuseeland	683
Mexiko	973	Israel	683
Kolumbien	957	Frankreich	679
China	931	Norwegen	656
Schottland	906	Österreich	653
Dänemark	874	Griechenland	646
Korea	840	Spanien	640
Irland	815	Italien	610
Vereinigte Staaten	814	Schweden	596
Portugal	773	Australien	577
Belgien	758	Schweiz	559
Nordirland	743	Japan	548
Deutschland	732		
Finnland	729	Philippinen	120[2]

1 Sterberate infolge von Herz-Kreislauf-Erkrankungen insgesamt, koronarer Herzkrankheit, Herzinfarkt und Schlaganfall in ausgewählten Ländern (letzte verfügbare Zahlen aus 2004). Quelle: American Heart Association.

2 Quelle: Dayrit, C.S., 2003. Coconut oil: atherogenic or not? Philp J Cardiology 31(3):97-104.

gion Bicol auf den Philippinen verzeichnet den höchsten Fettverzehr aus Kokosnuss, weil die Menschen dort die meisten Mahlzeiten in Kokosmilch kochen, 62,5 Prozent des Fetts in ihrer Nahrung stammt aus der Kokosnuss. Unter den Einwohnern von Bicol ist die Häufigkeit von Herz-Kreislauf-Erkrankungen so niedrig wie in keiner anderen Region im ganzen Land.

Studien zeigen, dass Schlaganfall und Herz-Kreislauf-Erkrankungen in Bevölkerungsgruppen, bei denen westliche Nahrungsmittel nur spärlich, Kokosnuss dagegen sehr viel gegessen wird, selten oder unbekannt sind.[9] Im Laufe der Jahre hat sich gezeigt, dass immer dann, wenn eine Inselbevölkerung ihre traditionelle Ernährung mit viel Kokosnuss zugunsten von moderner Ernährung und Lebensstil aufgibt, sich dieselben Krankheiten ausbreiten, die auch im Westen bekannt sind und dass die Rate von Herz-Kreislauf-Erkrankungen steigt. Je umfassender die Menschen den westlichen Lebensstil übernehmen, desto mehr gleichen ihre Krankheiten denen, die uns im Westen so oft begegnen.

Wie der Kardiologe und Leiter der epidemiologischen Abteilung am *Wellington Hospital* in Neuseeland, Dr. Ian Prior, sagt, zeigt sich dieses Muster besonders deutlich an den Bewohnern der Pazifikinseln. »Je mehr ein Inselbewohner die westliche Lebensweise übernimmt, desto anfälliger wird er für unsere degenerativen Erkrankungen.« Und je weiter sich die Menschen im pazifischen Raum von der Ernährungsweise ihrer Vorfahren entfernen, »desto näher kommen Gicht, Diabetes, Arteriosklerose, Fettleibigkeit und Bluthochdruck.«[10]

Ist die Kokosnuss das Geheimnis, das die Bewohner der Pazifikinseln vor Herz-Kreislauf-Erkrankungen schützt, oder gibt es noch etwas anderes? Man könnte behaupten, es sei die traditionelle Ernährungsweise insgesamt und nicht nur die Kokosnuss. Das ist eine vernünftige Überlegung. Es gibt aber andererseits genügend Beweise dafür, dass Kokosnuss tatsächlich ein wichtiger Grund dafür ist, dass diese Menschen nicht an Herz-Kreislauf-Erkrankungen leiden. Bei den Inselbewohnern, die mehr Kokosnuss essen, besteht ein geringeres Risiko von Herz-Kreislauf-Erkrankungen. Das zeigte sich bei einer Studie, bei der zwei polynesische Bevölkerungsgruppen von den Cook-Inseln verglichen wurden. Bei den Inseln handelte es sich um

Pukapuka und Rarotonga. Der ethnische Hintergrund beider Gruppen war derselbe. Und auch wenn die Menschen auf Rarotonga stärker von der westlichen Kultur beeinflusst waren, aßen beide Gruppen im Wesentlichen die gleichen Nahrungsmittel und lebten in einem ähnlichen Umfeld und unter ähnlichen Bedingungen. Der größte Unterschied in ihrer Ernährung bestand in der Menge der verzehrten Kokosnuss. Die Menschen auf Pukapuka aßen mehr Kokosnuss und mehr Fett. 75 Prozent des Fetts in der Ernährung der Menschen auf Pukapuka stammte aus Kokosöl. Die Menschen auf Rarotonga bezogen 25 Prozent ihres Fetts aus dem Kokosöl. Obwohl die Bewohner von Pukapuka mehr Kokosöl und insgesamt mehr Fett aßen, waren ihre Cholesterinwerte im Blut deutlich niedriger als bei den Menschen auf Rarotonga. Auf Pukapuka lagen die Cholesterinwerte im Schnitt bei 175 mg/dl, was als geringes Risiko eingeschätzt wird.[11] Der größere Anteil von Kokosnuss in der Ernährung der Menschen auf Pukapuka verbesserte offenbar ihre Cholesterinwerte und senkte damit das Risiko einer Herz-Kreislauf-Erkrankung. Die Beweise dafür, dass Kokosöl eines der Geheimnisse ist, die die Bewohner der Pazifikinseln vor Herz-Kreislauf-Erkrankungen bewahren, werden im Rest dieses Kapitels noch im Einzelnen beschrieben.

Wie Kokosöl vor Herz-Kreislauf-Erkrankungen schützt

Die Kokosnuss ist als König der Nahrungsmittel bezeichnet worden. Sie dient gleichzeitig als lebenserhaltendes Nahrungsmittel und als gesund machende Medizin. Nach der Überlieferung zählt die Frucht der Kokospalme zu den Geheimnissen guter Gesundheit und eines langen Lebens. Die heutige medizinische Forschung belegt die gesund machenden Eigenschaften dieses Königs der Nahrungsmittel.

Ironischerweise erweist sich das Kokosöl, das einst beschuldigt wurde, zu Herz-Kreislauf-Erkrankungen beizutragen, als schlagkräftige Waffe dagegen. Was aber ist im Kokosöl, das Herz-Kreislauf-Erkrankungen in Schach hält? Betrachten wir, wie sich das Kokosöl auf die Gesundheit von Herz und Kreislauf auswirkt.

Auch nach jahrzehntelanger Forschung ist die Ursache der Herz-Kreislauf-Erkrankungen noch immer unbekannt. Wissenschaftler haben jedoch mehrere Faktoren ausgemacht, die oft damit in Verbindung gebracht werden, die sogenannten Risikofaktoren. Je mehr Risikofaktoren bei Ihnen bestehen, desto höher ist die Wahrscheinlichkeit, dass Sie an einem Herzinfarkt oder Schlaganfall sterben. Die zwölf bekanntesten Risikofaktoren sind:

- Alter
- Geschlecht (männlich)
- Rauchen
- Stress
- Mangelnde Bewegung
- Vererbung
- Cholesterinwerte im Blut
- Fettleibigkeit und Übergewicht
- Diabetes
- Hoher Blutdruck
- Hohe Homocysteinwerte
- Arterielle Entzündung

Die ersten sechs – Alter, Geschlecht, Rauchen, Stress, mangelnde Bewegung und Vererbung – sind unabhängig von der Ernährung. Sie werden nicht dadurch verändert, dass jemand Kokosöl isst oder nicht. Die zweiten sechs – Cholesterinwerte im Blut, Fettleibigkeit, Diabetes, hoher Blutdruck, Homocysteinwert und sogar arterielle Entzündung – sind ernährungsbezogen. Es sind also Faktoren, die durch den Verzehr von Kokosöl beeinflusst werden könnten. Schauen wir uns also an, wie sich Kokosöl auf jeden dieser anerkannten Risikofaktoren für eine Herz-Kreislauf-Erkrankung auswirkt.

Cholesterinwerte

Im letzten Kapitel wurde die Beziehung zwischen Cholesterin und Kokosöl ausführlich besprochen. Sie haben erfahren, dass natürliches Kokosöl den Gesamtcholesterinwert nur wenig beeinflusst. Wenn das Kokosöl durch Härtung oder Fraktionierung verändert wird, kann sich das negativ auf den Gesamtcholesterinwert auswirken, natürliches Kokosöl bringt jedoch nicht dieselben Ergebnisse.

Das *Gesamt*cholesterin im Blut ist der Wert, der Ihnen normalerweise als Ergebnis einer Blutuntersuchung mitgeteilt wird. Der Cholesterinwert wird im Allgemeinen in Milligramm pro Deziliter (mg/dl) angegeben. Das Gesamtcholesterin ist kein besonders genaues Maß für das Risiko einer Herz-Kreislauf-Erkrankung. Nur bei jedem Zweiten, der an einer Herz-Kreislauf-Erkrankung stirbt, sind die Cholesterinwerte erhöht. Auch Menschen mit niedrigen Werten sterben an einem Herzinfarkt. Wissenschaftliche Untersuchungen zeigen, dass »bei 80 Prozent der Patienten, die eine koronare Herzkrankheit entwickelten, der Gesamt-Plasma-Cholesterinwert in der gleichen Größenordnung liegt wie bei Personen, die die Krankheit nicht entwickeln.«[12] Das Gesamtcholesterin ist also kein zuverlässiger Indikator für das Risiko einer Herz-Kreislauf-Erkrankung.

Ein wesentlich genauerer Risiko-Indikator ist der Cholesterinquotient.[13] Das Gesamtcholesterin enthält sowohl gutes als auch schlechtes Cholesterin. Das Low-Density Lipoprotein (LDL) gilt als das »schlechte« Cholesterin, denn es wird überall im Körper im Gewebe abgelagert. Das High-Density Lipoprotein (HDL) gilt als das »gute« Cholesterin, denn dieses Cholesterin wird aus dem Körper ausgeschieden. Je höher Ihr Wert des HDL- (guten) Cholesterins, desto geringer ist Ihr Herzinfarktrisiko. Zur Berechnung des Cholesterinquotienten wird das Gesamtcholesterin durch das HDL-Cholesterin dividiert. Hat beispielsweise jemand ein Gesamtcholesterin von 200 mg/dl und einen HDL-Wert von 50 mg/dl, so beträgt der Quotient 200:50, also 4. Ziel ist es, den Quotienten unter 5 zu halten, der optimale Wert ist 3,2 oder darunter (siehe Tabelle).

Cholesterinquotient

Gesamt-C/HDL/C (mg/dl)	Risiko
3,2 oder darunter	geringes Risiko (optimal)
3,3–4,9	unterdurchschnittliches Risiko
5,0	durchschnittliches Risiko
5,1 oder höher	hohes Risiko

Der Gesamtcholesterinwert ist deshalb ein unzuverlässiger Indikator für eine Herz-Kreislauf-Erkrankung, weil er sowohl das gute (HDL) als auch das schlechte (LDL) Cholesterin umfasst. Sie wissen nicht, wie hoch der jeweilige Anteil am Gesamtwert ist. Ihr Gesamtcholesterinwert kann hoch, das Risiko aber trotzdem niedrig sein, weil der HDL-Anteil bei Ihnen sehr hoch ist. Zum Beispiel würde ein Gesamtcholesterin von 320 als extrem hoch eingeschätzt. Liegt Ihr HDL aber bei 80, so wäre Ihr Risiko in Wirklichkeit unterdurchschnittlich, weil der Cholesterinquotient (Gesamt-C/HDL-C) 4 betrüge. Läge hingegen Ihr Gesamtcholesterin nur bei 180, was an sich geringes Risiko bedeutet, Ihr HDL aber bei 32, so wäre der Quotient bei Ihnen 5,6, und das bedeutet hohes Risiko. Deshalb können Sie sich nicht auf das Gesamtcholesterin als genaues Maß für das Risiko einer Herz-Kreislauf-Erkrankung verlassen. Das Verhältnis von Gesamtcholesterin zu HDL-Cholesterin ist ein weit genauerer Indikator.

Der Gesamtcholesterinwert kann je nach Ernährung, Medikamenteneinnahme und Lebensstil schwanken. Sogar die Ergebnisse verschiedener Labors können voneinander abweichen. Ich habe Menschen erlebt, die hocherfreut waren, weil ihre Cholesterinwerte sanken, nachdem sie Kokosöl in ihre Ernährung eingebaut hatten. Ich habe es aber auch erlebt, dass sich andere besorgt zeigten, weil der Gesamtcholesterinwert stieg, nachdem sie begonnen hatten, Kokosöl zu verwenden. Warum steigt der Cholesterinwert bei dem einen und sinkt bei dem anderen? Meiner Ansicht nach liegt der Schlüssel zu diesem Rätsel darin, dass das Kokosöl ausgleichend oder normalisierend wirkt. Ist der Gesamtcholesterinwert zu hoch, wird er tendenziell durch Kokosöl gesenkt. Ist er zu niedrig, wird er erhöht. Auch welcher Wert zu hoch und welcher zu niedrig ist, ist von Mensch zu Mensch unterschiedlich. Ein Cholesterinwert von 220 beispielsweise kann für den einen zu hoch, für den anderen aber genau richtig sein. Das könnte erklären, warum so viele Menschen mit hohen Cholesterinwerten frei von einer Herz-Kreislauf-Erkrankung sind, während andere mit normalen Cholesterinwerten einen Herzinfarkt erleiden.

Die Wirkung lässt sich auch dadurch erklären, dass Kokosöl bei den meisten Menschen den Wert des (guten) HDL-Cholesterins erhöht. Infolgedessen kann das Gesamtcholesterin steigen. In diesem Fall kann der Anstieg des Gesamtcholesterins gut sein, weil es den Choles-terinquotienten senkt (verbessert) und damit das Risiko einer Herz-Kreislauf-Erkrankung mindert.

Studien, bei denen Laurinsäure aus dem Kokosöl isoliert und ihre Wirkung auf den Cholesterinwert untersucht wurde, haben gezeigt, dass sie tendenziell das Gesamtcholesterin erhöht. Da Laurinsäure 50 Prozent der Fettsäuren im Kokosöl ausmacht, haben manche For-scher geschlussfolgert, auch das Kokosöl müsse das Cholesterin und damit das Risiko einer Herz-Kreislauf-Erkrankung erhöhen. Wertet man jedoch die Zahlen aus ihren Studien aus, so erkennt man, dass der Anstieg des Gesamtcholesterins hauptsächlich auf einen Anstieg des (guten) HDL-Cholesterins zurückzuführen ist.[14-18] Entsprechend wird der Cholesterinquotient verbessert und das Risiko einer Herz-Kreislauf-Erkrankung gesenkt.

Natürliches Kokosöl, nicht nur die Laurinsäure, erhöht tendenziell ebenfalls das HDL und verbessert den Cholesterinquotienten. Studien haben ergeben, dass es den HDL-Wert stärker positiv beeinflusst als einfach ungesättigte und mehrfach ungesättigte Fette.[19]

Eine interessante Studie wurde von Mendis und Kollegen an männ-lichen Freiwilligen in Sri Lanka durchgeführt.[20] In ganz Sri Lanka wird viel Kokosöl gegessen. Die Forscher maßen die Cholesterinwerte der Teilnehmer, zu deren normaler Ernährung Kokosöl gehörte. Anschlie-ßend erhielten die Teilnehmer Maiskeimöl anstelle des Kokosöls in ih-rer normalen Kost. Erneut wurden die Cholesterinwerte gemessen.

Beim Wechsel vom Kokosöl zum Maiskeimöl sank der durchschnitt-liche Serum-Cholesterinwert um 18,7 Prozent, in Zahlen von 179,6 auf 146,0 mg/dl. Das (schlechte) LDL-Cholesterin ging um 23,8 Pro-zent zurück, von 131,6 auf 100,3 mg/dl. Beide Veränderungen gelten als gut und würden an sich genommen darauf hindeuten, dass Mais-keimöl in Bezug auf Herz-Kreislauf-Erkrankungen besser ist als Ko-kosöl. Bezieht man jedoch die (guten) HDL-Cholesterinwerte mit ein, ändert sich das Bild. Das HDL-Cholesterin sank um 41,4 Prozent, von 43,4 auf 25,4 mg/dl, und das ist nicht gut. Der Cholesterinquotient (Gesamt-C/HDL-C) stieg von 4,14 auf 5,75, auch das ist nicht gut. Ein Quotient von unter 5 wird als unterdurchschnittlich hohes Risiko be-trachtet. Ein Quotient von über 5 gilt als hohes Risiko. Als die Freiwilligen Kokosöl aßen, war ihr Risiko bei 4,14 unterdurchschnittlich. Als sie zu dem Maiskeimöl wechselten, schnellte der Wert auf 5,7, hohes Risiko also. Die Resultate dieser Studie zeigten, dass Kokosöl das Risiko einer Herz-Kreislauf-Erkrankung wirksamer senkt als Maiskeimöl. Würde man nur den Gesamtcholesterinwert betrachten, wie es oft geschieht, so wäre die Schlussfolgerung genau umgekehrt. Bei der Interpretation der Cholesterinwerte sind die HDL-Werte unerlässlich, um ein Gesamtbild zu erstellen.

Cholesterinwerte bei Männern in Sri Lanka

Cholesterin	Kokosöl	Maiskeimöl
Gesamt	179,6 mg/dl	146,0 mg/dl
LDL	131,6 mg/dl	100,3 mg/dl
HDL	43,4 mg/dl	25,4 mg/dl
Gesamt/HDL	4,14	5,75

Mehrfach ungesättigte und einfach ungesättigte Pflanzenöle werden seit Langem als gesund für das Herz betrachtet, weil sie tendenziell den Gesamtcholesterinwert senken. Das Kokosöl senkt den Gesamtcholesterinwert nicht so stark wie diese anderen Öle, also gilt es als weniger gut. Heute wissen wir, dass das Kokosöl eine positivere Wirkung auf das HDL und damit auf den Cholesterinquotienten ausübt.

Bei klinischen Studien mit LDL und HDL und deren Wirkung auf Arteriosklerose und Herzinfarkte erkannten die Forscher, dass schon ein geringer Anstieg des HDL-Cholesterins die Häufigkeit von Herzinfarkten senken konnte. Für jeden Anstieg des HDL-Werts um ein mg/dl sinkt das Risiko einer koronaren Herzkrankheit um zwei bis vier Prozent. Bei der erwähnten Studie lag der durchschnittliche HDL-Wert bei den Teilnehmern in der Kokosölgruppe um 18 mg/dl höher als in der Maisölgruppe. Das Kokosöl *verringerte* also im Vergleich zum Maiskeimöl – einem cholesterinsenkenden mehrfach ungesättigtem Öl – das Risiko einer Herz-Kreislauf-Erkrankung um unglaubliche 36 bis 72 Prozent!

Studien, bei denen Kokosöl mit Färberdistelöl und Sojaöl verglichen wurde, brachten ähnliche Ergebnisse.[21, 22] Auch wenn der Verzehr von Kokosöl das Gesamtcholesterin erhöht, so zeigt es eine positive Wirkung auf das HDL, es senkt den Cholesterinquotienten und damit das Risiko einer Herz-Kreislauf-Erkrankung.

Cholesterinwerte

Wenn Menschen beginnen, Kokosöl zu essen, kann der Gesamtcholesterinwert leicht steigen oder sinken, aber dabei steigt normalerweise das (gute) HDL-Cholesterin und das Risiko einer Herz-Kreislauf-Erkrankung geht zurück. Hier sind einige Beispiele:

Fall Nummer eins

Diese Frau aß zusätzlich zu ihrer normalen Ernährung drei Monate lang einen Esslöffel Kokosöl täglich. Vorher lag ihr Gesamtcholesterin bei 168 mg/dl, später stieg es auf 187 mg/dl. Das (schlechte) LDL-Cholesterin ging von 96 auf 87 mg/dl zurück. Das (gute) HDL-Cholesterin schnellte von 60 auf 85 mg/dl hoch. Ihr Cholesterinquotient sank von 2,8 auf 2,2. Trotz des Anstiegs des Gesamtcholesterins blieb der Wert im wünschenswerten Bereich. Der Cholesterinquotient lag vor und nach der Einnahme des Kokosöls im optimalen Bereich, war aber nach der Einnahme sogar noch besser. Vergleichen Sie die angegebenen Werte mit der Tabelle auf Seite 162.

Cholesterin	vorher	nachher
Gesamt	168 mg/dl	187 mg/dl
LDL	96 mg/dl	87 mg/dl
HDL	60 mg/dl	85 mg/dl
Gesamt/HDL	2,8 mg/dl	2,2 mg/dl

Fall Nummer zwei

In dem Versuch, ihre Cholesterinwerte zu senken, begann eine Frau, Kokosöl zu verwenden. Zwei Monate lang baute sie täglich vier bis acht Esslöffel in ihre Ernährung ein. Zunächst war sie enttäuscht, als sie ihre Cholesterinwerte erhielt. Das Gesamtcholesterin betrug 271 (hoch), das (schlechte) LDL-Cholesterin 168 (ebenfalls hoch). Die Triglyceride jedoch waren mit 80 mg/dl sehr niedrig (ein optimaler Wert). Auf der Grundlage dieser Zahlen setzten ihre Ärzte sie unter Druck, cholesterinsenkende Medikamente einzunehmen. Doch ihr (gutes) HDL-Cholesterin lag bei 94, und der Cholesterinquotient betrug nur 2,9, lag also im optimalen Bereich. Nach diesen Zahlen war das Risiko sehr niedrig. Sie brauchte sich über ihr Gesamtcholesterin keine Sorgen zu machen und auch keine cholesterinsenkenden Medikamente einzunehmen.

Fall Nummer drei

In der Familie einer Frau waren bereits erhöhte Cholesterinwerte aufgetreten. Das Gesamtcholesterin lag bei einigen Familienmitgliedern über 400 mg/dl. Nachdem sie im Rahmen ihrer normalen Ernährung Kokosöl verwendete, stieg der Gesamtcholesterinwert von 336 auf 376. Ihr (gutes) HDL-Cholesterin war von 65 auf 120 fast verdoppelt. Ihr Cholesterinquotient sank von einem Hochrisiko-Wert von 5,2 auf 3,1 – lag also im optimalen Bereich. Der Gesamtcholesterinwert war bei ihr zwar sehr hoch, das Risiko aber tatsächlich sehr gering. Ihr Blutdruck war mit 110/60 optimal.

Cholesterin	vorher	nachher
Gesamt	336 mg/dl	376 mg/dl
HDL	65 mg/dl	120 mg/dl
Gesamt/HDL	5,2 mg/dl	3,1 mg/dl

Adipositas und Übergewicht

Herz-Kreislauf-Erkrankungen treten bei Menschen mit Übergewicht oder Adipositas signifikant häufiger auf. Als adipös gilt ein Mensch, wenn er 20 Prozent oder mehr Übergewicht auf die Waage bringt. Fast 70 Prozent aller diagnostizierten Fälle einer Herz-Kreislauf-Erkrankung sind auf Adipositas zurückzuführen. Mit steigendem Gewicht steigt auch das Sterberisiko. Schon mäßiges Übergewicht (10 bis 20 Pfund bei einem Menschen von normaler Körpergröße) erhöht das Sterberisiko, besonders bei Erwachsenen im Alter von 30 bis 64 Jahren.

Das Körpergewicht beeinflusst mehrere Risikofaktoren für eine Herz-Kreislauf-Erkrankung ganz direkt. Hoher Blutdruck ist bei übergewichtigen Erwachsenen doppelt so häufig wie bei Menschen mit gesundem Gewicht. Adipositas geht mit erhöhten Blutfettwerten und niedrigeren (guten) HDL-Cholesterinwerten einher. Eine Gewichtszunahme von nur elf bis 18 Pfund verdoppelt das Risiko der Entwicklung von Typ-2-Diabetes. Insulinresistenz und Hyperinsulinämie (hohe Insulinwerte), die mit Diabetes in Zusammenhang stehen, nehmen mit steigendem Gewicht zu. Über 80 Prozent der Menschen mit Diabetes sind übergewichtig oder fettleibig.

Fettleibigkeit steht aber nicht nur im Zusammenhang mit diesen anderen Risikofaktoren, sondern es ist auch ein Risikofaktor an sich. Aus Langzeitstudien wissen wir, dass sie ein unabhängiger Risikofaktor für Herz-Kreislauf-Erkrankungen ist. Diese Beziehung besteht offenbar für Männer und Frauen mit minimaler Gewichtszunahme.

Zur Senkung des Risikos von Herz-Kreislauf-Erkrankungen und Fettleibigkeit wird normalerweise unter anderem empfohlen, den Fettverzehr einzuschränken. Für viele Fette mag das auch gut sein. Ein Gramm Fett liefert mehr als doppelt so viele Kalorien wie ein Gramm Kohlenhydrate oder Eiweiß. Von eiweiß- oder kohlehydratreichen Speisen könnten Sie doppelt so viel essen wie von fettreichen Speisen, um dieselbe Anzahl von Kalorien zu erhalten. Da bei Diäten das Essen eingeschränkt wird, werden die Betroffenen oft von Hunger geplagt. Voluminösere Speisen sättigen besser und machen die Diät ein wenig leichter erträglich. Die Überlegung ist: Wer das Fett aus der Nahrung streicht, kann mehr kalorienarme Gerichte essen, die den Magen füllen. Wenn Sie nicht hungrig sind, sind Sie weniger versucht, zu viel zu essen oder zwischendurch zu naschen.

Wie passt Kokosöl in dieses Bild? Wie Sie in Kapitel 3 erfahren haben, gilt Kokosöl als kalorienarmes Fett, das übergewichtigen Menschen helfen kann, zusätzliche Pfunde abzubauen. Aber Kokosöl hat zwar weniger Kalorien als andere Fette, aber unbestreitbar mehr als Kohlenhydrate und Eiweiß. Bei einer Diät Kokosöl zu essen, ist sinnvoll, weil es den Hunger besser stillt als die meisten Kohlenhydrate und Eiweiße. Mit Kokosöl schwindet der Hunger schneller und gibt zwischen den Mahlzeiten länger Ruhe. Entsprechend weniger essen die Menschen und nehmen somit weniger Kalorien zu sich. Darüber hinaus wirkt das Kokosöl stimulierend auf den Stoffwechsel, sodass Kalorien schneller verbrannt werden. Wegen dieser anregenden Wirkung wird allein der Zusatz von Kokosöl zu einer Mahlzeit die effektive Kalorienmenge reduzieren. Solange Sie nicht zu viel essen, kann Kokosöl den Stoffwechsel ankurbeln, den Hunger stillen und Ihnen helfen, überschüssiges Gewicht abzubauen. In Verbindung mit einer sinnvollen Diät kann es eine wirksame Hilfe beim Abnehmen sein. Da das Kokosöl die Gewichtsabnahme fördert, mindert es auch das Risiko einer Herz-Kreislauf-Erkrankung.

Diabetes

Wegen schlechter Durchblutung und der Neigung zur Entwicklung einer Arteriosklerose besteht bei Diabetikern ein hohes Risiko für eine Herz-Kreislauf-Erkrankung. Jede Zelle unseres Körpers braucht ständigen Nachschub von Glukose oder Fettsäuren als Treibstoff für den Stoffwechsel und um sie am Leben zu erhalten. Bekommen die Zellen nicht genug Glukose, werden sie schwach und sterben. Wenn Zellen sterben, sind Kapillaren und Blutgefäße betroffen, eine Arteriosklerose entsteht. Das Hormon Insulin ist sehr wichtig, denn es greift Glukose und Fettsäuren im Blutstrom auf und transportiert sie in die Zellen. Ohne Insulin kann die Glukose nicht in die Zelle gelangen, bei Diabetes erhalten die Zellen also nicht die benötigte Nahrung.

Die beiden häufigsten Formen von Diabetes sind Typ 1 und Typ 2. Typ 1 entsteht, wenn die Bauchspeicheldrüse nicht genügend Insulin bilden kann, um den Bedarf des Körpers zu decken. Beim Typ-2-Diabetes kann die Bauchspeicheldrüse vielleicht noch normale Mengen an Insulin produzieren, aber die Zellen des Körpers können nicht mehr darauf ansprechen. Man spricht von einer Insulinresistenz.

Bei beiden Diabetes-Typen wird den Zellen Nahrung vorenthalten. Sie werden schwach und sterben ab. Blutgefäße degenerieren, Durchblutungsstörungen sind die Folge. In geschädigten Arterienwänden bildet sich Plaque, die die Arterien verstopft, was zu Herzinfarkt und Schlaganfall führt – die zwei häufigsten Todesursachen bei Diabetikern. Eine Schädigung der Kapillaren, die die Nerven versorgen, kann zur Neuropathie (Nervenschädigung) führen. Die diabetische Neuropathie betrifft häufig Beine und Füße, sie verursacht Schmerzen und Taubheitsgefühl, und sofern sie unbehandelt bleibt, Geschwüre und Gangrän. Schlechte Durchblutung der Augen kann zu Diabetes-induzierter Erblindung führen, eine Niereninsuffizienz kann entstehen.

In der Regel wird bei Diabetes eine fettarme Ernährung empfohlen, weil man annimmt, dass Fette das Risiko von Adipositas und Herz-Kreislauf-Erkrankungen erhöhen. Doch Kokosöl ist möglicherweise eines der besten Nahrungsmittel für Diabetiker. Glukose und langkettige Fettsäuren brauchen Insulin, um in die Zellen zu gelangen. Die mittelkettigen Fettsäuren im Kokosöl hingegen nicht, sie können die Zellmembran auch ohne Insulin problemlos passieren. Und nicht nur das, sondern sie können auch ohne Hilfe in die Mitochondrien gelangen. Mitochondrien sind die Energie produzierenden Organe der Zellen. Sie wandeln Glukose oder Fettsäuren um in die Energie, die die Zelle für ihren Stoffwechsel und das eigene Überleben braucht. Mitochondrien haben eine Doppelmembran, sodass Glukose und Fettsäuren nur mit einer speziellen Trägersubstanz, der sogenannten Carnitin-Transferase, eindringen können. Mittelkettige Fettsäuren können die doppelte Mitochondrien-Membran ohne Mithilfe dieser Enzyme überwinden.[23] Außerdem werden sie schneller zu Kohlendioxid oxidiert, die Energie wird schneller freigesetzt.

Deshalb können sie der Zelle unabhängig von vorhandenem Insulin Nahrung liefern. Wenn Sie Kokosöl essen, geben Sie Ihren Zellen einen Energieschub. Bildet die Bauchspeicheldrüse nicht genügend Insulin oder sind die Zellen insulinresistent, so macht das nichts, MCFA können die Zellen trotzdem nähren. Das hält Kapillaren und Blutgefäße am Leben und gesund und es hilft, die Entwicklung einer Arteriosklerose zu verhindern. Aus diesem Grund verbessert Kokosöl bei Diabetikern die Durchblutung und hält Herz und Kreislauf gesund.

Nachdem mein Buch *The Coconut Oil Miracle [Kokosöl – Das Geheimnis gesunder Zellen]* erschienen war, erhielt ich einen Anruf von einem Mann aus Kalifornien. Er stellte sich als Bill S. vor und berichtete, er sei Diabetiker. Er rief an, um mir dafür zu danken, ihn mit Kokosöl bekannt gemacht zu haben. Er hatte mein Buch gelesen und fühlte sich ermutigt, es zu versuchen. Wie er mir erzählte, hatte er wegen mangelnder Durchblutung infolge des Diabetes das Gefühl in den Füßen weitgehend verloren (Neuropathie). Monatelang fühlten sie sich wie tote Stümpfe an. Voller Begeisterung sagte er: »Als ich anfing, Kokosöl zu essen, wurden meine Füße wieder lebendig.« Die Durchblutung verbesserte sich so weit, dass seine Füße buchstäblich wieder zum Leben kamen.

Seither habe ich viele Berichte über ähnliche Erfahrungen erhalten. »Bei mir wurde Typ-2-Diabetes festgestellt, mein Blutzucker lag im Bereich von 600«, sagt Edward K. »Ich hatte eine kleine Schürfwunde am rechten Unterschenkel, die seit Monaten nicht heilte. Meine Frau nannte sie eine hässliche Wunde. Vor sechs Jahren wurden meine Füße allmählich taub, angefangen von der großen Zehe. Ich fing an, täglich drei bis vier Esslöffel Kokosöl einzunehmen. Innerhalb von zehn Tagen heilte die Wunde am Bein vollständig ab. Ich bin so glücklich, zumal ich jetzt auch merke, dass das Gefühl zurückkommt. Das Taubheitsgefühl schwindet, ich spüre mehr.« Und weiter: »Ich würde sagen, innerhalb von fünf Wochen habe ich 20 Pfund abgenommen, ich mache weiter und möchte noch mehr abnehmen. Meine Haut fühlt sich wunderbar an und sieht besser aus als jemals zuvor. Meine schuppigen Füße, für die ich mich früher so schämte, sehen jetzt viel weniger schlimm aus.«

Offensichtlich verbessert Kokosöl die Durchblutung. Es verstopft keine Arterien, sondern öffnet sie. Meines Wissens ist Kokosöl das einzige Mittel, das eine diabetische Neuropathie heilen kann. Und es ist ein unschädliches, natürliches Produkt.

Die MCFA im Kokosöl können die Zellen nicht nur ohne die Hilfe von Insulin ernähren, sondern sie können auch dazu beitragen, die

Insulinausschüttung, Insulinempfindlichkeit und Glukosetoleranz zu verbessern.[24, 25] Laurinsäure und Caprinsäure, die die Mehrheit der Fettsäuren im Kokosöl bilden, bewirken, dass die Bauchspeicheldrüse Insulin ausschütten kann. Alle MCFA im Kokosöl stimulieren den Stoffwechsel, wodurch die Bildung von Insulin und die Aufnahme von Glukose in die Zellen gesteigert werden. Das ist eine gute Nachricht für viele Diabetiker, die von täglichen Insulininjektionen abhängig sind. Kokosöl kann dazu betragen, ihre Abhängigkeit von der Insulinzufuhr zu verringern.

Außerdem trägt das Kokosöl zur Regulierung des Blutzuckers bei. Und zwar zumindest teilweise deswegen, weil es die Magenentleerung verlangsamt, sodass die verschiedenen Zucker langsamer in den Blutstrom abgegeben werden. Darüber hinaus hilft es, die Insulinausschüttung und die Insulinsensitivität zu verbessern. Viele Diabetiker berichten, seit sie Kokosöl in ihre Ernährung eingebaut hätten, seien ihre Blutzuckerwerte besser geworden, sogar wenn sie Süßes gegessen hätten. Wenn die Blutzuckerwerte zu hoch werden, essen manche Patienten, statt zusätzliche Medizin einzunehmen, ein paar Esslöffel Kokosöl und ihr Blutzucker geht innerhalb von etwa einer halben Stunde auf den normalen Wert zurück.

Diabetes

Natives Kokosöl beeinflusst den Blutzuckerwert ganz deutlich. Meine Frau und Tochter, die beide an Typ-2-Diabetes leiden, messen ihren Blutzucker mindestens dreimal täglich. Wenn Sie das Falsche essen und ihr Blutzucker 80 bis 100 Punkte über den Normalwert steigt, nehmen sie keine zusätzliche Medizin, sondern zwei bis drei Esslöffel Kokosöl direkt aus dem Glas. Nach einer halben Stunde ist ihr Blutzucker dann wieder normal.   *Ed*

Bei mir wurde Typ-2-Diabetes diagnostiziert und ich wurde sofort auf Amaryl RX gesetzt. Ich habe nach Methoden gesucht, wie ich diese Krankheit heilen kann. Ich habe jede Menge Informationen über verschiedene Nahrungsergänzungsmittel und Diät gefunden. Aber nicht von meinem Arzt, der nur sagte: »Willkommen im Club«, und mir riet, die Medikamente zu nehmen ... Das Fazit ist dieses: Ich konnte das Medikament allmählich absetzen und halte jetzt meinen Blutzucker mit Diät, Nahrungsergänzungsmitteln und Kokosöl unter Kontrolle! Cool, was? Ich überprüfe immer noch ein- bis zweimal täglich meinen Blutzucker, und er ist normalerweise genauso gut oder sogar BESSER als mit Amaryl RX!

Sharon

Ich kenne viele Menschen mit Typ-1- und Typ-2-Diabetes, denen die Einnahme von Kokosöl geholfen hat. Sie fingen langsam an und steigerten nach und nach die Menge, die sie zum Essen nahmen. Dabei überprüften sie ihre Zuckerwerte. Wenn sie nicht genug davon essen können, verwenden sie es als Feuchtigkeitscreme für die Haut. Ich persönlich habe die wunderbare Erfahrung gemacht, einer Freundin dabei zu helfen, ihren Wolfsspitz, der schwer an Diabetes erkrankt war, vom Insulin wegzubringen. Wir gaben ihm Kokosöl und ein paar andere nicht-toxische vollwertige Nahrungsergänzungsmittel in sein Futter und dieser halb tote niedliche Welpe ist jetzt genau das Energiebündel, das ein Hund sein soll.

Der Diabetes war durch Impfungen ausgelöst worden, der Hund hatte auch Hautallergien entwickelt. Er hatte sehr raue Haut, an vielen Stellen waren die Haare ausgefallen. (Ein halb kahler Wolfsspitz ist wirklich ein trauriger Anblick.) Meine Freundin rieb das Öl in seine Haut und gab etwas in sein Futter – mit WUNDERBAREN Resultaten, sowohl auf der Haut als auch bei niedrigeren Blutzuckerwerten. Mit unserer Behandlung senkten wir innerhalb von drei bis vier Tagen den Insulinbedarf, nach zwei Wochen brauchte der Hund kein Insulin mehr. Es war wirklich ein Wunder.

Debbie

Einer der wichtigsten Faktoren bei der Entwicklung eines Typ-2-Diabetes ist die Insulinresistenz. Mittelkettige Fettsäuren können dazu beitragen, diese wieder rückgängig zu machen. Sie können auch die Blutzuckerwerte unter Kontrolle halten. Wenn die Glukose wegen einer Insulinresistenz nicht in die Zelle gelangen kann, senden die Zellen Hungersignale aus. Als Reaktion auf diese Signale pumpt die Bauchspeicheldrüse – sofern sie dazu in der Lage ist – mehr Insulin. Der Insulinspiegel im Blut steigt. Da die Glukose nicht effizient absorbiert wird, steigt auch der Blutzuckerwert. Diese Erhöhung von Insulin und Glukose führt zum sogenannten Syndrom X und vielen zusätzlichen Problemen, darunter auch das erhöhte Risiko einer Herz-Kreislauf-Erkrankung. Sobald MCFA in die Zelle gelangen, wird das Signal an die Bauchspeicheldrüse, mehr Insulin zu produzieren, abgestellt, der Insulinspiegel stabilisiert sich. Komplikationen und Risiken in Verbindung mit Diabetes und Blutzuckerwerten werden reduziert.

Wenn wir etwas essen, das in Glukose umgewandelt wird, steigt der Blutzuckerwert. Manche Lebensmittel erhöhen den Blutzucker stärker als andere. Ein Maß für die spezifische Wirkung eines Lebensmittels auf den Blutzucker ist der glykämische Index. Süße und stärkehaltige Lebensmittel wie Weißbrot und Zucker besitzen einen hohen glykämischen Index und erhöhen deshalb den Blutzucker. Selbst frische Früchte wie beispielsweise Bananen besitzen einen hohen glykämischen Index. Diabetiker müssen sorgfältig darauf achten, nicht zu viel Dinge mit hohem glykämischen Index zu essen. Kokosöl wirkt sich nicht nachteilig auf den Blutzucker aus, sein glykämischer Index ist sehr niedrig. Wird es anderen Lebensmitteln hinzugegeben, *senkt* es deren glykämischen Index. Das gilt sogar für stärkehaltige Lebensmittel oder Süßigkeiten.[26] Einer Mahlzeit Kokosöl hinzuzufügen, ist also für Diabetiker eine wirksame Methode, den glykämischen Index zu senken und den Blutzucker unter Kontrolle zu halten.

Für Inselbewohner, die regelmäßig Kokosnuss verzehren, ist Diabetes ein Fremdwort.[27] Das ist interessant, denn sie essen sehr viel süße Früchte (wie Bananen und Ananas) und stärkehaltiges Gemüse – Dinge, die Diabetiker normalerweise wegen ihrer Wirkung auf den Blutzucker nur eingeschränkt genießen dürfen. Offenbar hilft die Kokosnuss, Insulin und Blutzucker im Gleichgewicht zu halten und eine Insulinresistenz zu verhindern. Bei einer Studie beispielsweise wurden 164 Bewohner der Insel Kitava im Alter zwischen 20 und 86 Jahren mit einer willkürlich zusammengestellten Kontrollgruppe aus 472 Schweden im Alter zwischen 25 und 74 Jahren verglichen. In allen Altersgruppen waren die Insulinwerte der Inselbewohner niedriger als bei den Schweden. Der durchschnittliche Insulinspiegel war bei den Kitavanern nur halb so hoch wie bei den schwedischen Probanden. Der Insulinspiegel gibt Aufschluss über das Ausmaß einer Insulinresistenz. Die Wissenschaftler nannten die Ernährung der Inselbewohner (die zum erheblichen Teil aus Kokosnuss bestand) und ihren Lebensstil als Hauptgrund für ihren niedrigeren Insulinspiegel.[28]

Aus den genannten Gründen ist Kokosöl für Diabetiker das absolut beste Fett, es sollte Teil der täglichen Ernährung sein. Da es zudem hilft, die Diabetesfolgen zu lindern, beispielsweise Durchblutungsstörungen oder Arteriosklerose, senkt es auch das Risiko von Herz-Kreislauf-Erkrankungen.

Hypertonie

Hypertonie ist der medizinische Fachausdruck für hohen Blutdruck. Das Blut wird über die Arterien durch den menschlichen Körper transportiert. Der Blutdruck ist die Kraft, mit der das Blut gegen die Arterienwände drückt. Jedes Mal, wenn das Herz schlägt (60 bis 70 Mal pro Minute in Ruhe), pumpt es Blut in die Arterien.

Bluthochdruck wird auch »stummer Killer« genannt, weil er normalerweise keine eindeutigen Symptome verursacht. Manche Menschen erfahren erst, dass ihr Blutdruck erhöht ist, wenn sich Probleme mit Herz, Gehirn oder Nieren einstellen. Hoher Blutdruck belastet das Herz, er führt dazu, dass es vergrößert wird, und das kann zum Herzversagen führen. Übermäßiger Druck auf Arterienwände verursacht winzige Verletzungen, die eine chronische Entzündung und die Entwicklung einer Arteriosklerose auslösen. Einer Arteriosklerose wiederum kann zu Herz-Kreislauf-Erkrankungen oder Schlaganfall führen.

Chronisch erhöhter Blutdruck oder Hypertonie ist die häufigste Form einer kardiovaskulären Erkrankung; Schätzungen zufolge ist in den USA mehr als ein Drittel der Bevölkerung betroffen. Er ist mitverantwortlich für eine halbe Million Schlaganfälle und über eine Million Herzinfarkte pro Jahr. Je höher der Blutdruck über dem Normalwert liegt, desto größer ist das Risiko einer Herz-Kreislauf-Erkrankung. Hoher Blutdruck ist einer der wichtigsten Risikofaktoren.

Die Arteriosklerose ist gekennzeichnet durch Plaque, die sich in den Arterienwänden entwickelt. Plaque besteht aus einem Mix aus Narbengewebe, Kalzium und Fettablagerungen. Die Plaque baut sich allmählich auf, sie verengt die Passage, durch die das Blut fließt. Normalerweise dehnen sich die Arterien mit jedem Herzschlag aus, um sich dem Puls des Blutes anzupassen, das durch sie hindurchfließt. Arterien, die durch Plaque verhärtet und verengt sind, können sich nicht ausdehnen, also steigt der Blutdruck. Der erhöhte Druck belastet das Herz und schädigt die Arterienwände zusätzlich. In der Arterienwand entstehen Läsionen. Dort bildet sich bevorzugt Plaque, die Entwicklung einer Arteriosklerose wird beschleunigt.

Viele Dinge beeinflussen den Blutdruck. Ein Faktor ist das Nahrungsfett, insbesondere mehrfach ungesättigte Fette. Mehrfach ungesättigte Fettsäuren werden in zwei Gruppen, nämlich Omega-6 und Omega-3, unterteilt. Beide werden in Prostaglandine umgewandelt, das sind hormonähnliche Substanzen, die die Funktionsweise unseres Körpers beeinflussen. Omega-6-Fettsäuren finden sich in den meisten Pflanzenölen. Sojaöl, Maiskeimöl, Färberdistelöl und die meisten anderen Pflanzenöle bestehen überwiegend aus Omega-6-Fettsäuren. Diese Fette werden vom Körper in Prostaglandine umgewandelt, die die Blutgefäße zusammenziehen, die Entzündungsreaktion verstärken und die Klebefähigkeit der Blutplättchen erhöhen. All das erhöht den Blutdruck und fördert die Bildung einer Arteriosklerose.

Omega-3-Fettsäuren, die sich reichlich in Leinöl und Fischöl finden, werden in Prostaglandine umgewandelt, die eine genau entgegengesetzte Wirkung zeigen. Diese Prostaglandine erweitern die Blutgefäße, mindern die Entzündungsreaktion und reduzieren die Klebefähigkeit der Blutplättchen, und all das hilft, den Blutdruck zu senken. Aus diesem Grunde gelten Leinöl und Fischöl als gesund für das Herz.

Die mittelkettigen Fettsäuren im Kokosöl werden *nicht* in Prostaglandine umgewandelt. Deshalb zeigen sie weder die negative Wirkung der Omega-6 noch die positive der Omega-3-Fettsäuren. Das ist gut, wie ich erklären möchte. Den Löwenanteil der Fette in unserer modernen Ernährung bilden Omega-6-Fettsäuren. Wenn Sie irgendein Speiseöl, Margarine, Backfett oder auch abgepackte oder tiefgekühlte Lebensmittel essen, konsumieren sie Omega-6-Fettsäuren. Die typische westliche Ernährung strotzt nur so davor. Da die von den Omega-6-Fettsäuren produzierten Prostaglandine hohen Blutdruck fördern, ist es kein Wunder, dass ein Drittel der Bevölkerung über Blutdruckprobleme klagt.

Die Omega-3-Fettsäuren in Leinöl und Fischöl können helfen, die schädliche Wirkung der Omega-6-Fettsäuren auszugleichen oder die Schäden rückgängig zu machen. Allerdings sind Omega-3-Fettsäuren sehr oxidationsanfällig und werden schnell ranzig. Hitze, Sauerstoff und Sonnenlicht oxidieren diese empfindlichen Fettsäuren sehr schnell, sodass toxische Nebenprodukte entstehen, die schlimmer sind als die Wirkung von zu viel Omega-6-Fettsäuren. Deshalb werden sie nie zum Kochen oder Braten verwendet und müssen innerhalb weniger Wochen aufgebraucht werden. Folglich erhalten die meisten Menschen nicht genügend Omega-3-Fettsäuren, um die Wirkung der Omega-6-Fettsäuren auszugleichen, die praktisch mit jeder Mahlzeit konsumiert werden.

Kokosöl, das hauptsächlich aus MCFA besteht, kann die Wirkung der Omega-6-Fettsäuren mildern. Wird es anstelle anderer Öle in der Küche verwendet, werden automatisch weniger Omega-6-Fettsäuren gegessen. Außerdem ist das Kokosöl sehr widerstandsfähig gegen Oxidation. Es wird nicht schnell ranzig und eignet sich deshalb ganz hervorragend zum Kochen.

Wenn Sie Kokosöl für alle Gerichte und Zubereitungsarten verwenden, wird die Menge an Omega-6-Fettsäuren in Ihrer Nahrung und mit ihnen auch die blutdrucksteigernde Wirkung der Prostaglandine reduziert. Steigt der Blutdruck infolge übermäßigen Verzehrs von Omega-6-Fettsäuren, so kann er durch den Verzicht auf diese Fette wieder gesenkt werden. Genau das erleben Menschen, wenn sie anstelle der bisher gewohnten Öle Kokosöl verwenden.

Es erklärt auch eine scheinbar widersprüchliche Beobachtung, die manche nach der Verwendung von Kokosöl melden. Bei vielen Hypertonikern sank der Blutdruck, als sie anfingen, Kokosöl zu nehmen. Andere stellten nur eine geringe oder gar keine Veränderung fest. Also fragten sie: Warum wirkt es bei einigen und bei anderen nicht? Die Antwort lautet: Wenn Sie sehr viel abgepackte Fertiggerichte essen und normales Speiseöl in der Küche verwenden, kann Kokosöl den Blutdruck erheblich senken. Wer solche Dinge jedoch nicht isst, bei dem ist die Wirkung weniger ausgeprägt.

Mehrfach ungesättigte Speiseöle sind nicht die einzigen Öle, die sich ungünstig auf den Blutdruck auswirken. Auch einfach ungesättigte Öle wie Rapsöl und Olivenöl können den Blutdruck erhöhen, indem sie die Klebefähigkeit der Blutplättchen steigern.[29] In unserem Blut gibt es bestimmte Proteine, die Blutplättchen genannt werden. Kommen diese Blutplättchen innerhalb der Arterie mit einer Verletzung in Berührung, werden sie klebefähig, sodass sich die Blutkörperchen verklumpen und Gerinnsel bilden. Das ist sehr gut bei Wunden, denn es verhindert zu starkes Bluten und unterstützt die Heilung. Ist das Blut jedoch ständig klebefähig, wird es »dick« und kann die engen Gänge der Arterien und Venen schlechter passieren. Der Blutdruck steigt.

Kokosöl beeinflusst die Klebefähigkeit der Blutplättchen nicht direkt, weder in die eine noch in die andere Richtung. Selbst in gehärteter Form zeigt Kokosöl einen geringeren Effekt als Maisöl.[30] Fischöl senkt die Klebefähigkeit der Blutplättchen, während mehrfach ungesättigte Pflanzenöle, wie beispielsweise das Maiskeimöl, sie erhöhen. Kokosöl liegt irgendwo dazwischen.[31]

Das Kokosöl kann jedoch mehr als nur eine positive Wirkung auf den Blutdruck entfalten. Denn auch die Insulinresistenz beeinflusst den Blutdruck. Mit zunehmender Insulinresistenz steigt das Ausmaß der Hypertonie.[32] Wie Sie aus der Diskussion über Diabetes bereits wissen, hilft das Kokosöl, die Insulinsensitivität zu steigern, sodass die Zellen besser reagieren und weniger resistent sind. Kokosöl trägt also zum Schutz vor hohem Blutdruck bei.

Studien an Bevölkerungsgruppen mit hohem Kokosnussverzehr zeigen, dass Bluthochdruck dort praktisch unbekannt ist. Bei einer Studie an zwei Gruppen von Einwohnern Polynesiens zeigte sich, dass der Blutdruck bei der Gruppe, die 89 Prozent ihres Fetts in Form von Kokosöl zu sich nahm, niedriger war als bei der anderen Gruppe, die nur sieben Prozent Kokosöl aß.[33] In reichen Ländern steigt der Blutdruck normalerweise mit zunehmendem Lebensalter. Bei Inselbevölkerungen, deren Nahrung noch immer zu einem großen Teil aus Kokosnuss besteht, steigt der Blutdruck beim Älterwerden nicht wesentlich.[34] Er bleibt bis ins hohe Alter von 80 bis 90 Jahren auf einem gesunden Wert.

Aus dieser Diskussion können wir darauf schließen, dass Kokosöl nicht zu hohem Blutdruck beiträgt und in vielen Situationen sogar helfen kann, ihn zu senken und damit auch das Risiko einer Herz-Kreislauf-Erkrankung zu reduzieren.

Blutdruck

Ich gebe morgens etwas natives Kokosöl in meinen Tee, wo es schmilzt. Dann öffne ich eine Kapsel mit 100 mg CoQ10 und gebe den Inhalt oben auf das Öl, er löst sich darin auf. Anschließend trinke ich den Tee wie gewohnt. Es hat meinen Blutdruck enorm gesenkt, ich brauche keine Pillen mehr. *Hans*

Dieses Kokosöl hat was, das kann ich Ihnen sagen … Hatte heute Morgen einen Zwei-Monats-Checkup … mein Blutdruck ging von 210/142 auf 134/77 zurück und das, nachdem ich meine Blutdruckmedizin reduziert hatte! *Alice*

Die Geschichte einer Ärztin

Von Marieta Jader-Onate, M. D.
Gründerin und Direktorin des *Good Shepherd Hospital*
Lucena City, Philippinen

Ich bin 44 Jahre alt und arbeite seit 20 Jahren als Ärztin. Mein Beruf bedeutet für mich viel Freude, Hingabe und Stress. In all den Jahren war ich zu beschäftigt, um zu essen, ließ oft Mahlzeiten aus und achtete nicht darauf, was ich aß.

Trotz meiner schlechten Essgewohnheiten und meines hektischen Lebensstils ging es mir gesundheitlich gut, bis ich 40 war und erhöhten Blutdruck bekam, verbunden mit Kopfschmerzen und Schwindel. Ich nahm blutdrucksenkende Mittel, die meine Beschwerden anfänglich linderten. Nach einem Monat hatte ich Atembeschwerden und bekam Fieber, begleitet von Brustschmerzen, Gelenkschmerzen und Taubheitsgefühl im linken Bein. Eine Computertomografie wurde gemacht, ergab aber keine Auffälligkeiten. Ein 2D-Echo zeigte einen Mitralklappenprolaps, die Laborergebnisse einen erhöhten ASO-Titer (Antistreptolysin O) und erhöhtes Cholesterin (LDL). Die Diagnose lautete Bluthochdruck und rheumatisches Fieber mit Karditis.

Ein paar Monate später setzten schwere Bauchschmerzen, Magenverstimmung und Verstopfung ein. Ein Ultraschall des gesamten Bauchraums zeigte eine Cholezystitis und Cholelithiasis (Entzündung und Steine der Gallenblase). Die Gallenblase wurde entfernt. Die Erholung nach der Operation war schmerzhaft und langwierig. Hin und wieder hatte ich hohen Blutdruck und Brustschmerzen, gelegentlich Atembeschwerden, Magenverstimmung und Verstopfung.

In der Hoffnung auf Hilfe gegen meine Beschwerden durchforstete ich meine medizinischen Lehrbücher und sichtete die medizinische Literatur. Ich entdeckte, dass eine Ernährung auf Kokosbasis ganze Bevölkerungsgruppen jahrtausendelang offenbar bei guter Gesundheit gehalten hatte, und dass neuere wissenschaftliche Untersuchungen die positiven Effekte des Verzehrs von Kokosprodukten, insbesondere von Kokosöl, bestätigten. Ich entwarf für mich einen Ernährungsplan, bei dem ich vor allem auf Kokosprodukte achtete. Außerdem nahm ich dreimal täglich einen Esslöffel Kokosöl ein. Manchmal nahm ich es direkt und schluckte es mit einem Glas Wasser hinunter, manchmal gab ich es in meinen Reis.

Nach der Umstellung auf eine Kokosnuss-Ernährung merkte ich, dass mein Blutdruck stabil wurde; Brustschmerzen, Atembeschwerden, Magenverstimmung und Verstopfung verschwanden. Meine Energie erhielt einen richtigen Schub. Diese unglaublichen Resultate veranlassten mich, mehr über die medizinischen Vorzüge des nativen Kokosöls zu lesen, ich begann, es bei der Behandlung meiner Patienten einzusetzen, und zwar mit exzellenten Resultaten.

Homocysteinwerte

In den letzten Jahren wird erhöhten Blutwerten von Homocystein (einer schwefelhaltigen Aminosäure) als wichtiger Risikofaktor für Herz-Kreislauf-Erkrankungen mehr Beachtung geschenkt. Sie werden mit einem erhöhten Herzinfarkt- und Schlaganfallrisiko in Verbindung gebracht, sogar bei Menschen mit normalen Cholesterinwerten. Studien deuten darauf hin, dass erhöhte Homocysteinwerte viel genaueren Aufschluss über das Risiko einer Herz-Kreislauf-Erkrankung geben als hohes Cholesterin, hoher Blutdruck oder Zigarettenrauchen. Eine Prüfung aller veröffentlichten Studien über Homocystein weist es einen der bedeutsamsten, wenn nicht gar den bedeutsamsten Risikofaktor für eine Arteriosklerose aus. Jede Erhöhung des Homocysteins um zehn Prozent entspricht einem ähnlichen Anstieg des Risikos der Entwicklung einer schweren Herz-Kreislauf-Erkrankung.[35]

Die Verbindung zwischen Homocystein und Herz-Kreislauf-Erkrankungen wurde vor ungefähr 30 Jahren erstmals vermutet, als Ärzte beobachteten, dass Menschen mit einer seltenen Erbkrankheit namens Homocystinurie häufiger schwere Herz-Kreislauf-Erkrankungen entwickelten. Einer der ersten berichteten Fälle war der eines achtjährigen Kindes, das alle Anzeichen einer fortgeschrittenen arteriosklerotischen Erkrankung zeigte und an einem Schlaganfall starb – ein merkwürdiger Tod für einen so jungen Menschen. Arteriosklerose und Schlaganfall gelten als altersbedingte Erkrankungen.

Homocystein ist eine Aminosäure, die bei der Verstoffwechselung von Methionin entsteht – einer der essenziellen Aminosäuren aus dem Eiweiß in unserer Nahrung. Besonders reichlich ist es im Fleisch enthalten. Wenn wir eiweißreiche Dinge essen, wird es in Homocystein umgewandelt. Die Leber wandelt das Homocystein wieder zurück in Methionin, deshalb bleibt die Konzentration normalerweise sehr gering. Bei der Homocystinurie verhindert ein genetischer Defekt die Bildung von Enzymen in der Leber, die für die Verstoffwechselung von Homocystein erforderlich sind, deshalb baut sich die Konzentration von Homocystein im Körper auf. Homocystein ist problematisch, weil es auf die Arterien toxisch wirkt. Ein hoher Homocysteinwert im Blut setzt eine Arteriosklerose in Gang und beschleunigt ihren Verlauf.

Die Enzyme, die das Homocystein verstoffwechseln, sind abhängig von den Vitaminen B6, B12 und Folsäure. Eine anormale Erhöhung des Homocysteinwerts kann bei jedem auftreten, der zu wenig von diesen Vitaminen isst. Eine Ernährung mit viel tierischem Eiweiß (eine Quelle von Methionin und Homocystein) und gleichzeitig wenig B-Vitaminen führt zu erhöhten Homocysteinwerten. Unsere moderne Ernährung ist reich an tierischem Eiweiß, aber arm an guten Quellen von B-Vitaminen (frisches Obst, Gemüse und Vollkornprodukte). In industriell verarbeiteten abgepackten Lebensmitteln, Produkten aus raffiniertem Mehl und Süßigkeiten finden sich erbärmlich wenig B-Vitamine.

Wenn Sie mehr frisches Obst, Gemüse und Vollkornprodukte und gleichzeitig weniger Fleisch und Fertiggerichte essen, können Sie Ihr Risiko einer Herz-Kreislauf-Erkrankung verringern, weil es den Homocysteinwert senkt. Auch die Einnahme eines Nahrungsergänzungsmittels mit B-Vitaminen hat sich als nützlich zur Senkung des Homocysteinwerts erwiesen.

Jeden Tag Kokosöl zu verwenden, kann ebenfalls nützlich sein. Wird Kokosöl mit anderen Nahrungsmitteln gegessen, verlangsamt es die Magenentleerung. Dadurch bleibt die Nahrung länger in Kontakt mit Verdauungsenzymen und Magensäure, sodass mehr Nährstoffe, einschließlich der B-Vitamine, freigesetzt werden. Außerdem erhöht Kokosöl die Absorption vieler Vitamine und Mineralstoffe. Aus diesem Grund wird es für die Behandlung bei Mangel- und Unterernährung empfohlen. Erhöhtes Homocystein im Blut wird durch Vitaminmangel verursacht, es ist im Wesentlichen eine Form der Mangelernährung. Kokosöl kann helfen, diesen Zustand zu korrigieren und dadurch das Risiko einer Herz-Kreislauf-Erkrankung senken.

Arterienentzündung

Ein weiterer Risikofaktor für Herz-Kreislauf-Erkrankungen ist in den letzten Jahren aufgetaucht, der offenbar ein besserer Risiko-Indikator ist als alle anderen. Dieser neue Risikofaktor ist eine chronische Entzündung in den Arterien. Die chronische Entzündung verletzt das Gewebe und löst die Entwicklung von arterieller Plaque und Arteriosklerose aus. Die meisten anderen Risikofaktoren zeigen nur einen Zusammenhang mit Herz-Kreislauf-Erkrankungen, die Arterienentzündung hingegen ist möglicherweise ursächlich beteiligt. Die Verbindung zwischen chronischer Arterienentzündung und Herz-Kreislauf-Erkrankungen ist ein weit besserer Risiko-Indikator als das Cholesterin.[36]

Aufschluss über eine Arterienentzündung gibt die Messung des sogenannten C-reaktiven Proteins (CRP) im Blut. Dr. Paul Ridker vom *Brigham and Women's Hospital* in Boston hat Blutproben von über 28 000 gesunden Krankenschwestern bewertet. Bei den Frauen mit den höchsten Werten von C-reaktivem Protein war das Risiko von Herzproblemen um das Vierfache erhöht. Dr. Ridker: »Wir stellen fest, dass das C-reaktive Protein ein stärkerer Risiko-Prädiktor ist als die normalen Cholesterinwerte; eine bedeutende Erkenntnis, denn die Hälfte aller Herzinfarkte treffen Menschen mit normalen Cholesterinwerten.«

Eine Entzündung der Arterien kann Herz-Kreislauf-Erkrankungen bei Menschen ohne bekannte Risikofaktoren erklären – Menschen mit normalen Cholesterinwerten und niedrigem Blutdruck, die nicht an Diabetes leiden und körperlich gut in Form sind. Diese Patienten machen ein Drittel aller Herzinfarktfälle aus. Forscher wissen seit Jahren, dass andere Faktoren an der koronaren Herzkrankheit beteiligt sein müssen.

Was führt zu einer Entzündung der Arterien? Es mag mehrere Faktoren geben, aber die drei wichtigsten in Verbindung mit Herz-Kreislauf-Erkrankungen sind: 1. der Homocysteinwert, 2. oxidativer Stress und 3. eine chronische unterschwellige oder »low-grade« Infektion. Ein hoher Homocysteinwert im Körper ist Gift für das Arteriengewebe, er verursacht Verletzungen, die zur Entzündung führen. Dieses Thema wurde bereits ausführlich besprochen. Wenden wir uns also den beiden anderen zu.

Oxidativer Stress

Oxidativer Stress tritt auf, wenn es dem Körper an Antioxidantien mangelt, um die entstehenden freien Radikale abzufangen. Die destruktive Natur der freien Radikale wurde in Kapitel 3 dargelegt. Man vermutet, dass oxidativer Stress für die Entwicklung der koronaren Herzkrankheit von Bedeutung ist, denn durch freie Radikale geschädigte Lipide (Fett und Cholesterin) können toxisch werden und Herz und Arterien verletzen.

Das LDL-Cholesterin, das in der Leber gebildet wird, ist harmlos, ja sogar nützlich, weil es der Körper als Baumaterial für die Zellwände, zur Bildung von Vitamin D und zur Synthese vieler lebenswichtiger Hormone verwendet. Das LDL-Cholesterin ist als das »schlechte« Cholesterin bekannt, weil es mit arterieller Plaque in Verbindung gebracht wird. Es wird aber erst schlecht und schädigt die Arterienwände, wenn es oxidiert wird. Auch oxidierte Triglyceride (Fette) schädigen die Arterienwände. Tatsächlich sind oxidiertes Fett und oxidiertes Cholesterin die einzigen Lipide, die in arterieller Plaque gefunden werden. Nicht oxidierte Lipide sind nicht beteiligt.

Ungesättigte Fette (einfach ungesättigt und mehrfach ungesättigt) sind in hohem Grade oxidationsanfällig. Werden Fette über längere Zeit Hitze, Licht oder Sauerstoff ausgesetzt, können sie ranzig werden und freie Radikale bilden. Oxidierte Fette sind ranzige Fette. Fette können innerhalb und außerhalb des Körpers ranzig werden. Auch jetzt, in dem Moment, wo Sie dies lesen, werden Fette in Ihrem Körper ranzig, es ist Teil des Stoffwechselprozesses. Nur die Antioxidantien verhindern, dass die ungesättigten Fette und das Cholesterin in unserem Körper ranzig werden. Antioxidantien blockieren das Zerstörungswerk der freien Radikale und stoppen den Oxidationsprozess. Sind wir hoher Schadstoffbelastung ausgesetzt und essen wir nicht genug antioxidantienreiches frisches Obst und Gemüse, werden die Antioxidantien-Reserven im Körper geplündert. Die Umwandlung von Fetten und Cholesterin in gefährliche Arterien zerstörende Fette wird beschleunigt.

Mehr Antioxidantien in der Nahrung können höheren Schutz vor Oxidation gewähren. Besonders Menschen mit einer Herz-Kreislauf-Erkrankung wird eine Ernährung mit viel antioxidativ wirkenden Vitaminen empfohlen.[37]

Seinen Nutzen verdankt das Kokosöl dem 92-prozentigen Anteil an gesättigtem Fett, zumeist MCFA. Diese Fette sind sehr stabil und äußerst oxidationsresistent – tatsächlich so resistent, dass sie sich wie Antioxidantien verhalten. Genauso wie andere Antioxidantien können MCFA ungesättigte Fette und Cholesterin vor dem Oxidieren bewahren. Kokosöl hilft, oxidativen Stress zu mindern und trägt damit zum Schutz vor Herz-Kreislauf-Erkrankungen bei.

Paradoxerweise wird immer wieder versucht, das Kokosöl als »Arterien verstopfendes« Fett zu verteufeln. Dabei verstopft Kokosöl keine Arterien, mehrfach ungesättigte Fette aber sehr wohl. Eine Analyse arterieller Plaque durch Felton und Kollegen zeigt, dass oxidierte Fettsäuren in Plaque überwiegend ungesättigt und nicht gesättigt sind.[38] Tatsächlich sind 74 Prozent der Fettsäuren in arterieller Plaque ungesättigt (41 Prozent mehrfach ungesättigt und 33 Prozent einfach ungesättigt). Nicht eine einzige mittelkettige Fettsäure wurde in der Plaque gefunden. Die Wahrheit ist: Ungesättigte Fette und besonders mehrfach ungesättigte Fette sind die wahren Arterien verstopfenden Fette.

Chronische Infektion

Der dritte Faktor auf unserer Liste ist die unterschwellige oder »low-grade« Infektion. Unterschwellige Infektionen können durch pathogene (krankheitsverursachende) Bakterien oder Viren aller Art ausgelöst werden. Einige dieser Mikroorganismen können unbegrenzt im Körper leben. Wenn Sie sich beispielsweise einmal mit Windpocken infiziert haben, bleibt das Virus lebenslang in Ihnen, es versteckt sich im Nervensystem. Wird das Immunsystem gestresst oder geschwächt, kann sich das Virus vermehren und den Körper erneut infizieren. Dieses Mal äußert es sich in Form einer Gürtelrose – einer häufigen Krankheit bei älteren Menschen. Finden pathogene Mikroorganismen den Weg ins Kreislaufsystem, können sie Arterienwände infizieren und lokalisierte unterschwellige Infektionen und chronische Entzündung verursachen. So ist auch vorstellbar, dass Bakterien und Viren Arteriosklerose und Herz-Kreislauf-Erkrankungen hervorrufen.

Vor einigen Jahren gab die finnische Regierung eine umfassende Studie über Gesundheitsrisiken in Auftrag. Dabei wurde die Häufigkeit zahlreicher Erkrankungen gemessen und mittels statistischer Analysen versucht zu ermitteln, ob zwischen ihnen Verbindungen bestanden. Unerwartet wurde eine Verbindung zwischen Zahnerkrankungen und Herz-Kreislauf-Erkrankungen gefunden. Bei Menschen mit Parodontose oder Zahnfleischerkrankungen bestand ein signifikant höheres Risiko einer Herz-Kreislauf-Erkrankung. Weitere Studien in den Vereinigten Staaten und in Europa bestätigten die Resultate. Die Studien ergaben, dass das Risiko, an einer Herz-Kreislauf-Erkrankung zu sterben, bei Menschen mit Parodontose um 200 Prozent erhöht war.[39] Zum Vergleich: Bei Rauchern ist es nur um 60 Prozent erhöht. Eine Parodontose ist ein viel genauerer Indikator für ein Herz-Kreislauf-Risiko als das Rauchen. Inzwischen ist anerkannt, dass Parameter der Zahngesundheit wie Zahnbelag, Karies und Zahnfleischerkrankungen enger mit Herz-Kreislauf-Erkrankungen in Verbindung stehen als Standard-Risikofaktoren wie hohe Cholesterinwerte, Übergewicht, Diabetes, Bewegungsmangel und Rauchen.[40]

Die Paradontose wird durch eine chronische bakterielle Infektion im Mund hervorgerufen. Kann das Immunsystem die Infektion nicht in Schach halten, kann sie sich auf den Blutstrom ausweiten und die

Arterien angreifen. Darüber hinaus zeigen Menschen mit Paradontose auch hohe Werte von C-reaktivem Protein – dem Indikator von Arterienentzündung. Als Dr. Efthymios Deliargyris und Kollegen von der *University of North Carolina* in Chapel Hill 38 Herzinfarktpatienten untersuchten, litten 85 Prozent von ihnen an chronischer Paradontose und wiesen erhöhte Werte an C-reaktivem Protein auf, bei den gesunden Freiwilligen waren es nur 29 Prozent.

Seit den ersten Studien über Parodontose sind weitere Infektionen mit Herz-Kreislauf-Erkrankungen in Verbindung gebracht worden. Untersuchungen lassen vermuten, dass Nebenhöhlenentzündung, Bronchitis, Magengeschwüre, Herpes und Harnwegsinfektionen bei Herz-Kreislauf-Erkrankungen eine Rolle spielen.[41] Die drei wichtigsten Erreger, die mit Arterienentzündung in Verbindung gebracht werden, sind *Helicobacter pylori, Chlamydia pneumoniae* und das Zytomegalievirus (CMV). Das Bakterium *Helicobacter pylori* ist die Hauptursache von Magengeschwüren. *Chlamydia pneumoniae*, ein weiteres Bakterium, verursacht Parodontose, Bindehautentzündung und Lungenentzündung. CMF ist ein sehr verbreitetes Herpesvirus. Ungefähr 80 Prozent der Erwachsenen haben Antikörper dagegen im Blut, ein Anzeichen für eine frühere oder aktuelle Infektion. Die Symptome sind in der Regel so wenig ausgeprägt, das sie gar nicht wahrgenommen werden.

Bakterien und Viren, die Infektionen verursachen, können den Weg ins Kreislaufsystem finden. Ist das Immunsystem nicht in der Lage, diese Organismen unter Kontrolle zu halten, können sie sich in die Arterienwände einlagern und eine chronische low-grade Infektion hervorrufen. Die Infektion reizt das umgebende Gewebe, was eine Entzündung und in deren Gefolge eine Arteriosklerose auslöst. Die Verbindung zwischen Infektionen und Arteriosklerose wird durch die Tatsache bestärkt, dass in arterieller Plaque häufig Bruchstücke von Bakterien gefunden werden. Brent Muhlestein, ein Kardiologe am *LDS Hospital* in Salt Lake City und an der *University of Utah,* fand in den 79 Plaque-Proben aus den Koronararterien von 90 Patienten mit einer Herz-Kreislauf-Erkrankung Hinweise auf Chlamydien.

Wegen der deutlichen Hinweise auf eine Verbindung zwischen chronisch unterschwelligen Infektionen und Herz-Kreislauf-Erkrankungen wurden Antibiotika als Mittel der Behandlung vorgeschlagen. Das Problem besteht jedoch darin, das nicht alle solche Infektionen durch Bakterien hervorgerufen werden. Und gegen Viren können Antibiotika nichts ausrichten. Der übermäßige Antibiotika-Einsatz hat zudem ein neues Problem erzeugt: Bakterien werden resistent. Antibiotika sind also nicht die Lösung.

Welche Rolle spielt hier das Kokosöl? Wie Sie in Kapitel 3 bereits erfahren haben, besitzen MCFA kräftige antibakterielle Eigenschaften, durch die krankmachende Bakterien und Viren ausgeschaltet werden können. Das gilt auch für die Hauptschuldigen im Zusammenhang mit Arterienentzündung, nämlich *Helicobacter pylori, Chlamydia* und CMV, sie alle werden von MCFA unschädlich gemacht. Anders als Antibiotika können mittelkettige Fettsäuren den Körper von diesen lästigen Organismen befreien, ohne die freundlichen Darmbakterien anzugreifen oder eine Antibiotikaresistenz zu fördern. Wissenschaftliche Untersuchungen haben ergeben, dass die Arterienentzündung der stärkste Risikofaktor im Zusammenhang mit Herz-Kreislauf-Erkrankungen ist. Dieses Risiko zu reduzieren, wird mehr zur Verhinderung von Herz-Kreislauf-Erkrankungen beitragen als alles, was Sie sonst tun können, einschließlich der Einnahme von cholesterinsenkenden Medikamenten.

Sie brauchen nichts weiter zu tun, als Ihrer täglichen Kost Kokosöl hinzuzufügen. Da die MCFA im Kokosöl die Organismen töten, die Arterienentzündung verursachen, senkt Kokosöl das Risiko von Herz-Kreislauf-Erkrankungen.

Weitere Risikofaktoren

Die bisher aufgeführten Risikofaktoren sind weithin anerkannt. Forscher haben weitere mögliche Risikofaktoren identifiziert, die durch Ernährung und Lebensstil beeinflusst werden, darunter die folgenden:

- Vitamin-E-Mangel
- Vitamin-C-Mangel
- Selenmangel
- Magnesiummangel
- Eiweißmangel
- Übermäßiger Zuckerkonsum
- Schilddrüsenunterfunktion

Wir brauchen eine ständige Zufuhr von Antioxidantien, um uns vor dem zerstörerischen Wirken freier Radikale zu schützen. Ein Mangel an antioxidativ wirkenden Hormonen und Mineralstoffen wie den Vitaminen E und C und dem Mineralstoff Selen kann zu oxidativem Stress führen, der eine Herz-Kreislauf-Erkrankung fördert. Wenn Antioxidantien freie Radikale abfangen, werden sie verbraucht und unsere antioxidative Abwehr schwindet. Kokosöl wirkt ebenfalls als schützendes Antioxidans, es blockiert die Kettenreaktion der freien Radikale. Auf diese Weise bewahrt es andere Antioxidantien vor der Zerstörung und hilft, Defizite an wichtigen Nährstoffen zu verhindern.

Zusätzlich dazu, dass es Antioxidantien vor freien Radikalen schützt, hat das Kokosöl auch gezeigt, dass es die Absorption vieler Nährstoffe in unserer Nahrung verbessern kann. Auf diese Weise hilft es, einen Mangel an Vitamin E, Vitamin C, Selen, Magnesium und Eiweiß zu verhindern.

Zucker und raffinierte Kohlenhydrate wirken sich nachteilig auf den Blutzucker- und Insulinspiegel aus. Ein übermäßiger Konsum dieser Produkte wurde als zusätzlicher Faktor bei verschiedenen Krankheiten wie Diabetes, Syndrom X und Herz-Kreislauf-Erkrankungen ins Gespräch gebracht. Kokosöl dämpft die Wirkung von Zucker und Stärke auf den Spiegel von Blutzucker und Insulin und hilft dadurch, uns vor diesen Krankheiten zu schützen.

Es gibt Hinweise darauf, dass eine Schilddrüsenunterfunktion zu Herz-Kreislauf-Erkrankungen beiträgt. Die Beeinträchtigung der Schilddrüsenfunktion muss dabei gar nicht so schwerwiegend sein, dass sie das Herz angreift. In einer kürzlich veröffentlichten Studie wurde beispielsweise beobachtet, dass sich Herz-Kreislauf-Erkrankungen 2,6 Mal häufiger bei Menschen mit einer subklinischen Schilddrüsenunterfunktion entwickelten als bei Menschen mit normaler Schilddrüsenfunktion.[42] Eines der Symptome der Schilddrüsenunterfunktion ist niedrige Körpertemperatur infolge des trägen Stoffwechsels. Viele Enzyme im Körper, die chemische Prozesse steuern, sind äußerst empfindlich für Temperaturschwankungen. Sinkt die Körpertemperatur unter den Normalwert, wird die Aktivität dieser Enzyme verlangsamt. Lebenswichtige chemische Abläufe im Körper werden entsprechend gleichfalls langsamer. Die Folge ist ein anormaler Fettstoffwechsel. In

Kombination mit der verminderten Fähigkeit zu Selbstheilung und Reparatur wegen des verlangsamten Stoffwechsels sind Arterien anfälliger für die Bildung von Plaque.

Auch hier kommt das Kokosöl zu Hilfe. Kokosöl beschleunigt den Stoffwechsel und erhöht die Körpertemperatur. Dadurch können temperaturabhängige Enzyme und Heilungsprozesse wieder normal funktionieren.

Ob Vitamin-, Mineralstoff- und Eiweißmangel, übermäßiger Zuckerkonsum oder Schilddrüsenunterfunktion – in jedem Fall reduziert Kokosöl das Risiko einer Herz-Kreislauf-Erkrankung.

Je mehr Risikofaktoren bei Ihnen vorliegen, desto höher ist die Wahrscheinlichkeit oder das Risiko, dass Sie eine Herz-Kreislauf-Erkrankung entwickeln. Alles, was einen der genannten Risikofaktoren fördert, gilt als unerwünscht, weil es potenziell Ihr Risiko erhöht, einen Herzinfarkt oder Schlaganfall zu erleiden. Alles, was diese Risikofaktoren reduziert, ist als schützend vor einer Herz-Kreislauf-Erkrankung zu betrachten.

Wenn wir alle die Risikofaktoren für eine Herz-Kreislauf-Erkrankung, die in diesem Kapitel besprochen wurden, bedenken – wie viele werden durch den Verzehr von Kokosöl negativ beeinflusst? Die Antwort ist: keiner. Richtig, nicht ein einziger dieser Risikofaktoren wird durch Kokosöl negativ beeinflusst. Vielmehr zeigt Kokosöl eine positive Wirkung auf alle diese Risikofaktoren. Aus diesem Grund sollte der Verzehr von Kokosöl als Mittel betrachtet werden, das Risiko zu senken und vor einer Herz-Kreislauf-Erkrankung zu schützen.

Wenige, wenn überhaupt eines der Verfahren oder Mittel, die zurzeit zur Prävention von Herz-Kreislauf-Erkrankungen empfohlen werden, haben so einen positiven Effekt auf so viele Risikofaktoren. Mehrfach ungesättigten Ölen wird eine schützende Wirkung vor Herz-Kreislauf-Erkrankungen nachgesagt, nur weil sie einen dieser Faktoren – das Gesamtcholesterin – senken. Die Einnahme von B-Vitaminen gilt als schützend, weil sie dazu beitragen, den Homocysteinwert zu senken. Cholesterinsenkende Medikamente, die aggressiv als wichtigstes Mittel zur Prävention von Herz-Kreislauf-Erkrankungen angepriesen werden, kommen nicht einmal in die Nähe eines Vergleichs mit dem Kokosöl. Sie helfen zwar, das Gesamtcholesterin zu senken, verbessern aber nicht notwendigerweise den Cholesterinquotienten, ein viel wichtiger Risikoindikator. Außerdem bewirken sie nichts gegen andere Risikofaktoren wie Diabetes, Fettleibigkeit oder den Homocysteinwert. Die Nebenwirkungen können sogar gefährlich sein. Sie reduzieren die Antioxidantien-Reserven im Körper und erhöhen damit den oxidativen Stress, der für Leber, Nieren und Muskelgewebe Gift sein kann. Im Gegensatz dazu ist das Kokosöl völlig unschädlich, über negative Nebenwirkungen ist nichts bekannt. Es ist ein Nahrungsmittel, das den Körper nährt.

Wäre Kokosöl ein Medikament, das in irgendeinem Labor entwickelt wurde, so würde die Pharmaindustrie überall dafür werben als bestes Mittel zum Schutz vor Herz-Kreislauf-Erkrankungen. Zeitungen und Zeitschriften würden darüber berichten, es wäre ein heißes Thema in Radio- und Fernseh-Talkshows. Und die Kosten? Der Vorrat für einen Monat würde sie wahrscheinlich mindestens einen halben Monatslohn kosten.

Zum Glück ist Kokosöl kein Medikament, kostet kein Vermögen und steht für alle Anwendungen zur Verfügung. Wenn Sie eine Herz-Kreislauf-Erkrankung fürchten, zählt Kokosöl zu den besten Mitteln, sie zu verhindern.

Kapitel 6

Kokosnuss-Medizinschrank II: Kokosfleisch, Kokoswasser und Kokosmilch

In diesem Kapitel öffnen wir erneut unseren Kokosnuss-Medizinschrank und betrachten Kokosfleisch, -wasser und -milch. Deren gesunde Wirkung geht zu einem Gutteil auf das Kokosöl zurück, doch jedes Produkt hat auch seinen eigenen besonderen Vorzüge.

Kokosfleisch

Die Kokosnuss wird auch »König der Nahrungsmittel« genannt. Verwendung findet sie gleichzeitig als lebenserhaltende Nahrung und als Arznei, die wieder gesund macht. Nach der Überlieferung zählt die Frucht der Kokospalme zu den Geheimnissen für Gesundheit und ein langes Leben. Meines Wissens hat kein anderes Lebensmittel für unsere Gesundheit so viel zu bieten wie die Kokosnuss. Tatsächlich haben sich Menschen über längere Zeit fast nur von Kokosnüssen ernährt. Einige Inselvölker essen kaum etwas anderes und erfreuen sich bester Gesundheit. Seit Generationen sind ihnen die Krankheiten, die unsere moderne Gesellschaft plagen, völlig unbekannt. Kaum ein anderes Nahrungsmittel kann den menschlichen Körper nähren und ihm gleichzeitig als Arznei dienen. Fürwahr: Die Kokosnuss ist »König der Nahrungsmittel«.

Das Fleisch einer vollreifen Kokosnuss ist hart, weiß, leicht süß und von nussigem Geschmack. In den Tropen gelten unreife Kokosnüsse – auch grüne oder junge Kokosnüsse genannt – als Delikatesse. Das

Fleisch ist erst teilweise entwickelt und von geleeartiger Konsistenz. Es ist so weich, dass Sie es mit dem Löffel essen können, es schmeckt deutlich anders als das Fleisch einer reifen Kokosnuss. Das weiche Fleisch einer jungen Kokosnuss wird vielen Babys als erste Nahrung nach dem Abstillen gegeben. Mit zunehmender Reife der Kokosnuss wird das Fleisch dicker und härter. Junge Kokosnüsse verderben viel schneller als reife und sind deshalb auf den Märkten außerhalb der Tropen seltener zu finden. Werden sie trotzdem angeboten, dann gekühlt, um sie vor dem Verderben zu schützen. Während die Kokosnuss heranreift, steigt ihr Gehalt an Öl und Ballaststoffen.

Ein »Functional Food«

Genauso wie das Öl ist auch das Kokosfleisch eindeutig ein »Functional Food«, das über seinen Nährstoffgehalt hinaus vielerlei gesundheitlichen Nutzen bringt. Das Fleisch einer reifen Kokosnuss enthält alle Nährstoffe des Öls und bietet somit alle die Vorzüge, die in den vorangegangenen Kapiteln besprochen wurden. Das heißt, es verbessert Verdauung und Nährstoffstatus, schützt vor Krebs und Herz-Kreislauf-Erkrankungen, hilft beim Abnehmen, tötet krankmachende Mikroorganismen und Parasiten. Der Grund: Kokosfleisch enthält sehr viel Öl. Aus dem Fleisch wird das Kokosöl extrahiert. Der Gewichtsanteil des Öls im Kokosfleisch liegt bei 34 Prozent. Das ist sehr hoch und deshalb lässt es sich auch so leicht aus dem Fleisch extrahieren.

Frisches Kokosfleisch besteht dem Gewicht nach zu 47 Prozent aus Wasser. Beim Trocknen sinkt der Wassergehalt auf rund drei Prozent. Ohne das Wasser steigt der Fettanteil, getrocknete Kokosnuss enthält 64 Prozent Fett. Frische und getrocknete Kokosnuss sind eine gute Quelle des gesunden Öls.

Die beiden anderen Hauptbestandteile der Kokosnuss neben Wasser sind Fett und Ballaststoffe. Der Ballaststoffgehalt ist wichtig, weil er zusätzlichen Nutzen bringt.

In Nahrungsmitteln gibt es zwei Arten von Kohlenhydraten: verdauliche und unverdauliche. Verdauliche Kohlenhydrate bestehen aus Stärke und Zucker und liefern Kalorien. Unverdauliche Kohlenhydra-

Zusammensetzung des Kokosöls

	(% Gewichtsanteil)	
	frisch	getrocknet
Wasser	47	3
Fett	34	64
Ballaststoffe	11	15
Eiweiß	4	9
Stärke und Zucker	4	9

te sind Ballaststoffe, die vom Menschen nicht aufgespalten und verdaut werden können und deshalb auch keine Kohlenhydrate liefern.

Die Kokosnuss enthält nur sehr wenig verdaubare Kohlenhydrate, sie ist also eine hervorragende Wahl für Menschen, die kohlenhydratarme Nahrungsmittel suchen. 80 Gramm (eine Tasse) geraspelte *frische* Kokosnuss enthalten nur drei Gramm verdauliche Kohlenhydrate und neun Gramm Ballaststoffe. Getrocknete Kokosnuss hat einen etwas höheren Gehalt an verdaulichen Kohlenhydraten, eine Tasse getrocknete Kokosnuss enthält sieben Gramm verdauliche Kohlenhydrate und zwölf Gramm Ballaststoffe.

Der Kohlenhydratgehalt von frischen Kokosnüssen beträgt 15 Prozent – davon vier Prozent verdaulich und elf Prozent unverdaulich –, den Rest (85 Prozent) bilden Wasser, Fett und Eiweiß. Da es viel mehr unverdauliche Kohlenhydrate (Ballaststoffe) enthält als verdauliche, ist es ein hervorragender Ballaststofflieferant. Tatsächlich zählt es zu den konzentriertesten Quellen. Nach Angaben des amerikanischen Landwirtschaftsministeriums bilden Ballaststoffe 24 Prozent der Kohlenhydrate in Haferkleie. Bei Weizenkleie sind es 42 Prozent, bei Sojabohnen nur 29. Die Kokosnuss schlägt sie alle. Der Kohlenhydratgehalt besteht zu vollen 71 Prozent aus Ballaststoffen!

Nach Sägemehl ist Weizenkleie eine der reichsten Quellen von Ballaststoffen, die sie finden können. Die Kokosnuss enthält fast doppelt so viel Ballaststoffe wie Weizenkleie – und es schmeckt nicht wie Pappe. Im Gegenteil, Kokosnuss ist eine wirklich gut schmeckende Ballaststoffquelle. Wenn Sie sich eine ballaststoffreichere Ernährung wünschen, ist Kokosnuss eine hervorragende Wahl.

Ernährungsberater empfehlen 20 bis 35 Gramm Ballaststoffe täglich, das ist das Doppelte bis Dreifache der zehn bis 14 Gramm in der durchschnittlichen westlichen Ernährung. Eine Tasse getrocknete (nicht abgepackte) geraspelte Kokosnuss enthält zwölf Gramm Ballaststoffe, ein kleines Stück von fünf mal fünf Zentimetern frische Kokosnuss enthält fünf Gramm. Ein wenig frische oder getrocknete Kokosnuss zusätzlich am Tag kann also die Ballaststoffzufuhr deutlich steigern.

Warum Ballaststoffe gut für Sie sind

Stellen Sie sich einen Moment lang ein Nahrungsmittel, ein Superfood, vor, das den Appetit stillt, praktisch kalorienfrei ist, und zudem den Cholesterin- und Blutzuckerwert senken sowie das Risiko für eine

---

Ballaststoffe im Kohlenhydratanteil verschiedener Lebensmittel

Die Kohlenhydrate in Nahrungsmitteln bestehen aus verdaulichen (Stärke und Zucker) und unverdaulichen (Ballaststoffe) Anteilen, die Verteilung ist bei allen verschieden. Die Liste gibt den Ballaststoffanteil des Gesamtkohlenhydratgehalts in Prozent an. 71 Prozent der Gesamtkohlenhydrate in frischer Kokosnuss sind Ballaststoffe, die restlichen 29 Prozent setzen sich zusammen aus Stärke und Zucker.

Nüsse
- Kokosnuss (frisch) 71
- Mandeln 56
- Erdnüsse 48
- Haselnüsse 39
- Pecannüsse 35
- Walnüsse 32
- Cashewnüsse 18

Gemüse

- Bambussprossen 75
- Brokkoli 60
- Spinat 57
- Zucchini 57
- Kohl 50
- Blumenkohl 50
- Radieschen 50
- Champignons 50
- Kidneybohnen 49
- Limabohnen 46
- Pintobohnen 45
- Grüne Erbsen 36
- Grünspargel 33
- Okra 33

- Tomaten 33
- Seetang 33
- Grüne Bohnen 30
- Rüben 29
- Sojabohnen 29
- Karotten 29
- Butternusskürbis 27
- Linsen 25
- Kichererbsen 24
- Zwiebeln 21
- Paprika 20
- Eichelkürbis 19
- Süßkartoffel 11
- Kartoffel (mit Schale) 10

Früchte

- Erdbeeren 36
- Kiwi 27
- Grapefruit 22
- Mango 20
- Orange 20
- Pfirsich 20
- Apfel 14

- Papaya 14
- Trauben 11
- Ananas 11
- Pflaumen 11
- Kirschen 9
- Banane 7
- Wassermelone 6

Herz-Kreislauf-Erkrankung, Bluthochdruck, Diabetes und Darmerkrankungen wie Reizdarmsyndrom und Dickdarmkrebs mindern kann. Die meisten Nahrungsmittel oder Nahrungsergänzungspräparate, die angeblich auf vielfältige Weise die Gesundheit stärken, schmecken scheußlich. Haben Sie schon einmal Lebertran probiert? Oder Weizenkleie? Igitt! So reagieren meine eigenen Kinder auf diese »gesunde Kost«. Nehmen wir aber an, dieses Superfood hätte einen mild-angenehmen Geschmack, den Sie und Ihre Familie sehr liebten – wären Sie daran interessiert, es in ihre Ernährung einzubauen? Wer wollte das wohl nicht?

All dies und noch weit mehr kann Ihnen die Kokosnuss bieten. Kokosnussfleisch gehört zu den gesündesten Ballaststoff-Lieferanten und anders als die meisten anderen schmeckt es auch noch gut!

Heutzutage ist viel die Rede von Ballaststoffen. Aber vor noch nicht allzu langer Zeit galten sie als Nicht-Nährstoffe – ein unwichtiger Teil der Nahrung. Ballaststoffe finden sich in allen pflanzlichen Nahrungsmitteln. Sie sind die Teile der Pflanze, die von den Enzymen im menschlichen Darmtrakt nicht verdaut werden können. Und da Ballaststoffe nicht verdaut werden, liefern sie weder Nährstoffe noch Kalorien. Deshalb galten sie auch als unwichtig. Heute wissen wir, dass Ballaststoffe eine erhebliche Rolle im Verdauungstrakt spielen und sich massiv auf unseren Gesundheitszustand auswirken können. Auch wenn sie keine Kalorien oder Bausteine für den Körper liefern, gelten sie inzwischen als essenzielle Nährstoffe. Ein Mangel an Ballaststoffen in der Nahrung führt zu zahlreichen gesundheitlichen Problemen. Sie sind genauso wichtig wie Vitamin C, Kalzium oder jeder andere essenzielle Nährstoff.

Ärzte, die Anfang und Mitte des 20. Jahrhunderts in Afrika, Indien und Ozeanien tätig waren, erkannten als Erste die Bedeutung der Ballaststoffe für unsere Ernährung. Sie beobachteten, dass Menschen, die sich von einer traditionellen, ballaststoffreichen Kost ernährten, sehr viel gesünder waren als die Menschen in den westlichen Ländern. Die Krankheiten, denen man in Europa und Amerika auf Schritt und Tritt begegnete, gab es nicht. Mit der Übernahme der westlichen Ernährungsweise mit viel raffiniertem Getreide und Zucker ging es mit ihrer Gesundheit bergab und sie entwickelten viele derselben Krankheiten, die uns in westlichen Ländern vertraut sind.

Wie Ärzte beobachteten, waren degenerative Erkrankungen in ländlichen Gebieten, in denen viel Ballaststoffe gegessen wurden, selten. Wo aber wenig Ballaststoffe konsumiert wurden, weil man zu modernen Lebensmitteln übergegangen war, traten solche Krankheiten viel häufiger auf. Diese Beobachtung führte zur sogenannten »Ballaststoff-Hypothese«, wonach der Verzehr von nicht raffinierten, ballaststoffreichen Nahrungsmitteln vor vielen degenerativen Krankheiten, die wir aus den westlichen Ländern kennen, schützen kann.

Einer der führenden Verfechter der Ballaststoff-Hypothese ist der britische Chirurg und Epidemiologe Dr. Denis Burkitt. Hauptsächlich seiner Forschungsarbeit ist es zu verdanken, dass sich das Image der Ballaststoffe von unnützen Zuschauern zu dem von aktiven Teilnehmern an Förderung und Erhalt guter Gesundheit gewandelt hat.

Bei seiner Arbeit in ländlichen Gebieten Afrikas Mitte des 20. Jahrhunderts beobachtete Burkitt, dass sich die Stuhlmengen der dort lebenden Afrikaner deutlich von denen der Engländer unterschied. Die Afrikaner hatten weichen, geruchlosen Stuhl, viermal so viel an Gewicht wie die Engländer, deren Stuhl gering, trocken und übelriechend war. Außerdem passierte die Nahrung bei den Afrikanern in nur einem Tag den Verdauungstrakt, während es bei den Engländern drei Tage und länger dauerte. Die Kost der Afrikaner bestand überwiegend aus ballaststoffreichen Dingen wie Getreide, Bohnen, Erbsen und Wurzelgemüse wie Kartoffeln und Yamswurzel. Die Engländer hingegen aßen vorwiegend Produkte aus weißem Mehl mit viel Zucker und Fleisch. Nach den Berechnungen der Forscher nahmen die Afrikaner täglich 60 bis 120 Gramm Ballaststoffe zu sich, die Engländer dagegen nur etwa ein Fünftel davon. Der hohe Ballaststoffanteil war offenbar der Grund für ihren voluminösen, weichen Stuhl und häufigen Stuhlgang. Wie bedeutsam dies war, zeigte sich daran, dass viele der in England allgegenwärtigen Verdauungsprobleme bei den afrikanischen Dorfbewohnern völlig unbekannt waren. Und sie litten nicht nur weit seltener an Verdauungsproblemen, sondern auch an fast allen anderen nicht-infektiösen Krankheiten, und niemand war übergewichtig. Ballaststoffe müssten, so überlegten die Ärzte, nicht nur mit dem Stuhlgang, sondern ganz allgemein mit der Gesundheit in Verbindung stehen.

Schnell zeigte sich die offenkundigste Folge eines ungenügenden Ballaststoffanteils in der Nahrung: Verstopfung. Auf der Grundlage seiner Studien in Afrika stellte Burkitt eine Verbindung zwischen Verstopfung und fünf häufigen gesundheitlichen Problemen her – Divertikulitis, Blinddarmentzündung, Zwerchfellhernie, Hämorrhoiden und Krampfadern. Sie alle entstanden laut Burkitt durch die Anstrengung beim Absetzen von hartem Stuhl.

Ballaststoffe sind wichtig, weil sie die Darmtätigkeit regulieren. Sie absorbieren Wasser und liefern damit ein Medium, das feucht und beweglich ist und den Darm rasch reinigen kann. Im Wesentlichen sind Ballaststoffe das Mittel der Natur, unseren Darm sauber, gesund und funktionstüchtig zu halten.

Stuhl besteht nicht nur aus Ballaststoffen und unverdauter Nahrung. Er enthält auch Bakterien, Darmausscheidungen und die Überreste abgestorbener Darmzellen. Bakterien stellen mit ungefähr einem Drittel den größten prozentualen Anteil an der Stuhlmasse.

Die Verdauung beginnt im Mund, setzt sich fort im Magen und endet in Dünndarm und Dickdarm. Entlang des Wegs wird die Nahrung mit Flüssigkeiten und Enzymen vermischt, die helfen, sie aufzuspalten und durch den Verdauungstrakt zu transportieren. Der größte Teil der Verdauung und Aufnahme geht während der Reise durch den gewundenen, sechs Meter langen Dünndarm vor sich. Während die Nahrung den Dünndarm passiert, werden Nährstoffe freigesetzt und in den Blutstrom absorbiert. Wenn sie endlich das Ende des Dünndarms erreicht, sind die meisten Nährstoffe entzogen, übrig bleiben unverdauliche Ballaststoffe, tote Zellen und andere Rückstände. Diese Abfallstoffe gelangen dann in den Dickdarm. Dieser Teil des Verdauungstrakts ist zwar mit nur 1,5 Metern viel kürzer als der Dünndarm, aber er ist deutlich weiter. Er ist auch bekannt als Colon.

Im Dickdarm wird das Abfallmaterial (Fäkalien oder Stuhl genannt) für die Ausscheidung vorbereitet. Wenn dieses Material in den Darm gelangt, ist es sehr flüssig, wie eine Suppe. Eine der Funktionen des Colons besteht darin, diesem Abfall Flüssigkeit zu entziehen und ihn kompakter und halb fest zu machen. Während der Stuhl durch den Dickdarm wandert, wird nach und nach Wasser absorbiert, sodass eine Masse entsteht, die fester, aber dennoch weich genug ist, um mühelos ausgeschieden werden zu können. Unverdaute Ballaststoffe bilden den Hauptteil des Stuhls, sodass die Darmmuskeln die Masse leichter und schneller voranbewegen und ohne Unterbrechung aus dem Körper ausscheiden können.

Enthält die Kost weniger Ballaststoffe, verlangsamt sich der Transit durch den Dickdarm. Je länger dieses Material im Darm bleibt, desto mehr Flüssigkeit wird entzogen, der Stuhl wird härter und die Muskeln haben mehr Mühe, ihn durch den Darm zu bewegen. Je härter er wird, desto langsamer bewegt er sich und desto länger wird die Durchgangszeit, sodass noch mehr Flüssigkeit entzogen und die Passage noch weiter verlangsamt wird. Ein Teufelskreis beginnt, an dessen Ende Verstopfung steht. Sind wenig Ballaststoffe vorhanden, kann der Stuhl verhärten und eingeklemmt werden. Der Stuhlgang wird zu einer mühevollen und langwierigen Anstrengung, die längeres Drücken erfordert. Der Stuhl wird hart, trocken und unregelmäßig.

Eine ballaststoffarme Kost mit entsprechend viel raffinierten und industriell verarbeiteten Anteilen führt zur Verstopfung, die ihrerseits weiteren gesundheitlichen Problemen den Weg bereiten kann. Übermäßiger Druck durch hartes Fäkalienmaterial kann das Gewebe im Dickdarm schädigen. Bei dem Versuch, diese verhärtete Masse durch den Darm zu bewegen, kann der Druck so hoch werden, dass das Gewebe in der Darmwand einreißt, zurückweicht und sich auszustülpen beginnt, sodass Taschen entstehen können, die sich mit verhärteten Abfallstoffen füllen. Diese abfallgefüllten Taschen werden Divertikel genannt. Menschen können buchstäblich Dutzende Divertikel von der Größe eines Fingerhuts bis hin zu der eines Tennisballs entwickeln. In diesem Fall spricht man von einer Divertikulitis. Wenn sich erst einmal Divertikel gebildet haben, besteht die einzige Möglichkeit, sie wieder loszuwerden, in einer Operation. Solange sie nicht entzündet oder infiziert werden, lässt man sie normalerweise in Ruhe. Bei jedem zweiten Amerikaner über 40 entwickelt sich eine Divertikulitis. Während seiner 20-jährigen Tätigkeit in Afrika sah Dr. Burkitt keinen einzigen Fall.

Hoher Druck, der durch die träge Bewegung des Abfalls entsteht, kann den Dickdarm schwächen und verformen, sodass Ausstülpungen, Dehnungen und Risse in der Innenauskleidung des Darms entstehen. Diese können nicht nur zur Diverikulose, sondern auch zu Blinddarmentzündung, Zwerchfellhernie, Krampfadern, Dickdarmvorfall, Sodbrennen und sogar zu Gallensteinen führen, und sie können auch zu Colitis ulcerosa und Morbus Crohn beitragen.

Wie Dr. Burkitt berichtet, arbeitete er zu Beginn seiner Tätigkeit in Afrika in einem 600-Betten-Lehrkrankenhaus. In einem ganzen Jahr sahen sie höchstens zwei Patienten mit Blinddarmentzündung. Zum Vergleich: In den Vereinigten Staaten gäbe es in einem Krankenhaus von gleicher Größe zwei Fälle von Blinddarmentzündung am Tag! Als sich im Zweiten Weltkrieg afrikanische Soldaten in Nordafrika den britischen Truppen anschlossen und anfingen, die gleichen Rationen wie die britischen Soldaten zu essen, traten erstmals Blinddarmentzündungen auf. Wenn heute in Afrika Menschen an Blinddarmentzündung erkranken, dann sind es meist gut Ausgebildete, die westliche Essgewohnheiten übernommen haben.

Burkitt sagt: »Wir lehrten unsere Studenten, bei einem afrikanischen Patienten nur dann eine Blinddarmentzündung zu diagnostizieren – egal, wie die klinischen Symptome waren –, wenn der Patient Englisch sprechen konnte. In Ostafrika erkrankt niemand an Blinddarmentzündung, bevor er Englisch gelernt hat. Dass ein Afrikaner Englisch spricht, zeigt, dass er mit der modernen westlichen Kultur in Kontakt gekommen ist.«

Bei einer Zwerchfellhernie wird der Magen nach oben aus der Bauchhöhle in den Brustraum gedrückt. Wenn sich die Muskeln der Bauchwand zusammenziehen, um die Ausscheidung verstopften Stuhls zu unterstützen, steigt der Druck im Bauchraum und das obere Ende des Magens wird aus dem Bauch in den Brustkorb gedrückt. Ein Symptom ist Sodbrennen. Tatsächlich ist häufiges Sodbrennen ein Hinweis auf übermäßigen Bauchdruck. In Nordamerika ist jeder vierte Erwachsene von einer Zwerchfellhernie betroffen. Eine radiologische Studie in Westafrika, über die Burkitt berichtet, ergab nur einen Fall bei über 1000 Patienten in Kenia und einen bei mehr als 700 Patienten in Tansania.[1]

Auch Hämorrhoiden und Krampfadern werden durch Verstopfung und übermäßigen Bauchdruck verursacht. Ungefähr die Hälfte aller Amerikaner hat Erfahrung mit Hämorrhoiden. Mindestens 50 Prozent der über 40-jährigen Frauen in Amerika haben Krampfadern. Diese Krankheiten, die in wohlhabenden Gesellschaften so oft auftreten, sind in anderen Teilen der Welt, wo mehr Ballaststoffe gegessen werden, selten. Bei einer Studie in Papua-Neuguinea wurden 800 erwachsene Frauen untersucht und nur bei einer wurden Krampfadern gefunden. Man nimmt an, dass die Anstrengung aufgrund der Verstopfung dazu führen kann, dass das Blut in die Beine zurück gezwungen wird, sodass die Venenklappen gedehnt werden. Schließlich können die Venen nicht mehr richtig funktionieren, Krampfadern entstehen.

Gallensteine zählen zu den häufigsten Beschwerden bei Frauen. Ungefähr jede dritte Frau in Nordamerika entwickelt irgendwann im Laufe ihres Lebens Gallensteine. In Afrika gab es, so Burkitt, praktisch keine Gallensteine. In seiner 20-jährigen Tätigkeit als Chirurg entfernte Burkitt nur zweimal Gallensteine bei einer afrikanischen Frau. Übermäßiger Druck kann auch hier eine der zugrunde liegenden Ursachen sein, da der Gallenfluss behindert wird, was dann zur Bildung von Gallensteinen beiträgt.

Seit die Ballaststoff-Hypothese erstmals vorgetragen wurde, hat sich erwiesen, dass eine ganze Reihe weiterer Krankheiten, die für die moderne westliche Zivilisation charakteristisch sind, mit der Darmdurchgangszeit (der Zeit, die die Nahrung für den Weg durch den Verdauungstrakt braucht) zusammenhängen. Als Forscher begannen, die Beziehung zwischen Ballaststoffen in der Nahrung und Gesundheit unter die Lupe zu nehmen, war eines besonders auffallend: Es spielte keine Rolle, ob ein Mann oder eine Frau in einem kleinen Dorf in Afrika oder im 30. Stockwerk eines Wolkenkratzers in New York lebten – wenn ihre Nahrung reich an Ballaststoffen war, blieben ihnen viele der gesundheitlichen Probleme erspart, die in unserer Gesellschaft so alltäglich sind, darunter eine jener Geißeln der modernen Zivilisation, die Fettleibigkeit.

Eine ballaststoffarme Ernährung gilt als verantwortlich für eine ganze Reihe von Krankheiten und Beschwerden. Forschungsergebnisse deuten darauf hin, dass Ballaststoffe zu Prävention und Behandlung der folgenden Krankheiten und Beschwerden beitragen können:

- Adipositas
- Verstopfung und Durchfall
- Hämorrhoiden
- Blinddarmentzündung
- Divertikulose
- Krampfadern
- Zwerchfellhernie
- Gallensteine
- Reizdarmsyndrom
- Colitis ulcerosa und Morbus Crohn
- Sodbrennen
- Herz-Kreislauf-Erkrankungen und Schlaganfall
- Hohe Cholesterinwerte
- Hoher Blutdruck
- Hypoglykämie (niedriger Blutzucker)
- Diabetes
- Dickdarmkrebs
- Brustkrebs
- Prostatakrebs
- Eierstockkrebs
- Kandidose
- Depression und Reizbarkeit
- Giftstoffakkumulation

Verstopfung und Darmdurchgangszeit

Verstopfung ist heutzutage so verbreitet, dass die meisten gar nicht wissen, wie sie sie erkennen. Alle zwei oder drei Tage Stuhlgang zu haben, gilt als normal. Selbst die Medizinerschaft hat sich so daran gewöhnt, Menschen mit Verstopfung zu sehen, dass sie Verstopfung nach dem Durchschnitt bewerten. Leider ist aber der Durchschnitt kein guter Standard für eine Einschätzung, wenn fast jeder daran leidet. Was normal und was gesund ist, sind zwei unterschiedliche Dinge.

Wie erkennen Sie, ob Sie verstopft sind? Die beste Methode besteht darin, sich mit jemandem mit gesunder Darmtätigkeit zu vergleichen, zum Beispiel mit Afrikanern, die auf dem Land leben und viel Ballaststoffe essen und deren Darmtätigkeit optimal ist. Sie haben pro verzehrter Mahlzeit einmal Stuhlgang. Wenn Sie täglich drei Mahlzeiten zu sich nehmen, sollten Sie auch dreimal täglich Stuhlgang haben. Im Allgemeinen sollte ein gesunder Erwachsener mindestens einmal und bis zu dreimal halb festen (nicht flüssigen) Stuhlgang täglich haben. Der Stuhl sollte nicht hart sein, und die Entleerung sollte mühelos und schnell vor sich gehen. Wenn das nicht der Fall ist, sollten Sie mehr Ballaststoffe essen und den Verzehr von übermäßig verarbeiteten Lebensmitteln einschränken.

Ob Sie mehr Ballaststoffe zu sich nehmen müssen, können Sie auch erkennen, wenn Sie die Durchgangszeit der verzehrten Lebensmittel messen. Die Durchgangszeit ist die Zeit, die die Nahrung für den Weg durch den Verdauungstrakt braucht. Um sich selbst zu testen, brauchen Sie nur etwas zu essen, das normalerweise nicht vollständig verdaut wird, wie beispielsweise frischer Mais. Es dient als Marker. Die Stärke im Mais ist leicht verdaulich, nicht aber die Kleie, die die äußere faserige Schicht des Kerns bildet. Sie kann nach dem Stuhlgang sichtbar sein. Essen Sie einfach etwas frischen Mais oder Mais vom Maiskolben. Beobachten Sie Ihre Ausscheidungen und notieren Sie, wann die Kerne zum Vorschein kommen. Eine gesunde Durchgangszeit sind 18 bis 30 Stunden – nicht mehr und nicht weniger. In den USA und Europa liegt die Darmdurchgangszeit in der Regel bei zwei bis drei Tagen (48 bis 60 Stunden). Wenn es länger als dreißig Stunden dauert, bis der Mais durch den Körper gewandert ist, brauchen Sie mehr Ballaststoffe. Ist er hingegen nach weniger als 18 Stunden wieder da, gibt es möglicherweise ebenfalls ein Problem. Denn wenn die Nahrung den Verdauungstrakt zu schnell passiert, werden die Nährstoffe nicht richtig verdaut und absorbiert. Nährstoffdefizite können die Folge sein. In diesem Fall werden Ballaststoffe helfen, die Durchgangszeit zu verlängern. Ob Ihr Essen also den Darm zu schnell oder zu langsam passiert, Ballaststoffe gleichen die Durchgangszeit auf jeden Fall aus.

Ballaststoffe und Krebs

Die Verbindung zwischen Ballaststoffen und Krebs zeigt sich am deutlichsten beim Darmkrebs. Ballaststoffe wirken wie ein Besen, der den Darminhalt durch den Verdauungstrakt fegt. Parasiten, Giftstoffe und Karzinogene werden mit den Ballaststoffen mitgeschleppt, sodass sie rechtzeitig aus dem Körper ausgeschieden werden. Diese Säuberung hilft zu verhindern, dass sich Giftstoffe, die das Darmgewebe reizen und Krebs auslösen, im Darmtrakt festsetzen. Dickdarmkrebs ist nach Lungenkrebs weltweit die tödlichste Krebsform. Viele Studien belegen eine Korrelation zwischen ballaststoffreicher Ernährung und seltenem Auftreten von Darmkrebs. Zum Beispiel ergab eine der bisher umfangreichsten Studien, an der 400 000 Menschen aus neun europäischen Ländern beteiligt waren, dass die Wahrscheinlichkeit, an Darmkrebs zu erkranken, bei den Teilnehmern mit dem höchsten Ballaststoffverzehr 40 Prozent geringer war.

Ballaststoffe nehmen problemlos Flüssigkeit auf. Anscheinend absorbieren sie auch schädliche Karzinogene und andere giftige chemische Substanzen. Forscher an der Universität Lund in Schweden haben beobachtet, dass Ballaststoffe in der Nahrung beispielsweise krebsverursachende Chinoline absorbieren können. Chinoline sind sehr starke Karzinogene. Verschiedene Ballaststoffe wurden auf ihre Absorptionsfähigkeit untersucht, es zeigte sich, dass sie bis zu 20 oder gar 50 Prozent dieser Substanzen auswaschen konnten.

Dr. B. H. Ershoff von der *Loma Linda University* hat Studien zusammengefasst, die vom *Committee on Nutrition in Medical Education* [Ausschuss für Ernährung in der medizinischen Ausbildung] gemeldet wurden. Bei Studien wurden Gruppen von Ratten und Mäusen verglichen, die entweder ballaststoffreich oder ballaststoffarm gefüttert wurden. Die Tiere bekamen verschiedene Medikamente, Chemikalien und Lebensmittelzusätze wie Cyclamat. Diese Substanzen erwiesen sich als giftig für die Tiere, die das ballaststoffarme Futter erhielten, während sich bei denen, die ballaststoffreich gefüttert wurden, keine schädliche Wirkung zeigte.[2]

Logischerweise kann man die Beziehung zwischen Ballaststoffen in der Nahrung und ihrer Schutzwirkung im Darm beobachten, aber Studien zeigen auch, dass sie auch vor Brust-, Prostata- und Eierstockkrebs schützen. Das wird unter anderem damit erklärt, dass Giftstoffe, die im Dickdarm zurückbleiben, in den Blutstrom aufgenommen werden. Das Blut transportiert diese Giftstoffe dann in andere Körperteile, wo sie Krebs auslösen können.

Eine weitere Erklärung bezieht das Östrogen mit ein. Östrogen ist an der Entstehung und Entwicklung von Brust- und Eierstockkrebs beteiligt. Die Leber sammelt Östrogen und schickt es an den Darm, wo es in den Blutstrom reabsorbiert wird. Eine ballaststoffreiche Ernährung unterbricht diesen Prozess. Da die Tätigkeit bakterieller Enzyme im Blut reduziert wird, gelangt weniger Östrogen zurück in den Blutstrom. Studien zeigen, dass der Östrogenspiegel im Serum durch eine ballaststoffreiche Kost signifikant gesenkt werden kann. Das Progesteron, ein Östrogen-Antagonist, das zum Schutz vor Krebs beiträgt, wird durch Ballaststoffe nicht beeinflusst oder reduziert.[3]

Als einer der wichtigsten Gründe dafür, dass Ballaststoffe vor Darmkrebs und anderen Krebsformen schützen, wird angeführt, dass sie den Darmdurchgang beschleunigen. Wenn karzinogene Substanzen, Hormone und Giftstoffe schnell durch den Verdauungstrakt und wieder aus dem Körper transportiert werden, bekommen sie keine Gelegenheit, Gewebe zu reizen und Krebs einzuleiten. Die Ballaststoffe in der Kokosnuss absorbieren karzinogene Giftstoffe nicht nur und fegen sie aus dem Verdauungstrakt, sondern sie helfen auch die Krankheiten zu verhüten, die Krebs fördern. Vieles deutet darauf hin, dass Kokosnuss-Ballaststoffe auch die Bildung von Tumoren im Darm verhindern können, indem sie die schädliche Wirkung tumorfördernder Enzyme bremsen.[4]

Darmgesundheit

Uns selbst liefern Ballaststoffe zwar keine Nährstoffe, aber sie nähren freundliche Darmbakterien im Darm. Diese Bakterien bilden Vitamine und andere Substanzen, die für Gesundheit und Wohlergehen nützlich sind. Wenn wir ausreichend Ballaststoffe essen, gedeiht die bakterielle Darmflora. Schädliche Bakterien und Hefepilze wie Candida, die um den Platz im Darm konkurrieren, werden in Schach gehalten.

Freundliche Bakterien sind für unsere Gesundheit auch deshalb so wichtig, weil sie kurzkettige Fettsäuren (SCFA) bilden. Kurzkettige Fettsäuren sind Fette, die von Darmbakterien aus Ballaststoffen in der Nahrung gebildet werden und die für unsere Gesundheit und die unseres Darms ganz entscheidend sind. SCFA sind den MCFA, die im Kokosöl gefunden werden, sehr ähnlich und weisen viele derselben Charakteristika auf. Wie die MCFA, so können auch die kurzkettigen Fettsäuren krankmachende Mikroorganismen töten.[5] Auch wenn sie dabei generell nicht so wirkungsvoll sind wie die MCFA, so trägt ihre Anwesenheit im Darm dennoch dazu bei, schädliche Bakterien und Hefepilze unter Kontrolle zu halten. Eine weitere Ähnlichkeit zwischen SCFA und MCFA besteht in der Fähigkeit, ohne die Hilfe spezieller Hormone (Insulin) oder Enzyme (Carnitin) Zellwände zu durchdringen und in die Mitochondrien zu gelangen. Deshalb gelangen sie auch leicht in die Zellen des Darms, wo sie für den Energiestoffwechsel genutzt werden. Die SCFA sind eine wichtige Nahrungsquelle für die Zellen des Dickdarms, ja sie sind sogar deren bevorzugte Nahrung.

Außerdem wirken sich SCFA auch ganz erheblich auf das Umfeld innerhalb des Darms aus. Für unsere Gewebe und die freundlichen Bakterien sind sie harmlos, für krankheitsverursachende Bakterien und Hefepilze, die den Darmtrakt infizieren können, hingegen tödlich. SCFA können diese gefährlichen Organismen ausschalten. Der Nutzen, den die Darmbakterien für uns haben, hängt davon ab, mit wie viel Ballaststoffen wir sie füttern. Je mehr Ballaststoffe wir zu uns nehmen, desto mehr freundliche Bakterien werden gedeihen und SCFA produzieren und dadurch unseren Darm gesund und böse Mikroorganismen in Schach halten.

Forscher haben entdeckt, dass ein anormal niedriger Gehalt von SCFA im Darm zu Nährstoffdefiziten führen kann. Die wiederum können Entzündung und Blutung auslösen; SCFA, die rektal in den Darm eingeführt werden, bringen Besserung.[6]

Die Ballaststoffe im Kokosöl dienen den Darmbakterien als Nahrung. Dementsprechend trägt die Kokosnuss zur Prävention und Linderung der Symptome von Morbus Crohn, Reizdarmsyndrom, Colitis ulcerosa und anderen Verdauungsstörungen bei. Viele Menschen berichten, dass ihnen schon zwei Kokosplätzchen pro Tag Linderung verschaffen. In einer Zeitungskolumne des King-Feature-Zeitungsverbunds wurde der Brief eines Lesers zitiert, der über eine interessante Erfahrung mit Kokosnuss berichtete:

»Vor über 20 Jahren wurde bei mir die Diagnose Reizdarmsyndrom gestellt. Tests ergaben keine Hinweise auf die Ursache. Durchfallattacken, begleitet von schweren Bauchschmerzen, ließen mir kaum die Zeit, die Toilette aufzusuchen, bevor es zu spät war. Solche Anfälle hatte ich mehrmals in der Woche. Bei einer Größe von ungefähr 1,80 Meter wog ich nur 67 Kilogramm und nahm selbst bei 5000 Kalorien pro Tag nicht zu. Die tägliche Einnahme von Imodium A-D half nur minimal. Vor zehn Monaten las ich in Ihrer Kolumne über einen Mann mit Morbus Crohn, dem es geholfen hatte, jeden Tag zwei Kokosmakronen zu essen. Ich hatte nichts zu verlieren, also probierte ich es aus. ES HAT

MEIN LEBEN VERÄNDERT! In den letzten zehn Monaten hatte ich nur ein paar leichte Attacken, keine davon war schmerzhaft. Selbst die schlimmste war nicht so schlimm wie früher ein guter Tag. Ich nahm keine Kleidung zum Wechseln mehr im Auto mit, weil ich sie nicht ein einziges Mal gebraucht hatte. 20 Jahre Leiden, und ich brauchte nur ein paar Plätzchen zu essen! Es gibt kein einziges Medikament auf dem Markt, das weniger Nebenwirkungen mit sich bringt. Mein Gewicht liegt jetzt stabil bei 82 Kilogramm, ideal bei meiner Größe.«

Einige Zeit später schrieb ein anderer Leser: »Ich habe in Ihrer Kolumne über Kokosmakronen als Mittel gegen chronischen Durchfall gelesen. Bei meinem Hund wurde Reizdarmsyndrom diagnostiziert, ihm wurde Prednison verschrieben. Ich weiß, dass sie die Plätzchen für Menschen empfahlen, aber ich dachte mir, warum nicht für meinen Hund? Mit zwei Kokosplätzchen täglich und ohne Prednison geht es ihm viel besser. Ich wünschte, ich hätte schon früher etwas über diese Behandlung erfahren, denn meine Mutter litt an Morbus Crohn.«

Die Autorin der Kolumne fügte noch hinzu, sie habe mehrere Leserbriefe erhalten, in denen von ähnlichen Resultaten erzählt wurde. Ein Mann schrieb, ihm hätten Kokosriegel gegen seinen antibiotikainduzierten Durchfall geholfen. Ein oder zwei Kokosplätzchen pro Tag – was für eine angenehme und einfache Methode, um die Schmerzen und Plagen durch Reizdarmsyndrom und andere Darmkrankheiten loszuwerden. Ich persönlich rate allerdings nicht dazu, Plätzchen und Kokosriegel zu essen, es gibt bessere Methoden, Kokosnuss zu genießen – ohne all den Zucker. Am besten essen Sie einfach ein Stück frische Kokosnuss.

Gewichtsmanagement

Da wir Ballaststoffe nicht verdauen können, liefern sie uns auch keine Kalorien. Ballaststoffe sind kalorienfrei. Sie können essen, soviel sie wollen, ohne dass Sie fürchten müssten, zuzunehmen – eine gute Nachricht für alle, die sich Sorgen um ihr Gewicht machen.

Ballaststoffe saugen Wasser auf wie ein Schwamm. Deshalb helfen sie, den Magen zu füllen und ein Sättigungsgefühl zu erzeugen. Sie liefern Masse ohne dick machende Kalorien. Außerdem verlangsamen sie die Magenentleerung und halten dadurch auch das Gefühl der Sättigung länger aufrecht als ballaststoffarmes Essen. Das Resultat: Es wird weniger gegessen und weniger Kalorien werden aufgenommen.

Studien haben gezeigt, dass der Verzehr von zusätzlich 14 Gramm Ballaststoffen täglich (die Menge in einer halben Tasse Kokosnuss) eine Reduzierung der Kalorienaufnahme um zehn Prozent und damit eine Gewichtsabnahme bedeutet. Die beobachteten Veränderungen zeigen sich unabhängig davon, ob die Ballaststoffe aus natürlichen ballaststoffreichen Nahrungsmitteln wie Getreide, Bohnen und Kokosnuss oder aus einer Nahrungsergänzung wie Weizenkleie, Kokosnuss-Ballaststoffen oder Kokosmehl stammten.

Wenn sie ballaststoffreiche Nahrungsmittel essen, die normalerweise wenig Kalorien liefern, verdrängen Sie die kalorienreicheren. Allein durch, dass Sie ballaststoffreiche Nahrungsmittel in Ihre Ernährung aufnehmen, senken Sie die Kalorienaufnahme, selbst wenn Sie volumenmäßig dasselbe essen wie sonst. Das wurde in einer Studie demonstriert, bei der eine Gruppe übergewichtiger Männer aufgefordert wurde, jeden Tag zwölf Scheiben Vollkornbrot zu essen, und zwar zusätzlich zu allem anderen, was sie sonst essen wollten. Sie durften alles essen, was sie sich wünschten – Desserts, fettreiche Mahlzeiten, Sahne – ganz egal, es musste nur das sein, was sie normalerweise aßen. Die Studie lief über drei Monate. Am Ende hatten die Teilnehmer im Durchschnitt knapp acht Kilo abgenommen. Solange sie die vorgesehene Menge Vollkornbrot aßen, durften sie essen, worauf sie Lust hatten. Das Brot war so sättigend, dass sie gar nicht viel anderes wollten.[7]

Studien haben gezeigt, dass Bevölkerungsgruppen, die sich überwiegend von der Kokosnuss ernähren, keine Probleme mit dem Gewicht haben. Bei einer Studie wurden beispielsweise 203 Inselbewohner im Alter zwischen 20 und 86 Jahren untersucht. Wie die Forscher feststellten, waren sie trotz reichlichen Essens schlank.[8] Sie aßen, soviel sie wollten, aber Probleme mit Übergewicht gab es nicht, denn ihre Nahrung enthielt sehr viele Ballaststoffe, vor allem aus der Kokosnuss.

Blutzucker und Diabetes

Ballaststoffe sind hilfreich für Diabetiker und jeden anderen mit Blutzuckerproblemen. Verzehrte Kohlenhydrate (Stärke und Zucker) werden sehr schnell in Glukose umgewandelt und in den Blutstrom gepumpt. Die Folge ist ein schneller Anstieg des Blutzuckers (Glukose). Insulin wird gebraucht, um die Glukose aus dem Blut und in die Zellen zu transportieren. Geht der Blutzuckerspiegel zu hoch oder bleibt er zu lange erhöht, können verschiedene Probleme entstehen. Das passiert bei Diabetikern. Ihr Körper produziert nicht genug Insulin, um den Blutzuckerwert unter Kontrolle zu halten. Jede sprunghafte Veränderung des Blutzuckerwerts kann gefährlich sein. Deshalb müssen sie sorgfältig darauf achten, was sie essen, ihren Blutzucker überwachen und sich je nach Bedarf Insulin spritzen. Bei Nichtdiabetikern wird der Blutzuckerwert schneller wieder ausgeglichen, Probleme sind deshalb weniger wahrscheinlich.

Ballaststoffe helfen, den Blutzucker regulieren, indem sie die Umwandlung komplexer Kohlenhydrate in Zucker bremsen. Zucker werden langsamer freigesetzt und gelangen in geringeren Mengen ins Blut. Das hält Blutzucker und Insulin unter Kontrolle.

Wie Dr. Anderson und Dr. Gustafson von der *University of Kentucky* und der Abteilung für Endokrinologie und Stoffwechsel am *Veterans Administration Medical Center* in Lexington berichteten, trägt eine ballaststoffreiche Ernährung dazu bei, den Insulinbedarf so weit zu senken, dass die Ballaststoffe bei zwei Dritteln der Patienten, bei denen der Diabetes erst in späteren Jahren auftrat, Insulininjektionen überflüssig machen. Weiter meldeten sie, dass eine ballaststoffreiche Ernährung den Insulinbedarf bei Diabetikern, die bereits im Kindesalter erkrankten, um 25 Prozent senkte.[9]

Die Ballaststoffe aus der Kokosnuss haben sich als sehr effektiv erwiesen, Blutzucker- und Insulinwerte zu mäßigen.[10] Aus diesem Grunde ist die Kokosnuss sehr gut für Diabetiker. Diabetikern werden Nahrungsmittel mit einem relativ niedrigen glykämischen Index empfohlen. Der glykämische Index ist ein Maß dafür, wie stark ein bestimmtes Nahrungsmittel den Blutzucker beeinflusst. Je höher sein glykämischer Index, desto stärker erhöht es den Blutzucker. Diabetiker sollen also Dinge mit niedrigem glykämischen Index wählen. Wird zusätzlich Kokosnuss gegessen, insbesondere dann, wenn die Nahrung viel Stärke und Zucker enthält, *senkt* sie deren glykämischen Index. Das wurde von T. P. Trinidad und Kollegen eindrucksvoll demonstriert.[11] Bei ihrer Studie erhielten die Teilnehmer – Diabetiker und Nichtdiabetiker –

verschiedene Nahrungsmittel zu essen, darunter Zimtbrot, Müsliriegel, Möhrenkuchen, Makronen und Brownies – alles Dinge, bei denen sich ein Diabetiker wegen des hohen Stärke- und Zuckergehalts normalerweise zurückhalten muss. Es zeigte sich, dass die Blutzuckerreaktion bei Diabetikern und Nichtdiabetikern mit steigendem Kokosnussanteil fast identisch wurde. Mit anderen Worten: Die Kokosnuss mäßigte die Freisetzung von Zucker in den Blutstrom, sodass keine Blutzuckerspitzen auftraten. Wurde der Kokosgehalt in der Nahrung gesenkt, stiegen die Blutzuckerwerte bei den Diabetikern an, wie man es normalerweise nach dem Verzehr von Speisen mit viel Zucker und weißem Mehl erwarten würde. Diese Studie zeigte, dass der Zusatz von Kokosnuss zu Nahrungsmitteln deren glykämischen Index senkt und den Blutzuckerwert unter Kontrolle hält.

Bevor regelmäßig westliche Lebensmittel auf die Pazifikinseln verschifft wurden, war Diabetes dort unbekannt. Die Menschen lebten überwiegend von der Kokosnuss, kombiniert mit viel süßen Früchten und stärkehaltigem Gemüse. Erst als sie die westlichen Ernährungsgewohnheiten übernahmen, das heißt weniger Ballaststoffe zu sich nahmen, traten die ersten Fälle von Diabetes auf.

Es gibt eine kleine Pazifikinsel namens Nauru. Ihr Umfang beträgt nur knapp 20 Kilometer. Die Menschen dort lebten seit Jahrhunderten von Kokosnüssen und anderen Früchten und Gemüsepflanzen, die auf der Insel wuchsen. Diabetes gab es nicht. 1952 entdeckten sie, dass es für die riesigen Phosphatlager auf der Insel einen großen Markt gab. Die Phosphate aus dem Vogelkot, der sich über lange Zeit auf der Insel angesammelt hatte, werden für Düngemittel verwendet. Durch den Verkauf wurden die Inselbewohner sehr reich, ihr Pro-Kopf-Einkommen war höher als das der Vereinigten Staaten. Von nun an importierten sie westliche Lebensmittel – Zucker, Süßigkeiten, Weißbrot, Fleisch und alle Delikatessen, die es für Geld zu kaufen gab. Und schon bald geschah etwas Merkwürdiges: Diabetes, Fettleibigkeit, Verstopfung und alle anderen Krankheiten der modernen Zivilisation machten sich breit. Nach Angaben der Weltgesundheitsorganisation ist heute jeder zweite erwachsene Einwohner auf Nauru Diabetiker.

Schützt das Herz

Wenn Sie sich vor einer Herz-Kreislauf-Erkrankung schützen möchten, sollten sie reichlich Ballaststoffe zu sich nehmen. Sehr viele Studien belegen, dass sie vor Herzinfarkt und Schlaganfall schützen.[12-14]

Dass Ballaststoffe das Herz schützen, liegt unter anderem daran, dass sie viele Risikofaktoren für eine Herz-Kreislauf-Erkrankung reduzieren. Die Ballaststoffe in der Haferkleie beispielsweise können dazu beitragen, den Cholesterinwert zu senken. Auch der Blutdruck wird von Ballaststoffen beeinflusst. Schon etwas mehr Ballaststoffe führen zu einer signifikanten Blutdrucksenkung.[15,16] Ein weiterer Risikofaktor, der durch Ballaststoffe reduziert wird, ist Diabetes. Diabetiker sind anfälliger für Herz-Kreislauf-Erkrankungen. Es ist bekannt, dass Ballaststoffe die Insulinsensitivität erhöhen und so die Symptome des Diabetes und entsprechend auch das Risiko einer Herz-Kreislauf-Erkrankung mindern.[17,18]

Wenn Sie einen Herzinfarkt oder Schlaganfall verhindern möchten, sollten Sie Kokosnuss essen. Die Kokosnuss ist gesund für das Herz. Sie beeinflusst die Blutfettwerte positiv und senkt Ihr Cholesterin. Studien zeigen, dass das Gesamtcholesterin, das LDL- (schlechte) Cholesterin, die Triglyceride und Phospholipide deutlich gesenkt werden, wenn zusätzlich Kokosnuss gegessen wird. Gleichzeitig steigt das HDL- (gute) Cholesterin. Also bessert sich das gesamte Lipid-Profil, das Risiko für eine Herz-Kreislauf-Erkrankung sinkt. Dieser Effekt wurde sowohl bei Tierstudien als auch bei Humanstudien beobachtet.[19,20]

Kokosnuss schützt das Herz nicht nur durch die Veränderung der Blutfettwerte, sondern es verbessert auch den Antioxidantien-Status und mindert oxidativen Stress. Antioxidantien schützen Gewebe und Organe wie Herz und Blutgefäße vor dem zerstörerischen Wirken der freien Radikale. Der Verzehr von Kokosnuss mindert Oxidationsprodukte im Herzen und steigert die Aktivität der Superoxid-Dismutase und Katalase – antioxidativ wirkende Enzyme, die Herz und Arterien vor arteriosklerosefördernden freien Radikalen schützen.[21]

Wurmmittel

Gegenüber anderen Ballaststoffen gewährt die Kokosnuss einen interessanten zusätzlichen Nutzen, nämlich ihre Wirkung als Wurmmittel.

In Indien wird traditionell Kokosnuss gegessen, um Würmer loszuwerden, die Methode ist den Ärzten schon seit langer Zeit bekannt. Sie wurde sowohl in ein Handbuch der Tropenmedizin aufgenommen, das 1936 in Indien veröffentlicht wurde[22], als auch in ein indisches Materia-Medica-Werk über ayurvedische Medizin von 1976.[23]

1984 entwarfen Forscher in Indien eine Studie, um die Wirksamkeit dieses traditionellen Heilmittels zu testen.[24] Sie gingen in das Dorf Sadri im Bundesstaat Rajasthan, wo eine regelrechte Bandwurm-Epidemie herrschte. Die Menschen dort sind keine Vegetarier und essen rohes oder unzureichend gegartes Rindfleisch. Für die Studie meldeten sich 50 Infizierte. Ihnen wurden verschiedene Kokospräparate in Kombination mit Epsomsalz (einem starken Abführmittel) gegeben. Sie schieden erhebliche Mengen an Parasiten aus, nachdem sie entweder 400 Gramm frische oder 200 Gramm getrocknete Kokosnuss gegessen und anschließend Epsomsalz eingenommen hatten. Die getrocknete Kokosnuss erwies sich als wirksamer als frische, nach zwölf Stunden waren 90 Prozent der Parasiten ausgeschieden. Bei der frischen Kokosnuss waren es nur 60 Prozent. Einige der ausgeschiedenen Bandwürmer waren über 1,80 Meter lang. Die Teilnehmer wurden nach der Studie noch weitere sechs Monate überwacht, bei einem Drittel wurde kein erneuter Wurmbefall beobachtet. Die Ärzte vermuteten, dass die Teilnehmer, bei denen erneut Würmer festgestellt wurden, rohes oder halb gegartes Fleisch gegessen hatten, wie es in dieser Region üblich ist.

Damals war nach Angaben der Forscher mit Ausnahme von Niclosamid kein Medikament so wirksam in der Bandwurmbehandlung wie die Kokosnuss. Allerdings verkümmern die Bandwürmer durch das Niclosamid oder sie fallen auseinander und setzen dabei Giftstoffe frei, die unerwünschte Nebenwirkungen verursachen können. Die Forscher schlossen daraus, Kokosfleisch – das ungiftig, schmackhaft, problemlos erhältlich, preiswert ist und ohne Nebenwirkungen von Bandwürmern befreit – sei ein sicheres und wirksames Mittel bei Bandwurmbefall. Nachdem diese Studie die Wirksamkeit dieser traditionellen Behandlung unter Beweis gestellt hat, lässt sich mit Fug und Recht behaupten: »Eine Kokosnuss am Tag spült die Würmer weg.«

Mineralstoffabsorption

Von allen Nahrungsmitteln enthalten Samen und Getreide wie Weizen, Hafer und Leinsamen die meisten Ballaststoffe. Ihr Nachteil, auf den Forscher verweisen, ist der Gehalt an Phytinsäure, die sich im Verdauungstrakt an Mineralstoffe bindet und sie aus dem Körper zieht. Entsprechend geht die Mineralstoffabsorption zurück. Zu den Mineralstoffen, die an Phytinsäure gebunden werden, zählen Zink, Eisen und Kalzium. Man vermutet, dass zu hoher Verzehr von phytinsäurehaltigen Nahrungsmitteln zu Mineralstoffdefiziten führen kann. Schon ein Ballaststoffgehalt von zehn bis 20 Prozent beeinträchtigt die Mineralstoffabsorption im Verdauungstrakt. Trotzdem rät man uns zu 20 bis 35 Prozent Ballaststoffen in unserer Nahrung. Das ist offenbar eine Zwickmühle. Wir brauchen Ballaststoffe für eine gute Verdauung, aber ein Zuviel kann Nährstoffprobleme nach sich ziehen. Der Ausweg aus diesem Dilemma ist nicht, den Ballaststoffverzehr zu reduzieren, sondern die Ballaststoffe aus Getreide und Samen teilweise durch andere zu ersetzen, die dem Körper keine Mineralstoffe entziehen. Das trifft auf die Kokosballaststoffe zu.[25] Sie können so viel Kokosnuss essen, wie Sie wollen, ohne befürchten zu müssen, dass es sich negativ auf Ihren Mineralstoffstatus auswirkt.

Arten von Ballaststoffen

Ballaststoffe bestehen aus vielen strukturell und chemisch unterschiedlichen Komponenten. Grundsätzlich gibt es zwei Hauptklassifikationen: lösliche und unlösliche. Jede hat ihre eigenen Charakteristika und Vorzüge.

Lösliche Ballaststoffe lösen sich teilweise in Wasser auf. Sie bestehen aus Gummistoffen, Pektinen und Schleimstoffen und finden sich reichlich in Obst und Gemüse. Das Apfelpektin, das zur Herstellung von Marmeladen und Gelees verwendet wird, ist ein löslicher Ballaststoff. Sein größter Nutzen liegt darin, dass er sich an Galle bindet und sie aus dem Körper leitet. Ein wichtiger Bestandteil der Galle ist Cholesterin. Dadurch, dass die Galle entfernt wird, steht weniger Cholesterin zu Reabsorption in den Körper zur Verfügung, es trägt also dazu bei, den Gesamtcholesterinwert zu senken. Außerdem verlangsamen lösliche Ballaststoffe die Verdauung und Aufnahme von Zuckern und mäßigen dadurch den Blutzucker.

Unlösliche Ballaststoffe sind nicht wasserlöslich. Sie bestehen aus Lignin, Zellulose und Hemizellulose, den strukturellen oder holzigen Anteilen von Pflanzen. Wir finden sie hauptsächlich in Getreide, Nüssen und Hülsenfrüchten. Weizenkleie ist ein überwiegend unlöslicher Ballaststoff. An solche Ballaststoffe denken wir zumeist, sie weichen den Stuhl auf und regeln die Darmdurchgangszeit.

In ihrer Wirkung unterscheiden sich die beiden Arten der Ballaststoffe ganz signifikant. Es ist belegt, dass lösliche und unlösliche Ballaststoffe von entscheidender Bedeutung für die Gesundheit sind. Die meisten pflanzlichen Nahrungsmittel enthalten eine Mischung von beiden. Da sich unlösliche Ballaststoffe viel stärker auf die Darmdurchgangszeit auswirken, gelten sie als gesünder. Durch einen trägen Darm bewirkte Komplikationen bereiten den Weg für viele gesundheitliche Beschwerden infolge eines Ballaststoffmangels. Viele Studien belegen, dass Weizenkleie, die sehr viel unlösliche Ballaststoffe enthält, besser ist als Obst und Gemüse, die hauptsächlich aus löslichen Ballaststoffen bestehen. Unlösliche Ballaststoffe sind verantwortlich für den Schutz vor Krebs, Herz-Kreislauferkrankungen, Diabetes, Morbus Crohn und vielen anderen Darmproblemen.[26–29] Wegen ihres hohen Gehalts an unlöslichen Ballaststoffen wird Weizenkleie bei diesen Krankheiten oft empfohlen.

Genauso wie die Weizenkleie besteht auch die Kokosnuss überwiegend aus unlöslichen Ballaststoffen. Der Anteil der löslichen beträgt ungefähr 93 Prozent, sieben Prozent sind löslich. Der Gehalt an löslichen Ballaststoffen ist trotz des niedrigen Anteils signifikant. Tatsächlich enthält die Kokosnuss mehr lösliche Ballaststoffe als Weizen oder Reis. Sie bewirkt ebenso gut eine Cholesterinsenkung und Einstellung der Blutzuckerwerte wie die meisten ballaststoffreichen pflanzlichen Nahrungsmittel – vielleicht sogar noch besser, weil die unlöslichen Ballaststoffe auch eine gewisse Wirkung ausüben. Der wirkliche Vorteil liegt darin, dass Kokosnussfleisch prozentual mehr Ballaststoffe enthält als Weizenkleie und deshalb potenziell besser vor ballaststoffbezogenen Beschwerden schützt.

Kokosmehl und Ballaststoffe

Den Nutzen der Kokosballaststoffe verschaffen Sie sich, indem Sie frische oder getrocknete Kokosnuss essen oder Gerichten Kokosnuss hinzufügen. Da die meisten von uns Kokosnuss nur in Plätzchen, Kuchen und Pasteten kennen, kann der falsche Eindruck entstehen, Kokosnuss sei nur für Desserts und Süßigkeiten geeignet. Sie brauchen aber nicht unbedingt Süßigkeiten, um die Vorzüge der Kokos-Ballaststoffe zu genießen. Sie können zum Beispiel auch Kokosmehl essen.

Kokosmehl wird aus Kokosfleisch gemacht. Das wird getrocknet, entfettet und zu einem feinen Pulver vermahlen, das dem Weizenmehl ähnlich sieht. Es kann wie andere Mehle für Brot, Muffins, Plätzchen und Aufläufe verwendet werden. Der einzige Nachteil ist, dass es kein Gluten enthält, das Eiweiß, das sich in vielen Getreidesorten findet. Durch Gluten wird der Teig klebrig, sodass er Luftblasen einschließt, die das Brot leicht und luftig machen. Brote aus glutenfreiem Mehl sind oft dicht und hart. Wenn Sie allerdings, wie so viele Menschen, allergisch gegen Gluten sind, dann ist das Kokosmehl von Vorteil.

Mit Kokosmehl können sie alles mögliche Gebäck herstellen, das nur wenig verdauliche Kohlenhydrate, dafür aber viel Ballaststoffe

Ballaststoffgehalt verschiedener Mehlsorten

Mehlsorte	Wert
Kokosmehl	61
Weizenkleie	27
Haferkleie	16
Roggenmehl	15
Sojamehl	14
Weizenmehl	13
Maismehl	11
Buchweizenmehl	8
Angereichertes Weißmehl	3

Verglichen mit anderen Mehlen enthält Kokosmehl mit 61 Prozent den höchsten Anteil an Ballaststoffen. Die restlichen 39 Prozent sind Wasser, Eiweiß, Fett und Kohlenhydrate.

enthält. Im Vergleich mit anderen Mehlsorten schneidet das Kokosmehl vorteilhaft ab. Es hat deutlich mehr Ballaststoffe und weniger verdauliche Kohlenhydrate, es enthält viermal so viel Ballaststoffe wie Sojamehl. Und trotz des fehlenden Glutens mangelt es ihm nicht an Eiweiß, der Eiweißgehalt ist höher als der von angereichertem Weißmehl, Roggenmehl oder Maismehl und ungefähr gleich hoch wie der von Buchweizen- und Weizenvollkornmehl.

Meistens können Weizenmehl und andere Mehle in Backrezepten nicht vollständig durch Kokosmehl ersetzt werden, Sie müssen es mit Weizen-, Roggen- oder Hafermehl mischen. Für schnelle Brote können Sie normalerweise bis zu 25 Prozent des Weizenmehls durch Kokosmehl ersetzen, das erhöht den Ballaststoffgehalt noch immer ganz beträchtlich.

Kokosmehl nimmt mehr Flüssigkeit auf als andere Mehle. Ballaststoffe, insbesondere die unlöslichen, zeichnen sich unter anderem dadurch aus, dass sie Feuchtigkeit aufnehmen. Deshalb kann Brot übermäßig trocken sein, wenn Sie es mit Kokosmehl backen. Um das zu verhindern, müssen Sie eine gleiche Menge an Wasser oder einer anderen Flüssigkeit zugeben. Bei einer halben Tasse Kokosmehl bedeutet das zusätzlich eine halbe Tasse Wasser. Wenn in einem Rezept eine Tasse Weizenmehl und eine Tasse Wasser angegeben sind, können Sie das Weizenmehl auf eine dreiviertel Tasse reduzieren und eine viertel Tasse (25 Prozent) Kokosmehl hineingeben, sollten dann aber zusätzlich eine viertel Tasse Wasser (insgesamt eineinviertel Tassen Wasser) zufügen. Das ist nur eine allgemeine Faustregel, am besten können Sie einschätzen, ob Sie genug Flüssigkeit zugegeben haben, wenn Sie den Teig anschauen. Wirkt er zu trocken, geben Sie etwas mehr Flüssigkeit zu.

Für Standard-Brotrezepte können Sie nicht 100 Prozent Kokosmehl nehmen, weil es sich in seinen Eigenschaften erheblich vom Weizen unterscheidet. Wenn sie es richtig machen, können Sie aus Kokosmehl aber köstliche Brote, Muffins, Kuchen, Plätzchen und verschiedene Mehlspeisen zaubern. Die Ergebnisse sind genauso gut, in vielen Fällen sogar besser, wie mit Weizenmehl. Für Menschen, die gegen Weizen allergisch sind, ist Kokosmehl ein idealer Ersatz. Rezepte mit 100 Prozent Kokosmehl finden Sie in meinem Buch *Cooking with Coconut Flour: A Delicious Low-Carb, Gluten-Free Alternative to Wheat.**

Eine weitere Quelle von Kokosballaststoffen sind Ergänzungsmittel aus Kokospulver, die sie genauso wie jedes andere Ballaststoffergänzungsmittel einnehmen. Sie brauchen nur einen oder zwei Esslöffel davon in Getränke, Smoothies, Gebäck, Aufläufe, Suppen oder heißes Müsli einzurühren. Es ist eine einfache Methode, sich täglich mit Ballaststoffen zu versorgen, ohne die Ernährung drastisch zu ändern.

Untersuchungen zeigen, dass schon der Zusatz von wenig Ballaststoffen zu Ernährung eine große Wirkung auf die Gesundheit haben kann. Bei einer Studie über Herz-Kreislauf-Erkrankungen beispielsweise wurde eine ballaststoffreiche Ernährung mit einem 21 Prozent geringeren Risiko in Verbindung gebracht. Dabei war der Unterschied im Ballaststoffverzehr der Probanden nicht einmal groß. Es waren maximal bloß 23 Gramm, nur acht oder neun Gramm über dem Durchschnitt. Acht oder neun Gramm Ballaststoffe lassen sich problemlos einbauen, indem Sie statt Weißbrot Vollkornbrot essen, Vollkornmüsli wählen oder einfach etwas mehr ballaststoffreiche Dinge wie beispielsweise Kokosnuss essen. Ernährungsexperten raten uns zu 20 bis 35 Gramm Ballaststoffen täglich, Dr. Burkitt empfiehlt 40 Gramm pro Tag. 35 bis 40 Gramm Ballaststoffe täglich wären ideal, aber schon etwas mehr statt üblich kann von Nutzen sein. Zwei bis drei Esslöffel Kokosballaststoffe in der Nahrung können ausreichen, sich alle Vorzüge der Kokosnuss zu sichern.

Kokoswasser

Das Wasser des Lebens

»Kokoswasser ist süß, vermehrt den Samen, fördert die Verdauung und reinigt den Harnweg«, heißt es in der ayurvedischen Medizin in Indien. Kokoswasser, auch Kokossaft genannt, ist die Flüssigkeit in einer frischen Kokosnuss. Entgegen der allgemeinen Annahme ist diese

---

* *Dieses Buch und weitere Informationen über Kokosöl erhalten Sie von* Piccadilly Books, Ltd., *P. O. Box 25203 Colorado Springs, CO 80917, USA oder E-Mail info@piccadillybooks.com.*

Flüssigkeit *nicht* dasselbe wie Kokosmilch. Kokosmilch ist etwas ganz anderes, sie wird im nächsten Abschnitt ausführlicher besprochen.

Kokoswasser ist in gewisser Weise Baumsaft. Es ist eine relativ klare Flüssigkeit, die eher dem Wasser als der Milch ähnlich sieht. Es ist sehr süß und wohlschmeckend und wird von den Einwohnern asiatischer und pazifischer Inseln mit Vorliebe getrunken. Neben natürlichen Zuckern enthält es einen komplexen Mix aus Vitaminen und Mineralstoffen, es ist also ein nahrhaftes Getränk mit sehr viel Kalium, Chlorid, Kalzium und Magnesium sowie einer bescheidenen Menge Natrium, Zucker und Eiweiß. Es ist praktisch fettfrei. Während der Mineralstoffgehalt ziemlich konstant bleibt, steigt die Konzentration an Zucker und Eiweiß mit zunehmender Reife der Nuss.

Kokoswasser enthält viele Nährstoffe, darunter auch Spurenelemente, die direkt aus dem Meer kommen und an denen es den meisten anderen Nahrungsmitteln mangelt. Kokospalmen wachsen fast überall in den Tropen in großer Zahl. Selbst auf die kleinsten Inseln gedeihen sie und bedecken den Boden mit heruntergefallenen Kokosnüssen. Um den Durst zu stillen, braucht man nur nach der nächstgelegenen Kokosnuss zu greifen. Auf vielen kleinen Inseln ist Kokoswasser das einzig verfügbare Trinkwasser. Deshalb war es für viele Menschen lebensrettend, sodass es auch »Wasser des Lebens« genannt wurde.

Als Baumsaft ist Kokoswasser im Wesentlichen das »Blut« der Kokospalme. Das Elektrolytprofil des Kokoswassers ähnelt dem des menschlichen Blutplasmas, deshalb wird es von Ärzten als Infusionsflüssigkeit verwendet und direkt in den Blutstrom injiziert, um eine Austrocknung zu verhindern. Wenn die Flüssigkeit frisch aus der Kokosnuss entnommen wird, ist sie frei von Keimen und Parasiten. Ärzte, die in tropischen Klimazonen arbeiten, haben das Wasser der Kokosnüsse sogar ihren Patienten infundiert, zum Beispiel während des Zweiten Weltkriegs oder im Vietnamkrieg, als kommerzielle Infusionslösungen häufig knapp waren.[30] Das Wasser aus einer ungeöffneten Kokosnuss ist nicht mit Bakterien, Pilzen oder anderen Pathogenen kontaminiert. Deshalb kann es bei richtiger Vorbereitung intravenös gegeben werden, ohne befürchten zu müssen, damit auch schädliche Mikroorganismen zu übertragen. Bei neueren Untersuchungen über Kokoswasser als Infusionsflüssigkeit hat es im Vergleich mit kommerziellen IV-Lösungen vorteilhaft abgeschnitten.[31] Kokoswasser greift die roten Blutkörperchen nicht an, löst keine Allergien aus und wird vom Körper gut angenommen. Es gilt als sicheres und nützliches Mittel zu Rehydrierung, besonders, wenn ein Patient an Kaliummangel leidet.[32] Tatsächlich hat es sich als ebenso wirksam erwiesen wie kommerzielle Elektrolytlösungen, wenn es darum ging, die Überlebenszeit bei schwerkranken Patienten zu verlängern.[33] Forscher haben demonstriert, dass es komplikationslos bis zu einer Menge von einem Viertel bis einem Drittel des Körpergewichts des Patienten infundiert werden kann.

Auch als Mittel zur oralen Rehydratation ist Kokoswasser höchst empfehlenswert.[34] In den Tropen ist es nützlich zur Behandlung einer Austrocknung nach Durchfall. Durchfall ist ein erhebliches Problem in vielen Ländern der Dritten Welt, er bringt jedes Jahr fast fünf Millionen Kinder um. Auch übermäßige körperliche Aktivität kann Austrocknung verursachen. Sportler und Fitnessenthusiasten nutzen Kokoswasser, um die beim Schwitzen verlorenen Elektrolyte wieder aufzufüllen. Es wirkt genauso gut, ja sogar besser als manches im Handel erhältliche Sportgetränk. Kokoswasser ist ein natürliches Sportgetränk.

Der Geschmack des Kokoswassers ist je nach Alter der Kokosnuss verschieden. Das Wasser grüner (unreifer) Kokosnüsse gilt als das beste in Geschmack und Qualität. Das Wasser reifer Kokosnüsse ist zwar auch gut, aber kein Vergleich zu dem der jungen. Leider sind grüne Kokosnüsse nicht leicht zu bekommen, wenn man nicht in einer Region lebt, in der Kokospalmen wachsen. Bis vor Kurzem bekam man Kokoswasser nur, wenn man eine Kokosnuss aufbrach. Aufgrund der Nachfrage nach einem natürlichen Sportgetränk wird junges Kokoswasser mittlerweile abgepackt verkauft. Sie erhalten es in vielen Läden, in Flaschen abgefüllt oder im Tetrapack.

Cholesterinkontrolle

Kokoswasser ist mehr als nur ein Sportgetränk oder ein nährstoffreicher Drink. Es ist ein Tonikum. Wissenschaftliche Untersuchungen haben ergeben, dass es den Cholesterinwert positiv beeinflusst. Bei einer Studie beispielsweise wurde der Wert des HDL- (guten) Cholesterins um 46,2 Prozent gesteigert.[35] Wie die Forscher betonten, wurde der Cholesterinspiegel in der Leber um 26,3 Prozent gesenkt und das

Risiko einer Arteriosklerose (Verhärtung der Arterien) um 41,1 Prozent reduziert. Ihr Fazit war: Kokoswasser ist ein natürliches, nahrhaftes Getränk, das dazu beitragen kann, die Entwicklung einer Arteriosklerose zu verhindern.

Harnwege und Reproduktionssystem

Kokoswasser ist seit langer Zeit für seine therapeutische Wirkung auf die Harnwege und das Reproduktionssystem bekannt. Berichten zufolge befreit es von Blaseninfektionen, entfernt Nierensteine und steigert die sexuelle Vitalität. Die medizinische Forschung zeigt, dass Nierensteine durch den Verzehr von Kokoswasser aufgelöst werden können.[36] Wie Dr. Eugenio Macalalag, Direktor der urologischen Abteilung des *Chinese General Hospital* auf den Philippinen, betont, hat sich Kokoswasser bei der Behandlung von Patienten mit Nieren- und Harnleitersteinen als wirksam erwiesen. Sogar eine Dialysebehandlung habe bei seinen Patienten nach regelmäßiger oraler Einnahme von Kokoswasser beendet werden können. In den Philippinen ist das Kokoswasser allgemein unter dem Namen Buko bekannt. Dr. Macalalag berichtet auch über Erfolge bei der direkten Infusion von Kokoswasser in die Nieren, eine Behandlung, die er als Bukolyse bezeichnet. Aus diesem Grunde kursiert auf den Philippinen mittlerweile der Satz: »Eine Kokosnuss am Tag hält dir den Urologen vom Hals«.

Die Infusion von Kokoswasser über einen Blasenkatheter direkt an den Ablagerungsort der Steine (Bukolyse) hat zu deutlicher Verkleinerung, Auflösung und Ausscheidung der Steine geführt, ohne dass operiert werden musste. Auch wenn das Kokoswasser nur regelmäßig zwei- bis dreimal pro Woche getrunken wird, ist schon eine deutliche Verkleinerung von Nierensteinen innerhalb weniger Wochen beobachtet worden. Wie Dr. Macalalag berichtet, seien über einen Zeitraum von zehn Jahren nur bei 13 Prozent der 1670 Patienten mit wiederholter Steinbildung nach der Buko-Behandlung erneut Steine aufgetreten und die seinen klein gewesen und problemlos ausgeschieden worden. Die Kokoswasserbehandlung ist so effektiv, dass vielen Nierensteinpatienten eine kostspielige Behandlung erspart bleibt. Scherzhaft spricht Dr. Macalalag davon, er litte an »AIDS« – »Acute Income Deficit Syndrom«, zu Deutsch: »Akutes Einnahmen-Defizit-Syndrom«.

Eigenschaften des Kokoswassers

In Indien gilt das Kokoswasser als nahrhaftes, vollwertiges Getränk mit mannigfaltigen medizinischen Eigenschaften, darunter die folgenden:

- Bei Säuglingen und Kleinkindern wirkt es lindernd bei Störungen der Darmtätigkeit.
- Es ist ein wirksames Mittel zur oralen Rehydratation.
- Es enthält organische Verbindungen mit wachstumsfördernden Eigenschaften.
- Es hält den Körper kühl.
- Äußerlich angewendet verhindert es Hitzepickel und Sommerfurunkel, es bringt Linderung bei Ausschlag durch Blattern, Windpocken, Masern usw.
- Es tötet Darmwürmer.
- Salze und Albumin machen es zu einem nützlichen Getränk bei Cholera.
- Harnwegsinfektionen werden in Schach gehalten.
- Es ist ein exzellentes Tonikum für Alte und Kranke.
- Heilend bei Unterernährung.
- Harntreibend.
- Es löst Nieren- und Blasensteine auf.
- Als Infusionslösung zu gebrauchen.
- Nützlich als Blutplasma-Ersatz, wird vom Körper problemlos angenommen.
- Unterstützt die schnelle Absorption von Medikamenten, erleichtert durch den elektrolytischen Effekt das Wirkmaximum im Blut.
- Wirkt antiseptisch im Harntrakt und entfernt Gifte bei Mineralienvergiftung.

Quelle: Coconut Development Board, Indien

Kokoswasser ist ein natürliches Diuretikum, erhöht also den Urinfluss. Dadurch wird der Urin verdünnt, sodass sich weniger Steine bilden und bestehende leichter ausgeschieden werden können. Es hilft auch, Blasenentzündungen zu verhüten.

Kokoswasser reinigt nicht nur die Harnwege, es revitalisiert auch das Reproduktionssystem. Das Wasser aus frischen Kokosnüssen steht in dem Ruf, die Libido zu steigern und die Potenz zu erhöhen. Viagra ist überflüssig, das Kokoswasser erhält Sie jung und männlich. Es wirkt aber nicht nur bei Männern, auch Frauen von über 60 berichten über eine Steigerung der Libido, nachdem sie junges Kokoswasser getrunken haben. Wasser aus einer *reifen* Kokosnuss zeigt allerdings keine so starke Wirkung. Es muss von einer frischen unreifen oder grünen Kokosnuss stammen.

Glaukom (Grüner Star)

Kokoswasser kann bei Glaukom nützlich sein. Das Glaukom (grüner Star) entsteht, wenn der Druck im Auge unnormal hoch wird, sodass die winzigen Blutgefäße und die Fasern des Sehnervs Schaden nehmen. Unbehandelt kann es zum dauerhaften Verlust der Sehkraft führen. Es gibt keine Heilung, man kann lediglich eine Verschlimmerung verhindern. Die Behandlung besteht in Augentropfen, die den Druck senken. Sie müssen regelmäßig angewendet werden, um den Flüssigkeitsdruck unter Kontrolle zu halten. Das Kokoswasser hat sich als wirksam erwiesen, den Flüssigkeitsdruck im Auge zu senken.[37] Es wird nicht ins Auge gegeben, sondern getrunken. Die Wirkung hält zweieinhalb Stunden an.

Darüber hinaus zeigt Kokoswasser auch antioxidative Wirkung, es fängt viele Arten zerstörerischer freier Radikale und schützt das Hämoglobin im Blut vor nitritinduzierter Oxidation.[38] Diese Wirkung zeigt sich am deutlichsten bei frischem Kokoswasser. Sie ist signifikant geringer, wenn das Kokoswasser erhitzt oder industriell verarbeitet wird.

Eine traditionelle Behandlungsmethode des Katarakts (grauer Star) ist die Anwendung von Kokoswasser. Ein paar Tropfen werden ins Auge geträufelt, der Patient bleibt ungefähr zehn Minuten ruhig liegen, die Augen mit einem heißfeuchten Waschlappen bedeckt. Ich kenne Menschen, die mit diesem Verfahren gute Erfolge erzielt haben. Ein Grund

Libido

Ich war heute in dem kleinen vietnamesischen Lebensmittelladen, um eine ganze Kiste Kokosmilch zu kaufen. Die alte Laden-
besitzerin hielt die Hand hoch wie ein Verkehrspolizist, aber sie
lächelte schelmisch.

»Sie 100 Jahre werden wollen?«
Ich nickte und lächelte zurück.

Mit gespielter Ernsthaftigkeit in der Stimme warnte sie mich:
»Die viele Kokosmilch. Kleider bald nicht mehr passen. Sie werden dünn und müssen neue Kleidung kaufen.«

Ich antwortete, damit könnte ich wohl leben.

Dann sie: »Sie werden wie junger Mann und jagen Mädchen
wie vor viele Jahre«.

Das überraschte mich. Von dieser Eigenschaft der Kokosnuss
hatte ich noch nichts gehört, ich grinste und sagte, auch damit
könnte ich leben.

Mit einem Lächeln kicherte sie: »Ich hätte gewettet« und errö-
tete.

Als ich den Laden verließ, gab sie mir noch mit auf den Weg:
»Ich aus Thailand. Wir wissen die Sachen über Kokosnuss. Sie
bald wiederkommen, Kiste hält nicht lang.«

Ich hatte nie gehört, dass fette Kokosmilch oder Kokosöl gut
sein könnte, die Libido bei alten Männern wieder zu wecken.

Alobar

für seine mögliche Wirksamkeit ist die antioxidative Wirkung des Kokoswassers. Katarakte werden durch Oxidation verursacht, also könnte
sich die antioxidative Wirkung des Kokoswassers als hilfreich erweisen.

Abführmittel

Auf eines müssen Sie bei Kokoswasser achten: Im Übermaß getrunken
kann es abführend wirken. Das kann erwünscht sein oder auch nicht,

abhängig davon, wie oft Sie normalerweise Stuhlgang haben. Bei Verstopfung kann viel Kokoswasser gut sein, alle anderen sollten nur so viel trinken, wie ihr Darm verträgt. Die Darmverträglichkeit ist die maximale Menge Kokoswasser, die Sie trinken, ohne Durchfall zu bekommen. Sie ist bei allen Menschen unterschiedlich und kann bei regelmäßiger Anwendung steigen.

Kokosmilch

Kokosmilch ist nicht die wässrige Flüssigkeit, die in einer frischen Kokosnuss schwappt, sondern sie wird durch Extraktion der Flüssigkeit aus dem Kokosfleisch gewonnen. Geschmack, Aussehen und Nährstoffgehalt sind ganz anders als beim Kokoswasser.

Kokoswasser enthält kaum Fett oder Eiweiß, Kokosmilch dagegen sehr viel. Sie ist von dicklich-cremiger Konsistenz und reinweißer Farbe, die sie ähnlich aussehen lässt wie Kuhmilch. Kokosmilch enthält 17 bis 24 Prozent Fett, abhängig davon, wie viel Wasser bei der Verarbeitung zugegeben wird. Fetthaltigere Milch wird oft als Kokoscreme bezeichnet, sie ist dick und fettig wie Sahne.

Darüber hinaus unterscheiden sich Kokosmilch und Kokoswasser im Zuckergehalt. Anders als das Kokoswasser ist die Kokosmilch nicht süß. Sie schmeckt sehr angenehm, hat aber nur wenig Zucker, sogar weniger als Kuhmilch. Wegen ihres niedrigen Gehalts an Kohlenhydraten ist Kokosmilch für kohlenhydratarme Diäten ideal. In der asiatischen Küche, insbesondere der thailändischen und der philippinischen, ist sie sehr beliebt, bei vielen Bevölkerungsgruppen ist sie sogar Bestandteil jeder Mahlzeit.

Im Handel ist eine Vielzahl von Kokosmilchprodukten erhältlich, üblicherweise in 400-Milliliter-Dosen, manchmal auch in größeren Dosen oder Päckchen. Kokosmilch enthält normalerweise ungefähr 17 Prozent Fett, Kokoscreme 21 bis 24 Prozent. Es gibt auch stärker verdünnte Sorten. Die heißen dann »fettarm« oder »light«, ihr Fettgehalt liegt bei höchstens 14 Prozent. Um die dicklichere Konsistenz der Milch zu erhalten, werden manchmal Verdickungsmittel wie beispielsweise Guarkernmehl hinzugefügt. Ich meide die fettarme Milch, weil der Kokosölanteil reduziert ist. Denn ich esse Kokosmilch unter anderem wegen der Vorzüge des Kokosöls. Und die möchte ich nicht beschneiden, indem ich fettarme Milch wähle. Für mich gilt: je höher der Fettgehalt, desto besser. Ein weiteres Produkt, auf das Sie vielleicht stoßen, ist die *Cream of Coconut* oder *Coconut Cream*. Es ist nicht dasselbe wie Kokoscreme. Cream of Coconut ist Kokoscreme, die zusätzlich gezuckert wurde, sie ist sehr süß. Sie wird zur Herstellung von Süßgetränken und Desserts verwendet.

Eine gute Quelle von Kokosöl

Durch den hohen Fettgehalt ist Kokosmilch genauso gesund wie Kokosöl. Sie kann beispielsweise bei Hautproblemen helfen, wenn sie auf Schnittwunden, Brandwunden oder bei Sonnenbrand aufgetragen wird. Sie ist gut für die Kopfhaut, hilft, Schuppen unter Kontrolle zu halten und verleiht dem Haar gesunden Glanz. Sie kann die Haut zart erhalten und glättet angeblich sogar Falten. Fermentierte Kokosmilch wird gegen Kopfläuse angewendet. Innerlich soll sie bei Halsweh helfen und Magengeschwüre lindern. Tatsächlich lässt sich jede Krankheit, bei der Kokosöl wirkt, auch mit Kokosmilch ähnlich wirksam behandeln.

Der Vorteil der Kokosmilch gegenüber purem Kokosöl besteht darin, dass sie leichter aus dem Fleisch extrahiert werden kann und bei der Verwendung in der Küche vielseitiger ist. Mit Kokosmilch lässt sich Kokosöl ganz leicht in die Ernährung einbauen. Sie ist ein hervorragender Ersatz für Milchprodukte, von fett-cremiger Konsistenz und mildem Kokosnussgeschmack. Sie kann fast überall anstelle von Milch und Sahne verwendet werden. Genauso wie normale Milch ist sie nicht süß, kann also für köstliche sämige Suppen, auch Fischsuppen, Eintöpfe, Currys und Soßen verwendet werden – und natürlich auch für leckere Desserts. Man kann sie auch statt Milch aus dem Glas trinken oder als Grundlage für Getränke oder Smoothies nehmen.

Milchfreie Milch

Für alle, die keine Milchprodukte verzehren können oder wollen, ist Kokosmilch eine gesunde Alternative. Viele Menschen sind laktoseempfindlich oder allergisch gegen Milch. Andere verzichten als Vegetarier auf Milchprodukte oder wollen keine Milch, die pasteurisiert, homogenisiert, fraktioniert oder auf andere Weise behandelt wurde. Viele Rohköstler verzichten auf Milch und Milchprodukte, weil sie während der Verarbeitung erhitzt wird. Aus welchen Gründen auch immer, sie alle greifen zu Kokosmilch und genießen trotzdem den »Geschmack« von Milchprodukten.

Allergien sind ein verbreitetes Problem. Mehr als 60 Prozent aller Lebensmittelallergien bestehen gegen Milch und Nüsse.[39] Für die Betroffenen ist es eine gute Nachricht, dass sie mit Kokosnuss über eine Alternative verfügen. Menschen können gegen fast alle Arten von Nahrungsmitteln allergisch sein, aber allergische Reaktionen auf Kokosnuss sind rar. Aufgrund medizinischer Untersuchungen und klinischer Beobachtung gilt Kokosnuss als hypoallergenes Nahrungsmittel, es wird Allergiepatienten deshalb als nahrhafte Ergänzung empohlen.[40] 43 Prozent aller Lebensmittelallergien betreffen Baumnüsse – Walnüsse, Pecannüsse, Mandeln, usw. Menschen, die gegen Nüsse allergisch sind, sind aber zumeist nicht allergisch gegen die Kokosnuss. Eine Allergie gegen Kokosnuss ist zwar möglich, bei Menschen mit Allergien gegen Baumnüsse aber extrem selten. Tatsächlich sind weltweit nur zwei Fälle berichtet worden.[41] Menschen mit Lebensmittelallergien, insbesondere Allergien gegen Nüsse, können Kokosnuss und Kokosmilch also unbedenklich genießen.

Die Kokosnuss kann sich bei manchen Allergien sogar als nützlich erweisen, die Symptome zu lindern. Viele berichten über eine Besserung der Allergiesymptome, seit sie regelmäßig Kokosnuss essen. Es kann zumindest teilweise daran liegen, dass Kokosöl dazu beiträgt, die Darmflora im Gleichgewicht zu halten und die Darmwand zu heilen – zwei Dinge, die sich erheblich auf das Auftreten von Allergien auswirken.

Kokosnusskultur

Im Laufe der Geschichte haben die Menschen auf der ganzen Welt Methoden entwickelt, um Lebensmittel durch Fermentierung haltbar zu machen. Rohe Milch von Kühen, Schafen, Ziegen, Yaks und Kamelen wird durch die Kultivierung mit Bakterien konserviert. Diese harmlosen Bakterien verhindern den Verderb und halten krankmachende Organismen fern, sodass es möglich wird, Milch tage- oder gar wochenlang ohne Kühlung aufzubewahren. Kultivierte Produkte wurden zu Lieblingsprodukten ethnischer Bevölkerungsgruppen, mit der heutigen Migration werden sie jetzt weltweit verbreitet. Joghurt ist die vielleicht bekannteste kultivierte Milch. Man vermutet ihren Ursprung bei Nomadenstämmen in Osteuropa und Westasien; in den Ländern des Nahen und Mittleren Ostens war er jahrhundertelang ein Grundnahrungsmittel. Das Wort »Joghurt« ist türkischen Ursprungs.

Es gibt viele unterschiedliche Arten von fermentierter Milch. Aufgrund der verschiedenen Bakterien, die bei der Fermentierung aktiv sind, unterscheiden sich in Geschmack und Konsistenz. Ursprünglich tauchten die Bakterien in der Milch natürlich auf, und zwar Dutzende verschiedener Organismen. Im Kefir beispielsweise finden sich fast 50 Arten von Mikroorganismen. Da sich die Organismen, die über die Luft verbreitet werden, regional und jahreszeitlich unterscheiden, kann Milch, sogar aus demselben Ort, in Geschmack und Qualität schwanken. Zu manchen Zeiten kann sie besser schmecken als zu anderen. Es war fast unmöglich, jedes Mal dasselbe Resultat zu erzielen, solange man der Natur strikt ihren Lauf ließ. Wurde eine gute Qualität erreicht, so bewahrte man sie, indem man jedes Mal eine Portion für einen neuen Ansatz zurückhielt. Auf diese Weise überlebten die besten Kulturen.

Jede Region entwickelte ihre eigenen besonderen Kulturprodukte, beispielsweise Kefir aus dem Kaukasus in Südrussland, Filmjölk aus Skandinavien und Nata de coco von den Philippinen.

Kultivierte Milch erhielt den Ruf als Gesundheitskost, die dazu beitragen konnte, die Jugendlichkeit zu bewahren und den Kranken Gesundheit und Lebenskraft zurückzugeben. Das heutige Interesse an kultivierter Milch begann 1920, als der russische Wissenschaftler Metschnikow über bulgarische Bauern berichtete, deren Ernährung zu einem Großteil aus Joghurt bestand und die ungewöhnlich gesund waren und sehr alt wurden.

Das Geheimnis der gesunden Wirkung kultivierter Milch stammt von den an der Fermentierung beteiligten Organismen. Diese »freundlichen« Bakterien sind weitgehend dieselben, die unseren Darmtrakt besiedeln. Wir alle beherbergen Milliarden Mikroorganismen (Bakterien und Hefepilze) in unseren Gedärmen. Sie sind für gute Gesundheit unerlässlich, denn sie helfen bei der Verdauung, erhöhen die

Nährstoffabsorption, unterstützen das Immunsystem, hemmen das Wachstum krankheitsverursachender Organismen und schützen uns vor Infektionen.

Zwei der am häufigsten in kultivierter Milch und in unserem Darmtrakt gefunden Bakterien sind *Lactobacillus* und *Bifido*. Diese freundlichen Bakterien sind wie ständig dienstbereite Wachposten darauf bedacht, uns vor schädlichen Organismen schützen. Wie vielfältig sie Angriffe krankmachender Organismen abwehren können, ist schier unglaublich. Sie hindern schädliche Bakterien und Hefepilze aktiv daran, Zellen im Darmtrakt anzugreifen und ihnen Schaden zuzufügen. Aber sie schützen nicht nur unsere Zellen, sondern hemmen auch das Wachstum schädlicher Organismen. *Lactobacillus* beispielsweise verhindert das Wachstum von *Staphylococcus aureus,* einem pathogenen Mikroorganismus, der unter anderem Lebensmittelvergiftungen, Harnwegsinfektionen und ein toxisches Schocksyndrom auslösen kann. Forscher haben bewiesen, dass mit *Staphylococcus* infizierte Wunden bei Anwesenheit von *Lactobacillus* schneller heilen.[42] Die Keime wurden zwar von *Lactobacillus* nicht getötet, aber sie vermehrten sich nicht weiter, sodass die Selbstheilungskräfte des Körpers mit der Infektion fertig wurden.

Laut einer Studie, die in der britischen Medizinzeitschrift *The Lancet* veröffentlicht wurde, kann die Behandlung schwangerer Frauen mit »guten Bakterien« wie *Lactobacillus* in Joghurt verhindern, dass ihre Kinder später an Asthma erkranken.

Freundliche Mikroorganismen in fermentierter Milch bilden Substanzen, die die Aktivität von Enzymen hemmen, die bei der Entstehung von Krebs im Darmtrakt eine Rolle spielen. Sie schützen also vor Dickdarm- und Enddarmkrebs, doch darauf ist ihr Nutzen nicht beschränkt. Der Einfluss der Bakterien geht weit über den Darmtrakt hinaus. Die von freundlichen Bakterien gebildeten krebshemmenden Substanzen senken auch das Risiko von Krebs in anderen Teilen des Körpers. Mehrere Studien weisen auf ein geringeres Brustkrebsrisiko bei Frauen hin, die regelmäßig Produkte aus fermentierter Milch konsumieren.[43-45]

Neben den freundlichen Bakterien tummeln sich in unserem Darmtrakt aber auch weniger freundliche Bakterien und Hefepilze – Organismen, die krank machen. Nur die guten Bakterien verhindern, dass sie Krankheiten auslösen. Wären die guten Bakterien nicht da, würden die schlechten Bakterien und Hefepilze die Oberhand gewinnen und unseren Körper ins Chaos stürzen. Leider passiert das nur allzu oft. Viele Medikamente beeinflussen die Mikroflora im Darm. Antibiotika können nicht zwischen guten und schlechten Bakterien unterscheiden. Eine einzige Runde eines Antibiotikums, das eine Infektion beseitigen soll, schaltet auch die freundlichen Darmbakterien aus. Ohne den Schutz der guten Bakterien können Hefepilze wie Candida, die von den Antibiotika nicht angetastet werden, gedeihen und zu Hefepilzinfektionen und Kandidose führen.

Auch unsere Nahrung beeinflusst die Darmgesundheit. Die Darmflora ist einem Ökosystem in der Natur vergleichlich. Gerät ein Element des Ökosystems aus dem Gleichgewicht, ist das Ganze betroffen. Unser Essen ist die Grundlage der Darmflora. Eine Ernährung mit viel raffinierten Kohlenhydraten und Süßigkeiten füttert Hefezellen und regt ihr Wachstum an. Ballaststoffe ernähren freundliche Bakterien. Eine Kost, die arm ist an Ballaststoffen, dafür aber reich an verarbeitetem Mehl und Zucker, stört das natürliche Umfeld und verursacht ein Ungleichgewicht in der Mikroflora des Darms. Infolgedessen verschiebt sich die Säure-Basen-Balance, wodurch das Wachstum ungesunder Organismen gefördert und das der schützenden Bakterien weiter behindert wird. Ohne den vollen Schutz der guten Bakterien gerät das Immunsystem unter Stress, die Gesundheit leidet.

Wenn die Darmgesundheit aus dem Gleichgewicht gerät, können verschiedene gesundheitliche Probleme auftauchen. Gute Bakterien produzieren viele der Vitamine, die wir brauchen um gesund zu bleiben, beispielsweise die Vitamine B6, B12, K, Niacin und Folsäure. Bei schlechter Darmgesundheit sinkt die Produktion dieser Vitamine. Wenn Sie sich ausgewogen ernähren, ist das kein großes Problem, aber bei schlechter Ernährung, wenn Ihnen diese wichtigen Nährstoffe ohnehin schon fehlen, kann eine weitere Reduzierung zu Nährstoffdefiziten führen. Freundliche Bakterien können zudem die Umwandlung harmloser chemischer Substanzen in karzinogene Stoffe unterdrücken. Die Darmgesundheit beeinflusst also auch Ihre Krebsanfälligkeit. Eine ganze Reihe gesundheitlicher Probleme kann durch schlechte Darmgesundheit entstehen, darunter Verstopfung, Reizdarmsyndrom, Hämorrhoiden, Allergien, Heuschnupfen, Erkältungen, chronische Müdigkeit, Migräne und Geschwüre. Einfach gesagt: Wenn Ihr Darm nicht glücklich ist, sind Sie es auch nicht.

Kokosnuss kann helfen, Umfeld und Funktion des Verdauungstrakts zu normalisieren. Der hohe Ballaststoffgehalt des Kokosfleischs kann Verstopfung beseitigen und helfen, die Dinge in Bewegung zu halten. Außerdem dienen die Ballaststoffe den freundlichen Bakterien zur Nahrung, sie fördern ihr Wachstum. Die mittelkettigen Fettsäuren im Kokosöl töten Candida und krankmachende Bakterien, die im Darmtrakt mit den guten Bakterien um den Platz wetteifern. MCFA tasten freundliche Bakterien nicht an. Kultivierte Kokosmilch und Kokoswasser geben Verstärkung, sie erhöhen die Zahl der guten Bakterien im Darm.

Nata de coco ist ein fermentiertes Produkt aus Kokoswasser, manchmal auch aus Kokosmilch, von den Philippinen. Kokosbauern stellen es zu Hause selbst her und essen es als Dessert. Wie bei Joghurt und anderer fermentierter Milch werden oft Zucker und Früchte hinzugegeben. Nata de coco ist aber ganz anders als Joghurt. Es ist von mildem Geschmack, durchscheinend-geleeartigem Aussehen und etwas zäher Konsistenz. Anders als kultivierte Milchprodukte liefert es reichlich Ballaststoffe. Sie stammen aus bakterieller Zellulose, die dem Nata de coco seine charakteristische Konsistenz verleiht. Auf den Philippinen gilt es als gesund, weil es ballaststoffreich, aber kohlenhydratarm ist. Da es fast keine Kalorien enthält, eignet es sich besonders bei volumenreichen Diäten. Es kann Sie sättigen, ohne dick zu machen. Außerdem soll es vor Magen-Darm-Verstimmungen und sogar vor Darmkrebs schützen, es ist auch schon verwendet worden, um Wunden zu verschließen. Es stammt ursprünglich von den Philippinen, ist aber inzwischen auch in Japan und anderen asiatischen Ländern unglaublich beliebt.

In den letzten Jahren ist ein neues Produkt aus kultivierter Kokosnuss auf den Markt gekommen, das die legendären gesundheitlichen Vorzüge des Kefirs aus dem Kaukasus mit den Wundern der Kokosnuss aus den Tropen kombiniert: Kefir aus Kokosmilch und Kokoswasser.

Kapitel 7

Glücklich, gesund und schön sein und bleiben

In diesem Artikel zeige ich Ihnen, wie Sie mit Kokosnuss gesund bleiben und Krankheiten verhüten können. Sie werden etwas über ihre äußerliche und innerliche Anwendung lernen. Wie Paul Sorse betonte: Sie wird Sie »glücklich, gesund und schön« machen. Die Erfahrung, über die Popi Laudico im Folgenden berichtet, zeigt, wie Kokosöl das Leben verändern kann. Sie fühlt sich wirklich glücklich, gesund und schön.

»Ich war immer überzeugt, man müsse Geist und Herz dafür öffnen, dass einem wunderbare Dinge geschehen. Das Universum sucht sie aus und sorgt dafür, dass sie einem begegnen. So etwas ist mir passierte, als mir eine Kollegin aus einem Tai-Chi-Kurs ein neues Produkt ihrer Firma anbot. Ich hatte bei ihr ätherisches Patchouli-Öl gekauft und sie fragte nun, ob ich nicht auch an nativem Kokosöl interessiert sei. ›Was bewirkt es denn?‹, fragte ich und sie antwortete, es sei unter anderem gut für die Haut und ich brauche es nur aufzutragen und zu trinken.

Wegen meiner allergischen Reaktion auf Staub und fast alles, was ich aß, plagten mich ständig irgendwelche Hautprobleme. Die Reaktion zeigte sich immer nur auf der Haut. Es wurde so schlimm, dass mir meine Freunde – aus Mitleid – die Telefonnummern ihrer Hautärzte gaben, die mir vielleicht helfen könnten. Mein Badezimmer sah bereits wie eine kleine Apotheke aus, also war ich bereit, alles zu versuchen.

Ich muss sagen, es war wie Liebe auf den ersten Blick, als ich mich zum ersten Mal von Kopf bis Fuß mit dem Öl einrieb. Auch wenn es mir damals nicht bewusst war, ich muss wohl geahnt haben, dass das helle, leckere Öl mich retten würde. Nachdem ich es einen Monat lang gewissenhaft angewendet hatte, erhielt ich erste Komplimente, sie haben bis heute, drei Jahre später, nicht aufgehört.

Wenn ich jetzt für eine Gesichtsbehandlung eine Kosmetikerin aufsuche, ist sie begeistert, wie sehr meine Haut unter dem Vergrößerungsglas aussieht wie die Haut eines Babys. Solche Komplimente war ich überhaupt nicht gewöhnt. Und anstatt mir ihre Produkte zu verkaufen, besteht sie darauf, ich dürfe nicht eher gehen, bis ich ihr meine Einkaufsquelle für das Öl verraten hätte. Sogar die Ärzte, die meine häufigen Hautprobleme behandelt haben, loben das gesunde Aussehen meiner Haut. Und das ist auch der Schlüssel zu dem ganzen Wunder – die Gesundheit.

Das Öl hat es geschafft, mich innen und außen zu reinigen, es hat meine Widerstandskraft gegen all die Dinge gestärkt, gegen die ich früher allergisch war. Ich habe weder Allergiemedikamente eingenommen noch irgendwelche Spritzen erhalten, seitdem ich das Öl trinke. Ich lebe ein Leben, bei dem ich fast die ganze Zeit an der Sonne bin – absolut verboten bei kosmetischen Behandlungen, aber nicht bei diesem Öl. Jetzt küsst die Sonne nur meine Wangen und verleiht ihnen einen schönen rosigen Schimmer. Toll!

Und noch etwas: Ich habe keine sichtbaren Narben aus der Vergangenheit meiner geschundenen Haut davongetragen. Freunde, die mich noch nie gesehen haben, können die Geschichten über mein narbenübersätes Gesicht gar nicht glauben, alte Freunde sagen, es sei eine unglaubliche Verwandlung. Ich bin praktisch ein wandelndes und sprechendes Werbeplakat dafür, was dieses einfache und doch so wunderbare Geschenk der Natur ausrichten kann und noch immer ausrichtet.

Seit dem ersten Schluck habe ich mehr über Kokosöl gelernt und es wird auch viel mehr dafür geworben. Es sollte wirklich für jeden zum alltäglichen Leben gehören. Seit mir klar wurde, was es ist und was es bewirken kann, möchte ich nicht mehr darauf verzichten. Und ich werde jedem, der es hören will, erzählen, wie es mein Leben verändert, mich schöner und gesünder gemacht hat.«

Die äußerliche Anwendung von Kokosöl

Jedes Jahr pflege ich meinen kleinen Garten hinter dem Haus. In einem Sommer hatte ich stundenlang in der heißen Sonne gearbeitet. Ich konnte spüren, wie die Haut auf Armen und im Nacken zu brennen begann. Mir war klar, dass ich etwas tun müsste, aber ich war so beschäftigt, dass ich noch ein paar Stunden länger draußen blieb. Als ich schließlich ins Haus kam, war die Haut rot wie eine Rübe und tat höllisch weh. Unter der Dusche verbrannte das warme Wasser meine empfindliche Haut. Ich wusste, dass es die nächsten ein, zwei Tage wehtun würde, und dass sich meine Haut später schälen würde, wie schon so oft in der Vergangenheit.

Nach der Dusche hatte ich solche Schmerzen, dass ich zum Kokosöl griff, in der Hoffnung, es werde meiner Haut ein wenig Feuchtigkeit geben und die Schmerzen lindern. Nach einer halben Stunde waren die Schmerzen weg und die Rötung hatte nachgelassen. Ich konnte es kaum glauben. Das hatte ich von dem Öl nicht erwartet, ich hatte es doch nur benutzt, damit meine Haut nicht austrocknete und noch schlimmer wurde. Ich war hoch erfreut, ich hatte etwas gefunden, das sonnenverbrannte Haut heilte.

Wenn es den Sonnenbrand heilte, so überlegte ich, was würde dann passieren, wenn ich es auftrüge, *bevor* ich in die Sonne ging? Eine Woche später rieb ich die Hautpartien, die der Sonne ausgesetzt waren, ein und ging wieder auf den Hof. Ich blieb mindestens sechs Stunden lang in der brennenden Sonne. Normalerweise hätte mich das knusprig gebraten. Aber ich spürte überhaupt keinen Schmerz. Und anstatt wie sonst rot zu werden, entwickelte die Haut eine zarte Bräunung. Ich war begeistert. Nur oben auf dem Kopf, wo mein Haar schon reichlich gelichtet ist, hatte ich einen Sonnenbrand. Dort hatte ich mich nicht eingerieben, weil ich einen Hut trug und es nicht für nötig hielt. Aber der Hut hatte viele kleine Löcher, durch die die Sonnenstrahlen gedrungen waren und meine Kopfhaut verbrannt hatten. Ein paar Tage später pellte sich die Haut auf meinem Kopf, wie immer nach einem Sonnenbrand. Die Haut auf Armen und Nacken, die der vollen Sonnenstrahlung ausgesetzt gewesen war, tat nicht weh und schälte sich auch nicht. Mit einem Schlag war ich von der Heilkraft des Kokosöls überzeugt.

Ich erfuhr, warum Inselbewohner jeden Morgen Kokosöl auf die Haut geben. Traditionell sind sie sehr spärlich bekleidet und leben in einer Umgebung, wo sie jeden Tag der heißen Tropensonne ausgesetzt sind. Das Öl schützt sie vor den gleißenden Strahlen. Entsprechend haben sie eine wunderbar zarte Haut und *keinen* Hautkrebs. Sie leben unter der intensiven tropischen Sonne, aber dennoch ist Hautkrebs selten.

Traditionell behandeln Inselbewohner Verbrennungen, Schnittwunden, Blutergüsse, Verstauchungen, Insektenstiche und andere Verletzungen, indem sie Kokosöl auf die betroffene Stelle auftragen. Es heilt nicht nur Verletzungen, sondern auch Hautkrankheiten fast aller Art. Es klärt die Haut bei Akne, lindert Ausschläge, befreit von Haut- und Nagelpilz, Fußpilz, Pilzinfektionen in der Genitalregion und Borkenflechte. Sogar Altersflecken verblassen und Falten verstreichen, wenn täglich Kokosöl einmassiert wird.

Ich glaube nicht, dass es überhaupt eine Hautkrankheit gibt, bei der Kokosöl nicht helfen kann. An einem Nachmittag räumte ich auf meinem Hof altes Holz und Gerümpel weg. Dabei entdeckte ich eine ganze Reihe von Spinnennestern. Am Abend hatte ich auf dem Arm mehrere Spinnenbisse. Sie juckten stark und waren geschwollen. Ich massierte etwas Kokosöl in die betroffenen Stellen ein und schon nach kurzer Zeit hörten die Schmerzen auf, die Schwellung ging zurück. Ich dachte nicht mehr daran. Zwei Tage später entdeckte ich, dass ein stark juckender Bereich am Rücken ebenfalls von Spinnenbissen übersät war. Die Bisse am Rücken waren geschwollen und entzündet, wohingegen die auf den Armen, die ich mit Kokosöl behandelt hatte, kaum noch zu sehen waren. Also rieb ich wieder das Öl ein, und Jucken und Entzündung waren bald verschwunden. Das Kokosöl versetzt mich immer wieder aufs Neue in Erstaunen.

Manche zögern, das Öl zu essen, weil man ihnen gesagt hat, es sei ungesund. Ich erkläre ihnen, dass sie es gar nicht essen müssen, um seine Vorzüge zu genießen. Sie brauchen es nur auf die Haut aufzutragen. Das reicht. Dazu sind die meisten dann auch bereit. Wenn Sie erst anfangen, das Öl regelmäßig auf die Haut zu geben, werden sie eine Veränderung feststellen. Raue, trockene, schuppige Haut wird zart und weich, sie wirkt jünger. Akne, Schuppenflechte und andere Hautprobleme verschwinden. Die Haut sieht gesünder aus und fühlt sich auch so an, weil sie gesünder ist. Wann immer ich Leute treffe, die die Heilkraft des Kokosöls anzweifeln, so sage ich ihnen: Verlasst euch nicht auf mein Wort, sondern probiert es selbst aus. Mehr braucht es nicht, um sie überzeugen. Was es außen am Körper bewirkt, bewirkt es auch innen – es lässt Sie jünger und gesünder aussehen und sich auch so fühlen.

Dermatitis und Akne

Wenn ich morgens meine Dosis einnehme, reibe ich immer etwas in die Hände, die von einem Ekzem befallen sind, und schon nach ein paar Tagen ist es verschwunden! Keine Schuppen, kein Jucken, keine Blasen mehr!

Cathy

Meine Schwester hat seit einiger Zeit einen furchtbaren schmerzenden Ausschlag am Unterschenkel. Sie bekam Steroidspritzen in die Waden, Steroidsalben und alles mögliche, es zeigte sich keine Besserung. Bei einem kürzlichen Familienurlaub habe ich ihre Beine mit Kokosöl eingerieben, und schon am nächsten TAG war eine tolle Besserung zu sehen. Ihre Haut war weich, aber natürlich noch ein wenig verfärbt. Doch auch die Farbe wurde schon besser. Sie war überwältigt. Ich nicht, weil ich wusste, dass es funktionieren würde.

Sharon

Mein Enkel (17 Jahre alt) nimmt seit drei oder vier Jahren Medikamente gegen seine Akne ... Sie schlagen bei ihm nicht an. Vor ungefähr sechs Wochen gab ich ihm etwas Kokosöl für sein Gesicht ... Die Akne ist viel besser geworden. Zum Waschen nimmt er normale Seife. Jetzt entwickelt sich auch bei seiner Schwester eine Akne, und sie kam zu mir und bat um etwas von dem guten Zeug, das ich ihrem Bruder gegeben hatte.

James

> Ich habe angefangen, Kokosöl für Haut und Haare zu verwenden, und bin begeistert über die schnellen Resultate. Mein Haar ist schon nach einem Tag viel weicher und glänzender. Auch mein Sohn hat sich gestern vor dem Schlafengehen damit eingerieben. Er erzählte mir, normalerweise wache er morgens mit ein paar kleinen weißen Pickeln am Kinn auf, heute Morgen war sein Gesicht viel klarer. Er war ganz begeistert. *Gail*

Tägliche Hautpflege

Bei den Bewohnern der Pazifikinseln ist es Tradition, sich morgens von Kopf bis Fuß mit Kokosöl einzureiben. Sie haben gelernt, dass es sie vor den brennenden Strahlen der heißen Tropensonne schützt und ihre Haut zart und gesund erhält. Kokosöl täglich als Lotion zu verwenden, stärkt die Haut und die darunter liegenden Gewebeschichten, es trägt zum Schutz vor Verletzungen bei, fördert und beschleunigt die Heilung und wehrt Keime ab, die Infektionen und Krankheiten verursachen. Ihre Haut wird gesünder aussehen und sich auch so anfühlen.

Unsere Haut bildet eine Barriere für krankmachende Keime und Parasiten. Und das nicht nur physisch, sondern auch chemisch. Öl und Schweiß, die der Körper absondert, produzieren ein chemisches Umfeld, auf dem die meisten krankmachenden Keime nicht gedeihen. Schädliche Keime können kaum überleben, ihre Zahl ist dementsprechend relativ gering. Die Haut ist leicht sauer, der Wert auf der pH-Skala liegt bei etwa 0,5.

Unser natürliches Hautfett, der Talg, enthält mittelkettige Triglyceride, die denen im Kokosöl sehr ähnlich sind. Auf der Hautoberfläche leben lipophile Bakterien, die für unsere Gesundheit sehr wichtig sind. Sie ernähren sich von dem Glycerinanteil des Öls auf unserer Haut, sodass die Fettsäuren übrig bleiben. In dem Prozess wandeln sie die mittelkettigen Triglyceride aus dem Talg in kräftig antimikrobiell wirkende MCFA um, die schädliche Bakterien, Viren und Pilze töten. Unser gesamter Körper ist eingehüllt von einer dünnen Schutzschicht von MCFA, die diese Bakterien bilden. Mittelkettige Fettsäuren sind, wie der Name schon andeutet, sauer, sie helfen, die schützende Säure-schicht unseres Körpers aufzubauen.

MCT in Kokosöl, Hauttalg oder anderen Quellen wirken nicht anti-mikrobiell. Erst wenn die MCT verdaut und in MCFA umgewandelt werden, werden die keimbekämpfenden Eigenschaften aktiviert. Des-halb kann frische Kokosnuss verderben und verschimmeln. Auf die Haut aufgetragenes Kokosöl tötet Bakterien nicht unmittelbar; um sei-ne antimikrobielle Kraft zu aktivieren, muss es zuerst von Verdau-ungsenzymen oder Hautbakterien in MCFA umgewandelt werden.

Paradoxerweise waschen Sie jedes Mal, wenn Sie sich mit Seife und Wasser reinigen, die natürliche Schutzschicht des Körpers ab. Nach einem Bad, wenn Sie sich vollkommen sauber fühlen, sind Sie in Wirklichkeit höchst anfällig für eine Infektion. Die schützende Säure-schicht des Körpers und die MCFA sind weggewaschen. Eine dünne Schicht Kokosöl aufzutragen, hilft, die natürliche chemische Barriere des Körpers schnell wieder aufzubauen.

Um den vollen Schutz zu erhalten, sollte das Öl auf den ganzen Kör-per aufgetragen werden, von der Fußsohle bis zum Kopf. Dabei brau-chen Sie gar nicht viel. Ein Teelöffel für den gesamten Körper ist aus-reichend. Dort, wo die Haut dick, rau, schuppig, trocken, uneben, verfärbt oder sonst wie angegriffen ist, massieren Sie das Öl ein und lassen es einwirken. Es sollte eingerieben oder einmassiert werden und nicht einfach nur wie eine Farbschicht aufgetragen werden. Um die besten Resultate zu erzielen, sollten sie es in die Haut einarbeiten. Aber nehmen Sie nicht zu viel Öl. Die Haut saugt es bis zum Punkt der Sättigung auf. Danach bleibt es auf der Hautoberfläche und wird von der Kleidung abgewischt. Tragen Sie nur so viel auf, wie innerhalb von etwa zehn Minuten vollkommen von der Haut aufgenommen wird. Notfalls können Sie das Öl nach einer Stunde erneut auftragen.

Haben Sie keine Angst, das Öl auch im Gesicht anzuwenden. Wenn Sie nicht zu viel nehmen, wirkt Ihre Haut nicht fettig. Tonus und Aus-sehen der Haut werden verbessert. Bei ungewöhnlich trockener Haut kann mehrmaliges Auftragen erforderlich sein. Kokosöl ist anders als viele Cremes, die einen Fettfilm hinterlassen. Manche Menschen mit trockener Haut mögen diesen Fettfilm, weil er verhindert, dass die Haut austrocknet. Doch diese Cremes tun nichts, die Haut zu heilen, sie sind nur eine zeitweilige Reparatur, die lebenslang wiederholt werden muss, und trotzdem wird die Hautbeschaffenheit mit zunehmendem Alter schlechter. Kokosöl hingegen wirkt heilend, mit der Zeit bessert sich die Haut.

Kokosöl verleiht der Haut ein jugendlich-schimmerndes Aussehen, das besonders im Gesicht deutlich wird. Es ist ein hervorragendes natürliches Peelingmittel, das helfen kann, hässliche abgestorbene Hautzellen zu entfernen. Wenn die Haut sich nicht natürlich davon befreien kann, sammeln sich die alten Zellen an der Oberfläche an. Die Haut wird stumpf, in schweren Fällen schuppig. Kokosöl fördert die Abstoßung der überzähligen Schichten toter Hautzellen und lässt eine zarte Haut und einen jugendlich-gesunden Teint zum Vorschein kommen.

Massageöl

Wegen seiner heilenden Eigenschaften ist Kokosöl das beste Massageöl. Es stärkt Gesundheit und Aussehen der Haut und hilft gegen Muskelverspannung und Muskelkater. Außerdem ist es bekannt als das Öl, das keine Flecken macht. Das ist für Masseure wichtig, die bei ihrer Arbeit Laken verwenden. Anders als andere Öle macht es keine bleibenden Flecken, die die Laken ruinieren. Wenn Sie doch einmal zu viel Kokosöl nehmen und etwas in das Laken gerät, macht es zwar einen Flecken, aber weniger als die anderen Öle.

Massage

Ich bin Masseurin. Vor ein paar Monaten bin ich bei Ganzkörpermassagen auf Kokosöl umgestiegen. Am deutlichsten zeigen sich die Ergebnisse bei den Frauen. Ihre Haut hat einen schönen Tonus und eine gesunde Farbe. Sie merken selbst, wie viel besser sich ihre Haut anfühlt und auch so aussieht. Bei einer Dame, bei der ich es anwendete, verschwanden all die vielen kleinen Dellen und Krusten auf dem oberen Rücken. Ihre Haut ist jetzt sehr zart und angenehm zu berühren. *Tracy*

Reines Kokosöl ist ein hervorragendes Massageöl. Allerdings wird es sehr schnell absorbiert, sodass viele Masseure es mit einem hochwertigen einfach ungesättigten Öl, zum Beispiel Mandelöl, im Verhältnis ein Teil Mandelöl und zwei Teile Kokosöl mischen. Dadurch wird es schmierfähiger, die Hände gleiten leichter über die Haut.

Öle werden schnell in die Haut und den Blutstrom des Klienten, aber auch des Masseurs absorbiert. Deshalb sollte sorgfältig darauf geachtet werden, gesunde Öle zu wählen. Eine Faustregel: Wenn Sie es nicht essen würden, verwenden Sie es auch nicht auf der Haut.

Haarpflege

Für das Haar kann Kokosöl Wunder wirken, es verleiht Glanz, gesunden Schimmer und verstärkt die natürliche Farbe. Manche behaupten sogar, es verhindere vorzeitiges Ergrauen und Glatzköpfigkeit. Außerdem ist es gut für die Kopfhaut und hilft, Schuppen unter Kontrolle zu halten.

Für eine Haarkur geben Sie eine beliebige Menge Öl auf die Kopfhaut, ein oder zwei Teelöffel sind normalerweise ausreichend. Arbeiten Sie es ein wie bei einer Massage. Haar und Kopfhaut sollten vollständig in Öl eingehüllt, aber nicht tropfnass sein. Lassen Sie das Öl einwirken. Je länger Sie mit dem Auswaschen warten können, desto besser. Ich empfehle mindestens 15, besser 30 bis 60 Minuten, wenn möglich sogar noch länger. Sie können es beispielsweise morgens gleich nach dem Aufstehen auftragen und so lange wie möglich einwirken lassen, bevor Sie sich unter die Dusche stellen. Oder Sie geben es abends vor dem Zubettgehen ins Haar. Setzen Sie ein Duschhäubchen auf und schlafen Sie damit. Morgens waschen Sie dann die Haare – Sie werden begeistert sein, wie glänzend Ihr Haar aussieht und wie gut das Kokosöl Schuppen bekämpft.

Auch Kokosmilch ist als hervorragender Haar-Conditioner bekannt, sie verleiht dem Haar Glanz und Fülle. Verwenden Sie sie wie das Öl. Angeblich fördert Kokosmilch das Haarwachstum, wenn sie auf diese Weise angewendet wird. Wenn Ihr Haar zu ergrauen beginnt, wachsen die neuen Haare wieder in der alten Farbe nach. Und nach jeder Behandlung werden Sie feststellen, dass Ihr Haar ein wenig voller und dunkler wird.

Wenn Sie möchten, können Sie nach dem Waschen auch einen Hauch Öl auf Ihre Haare geben. Aber bitte nicht zu reichlich, ein paar Tropfen reichen. Verreiben Sie es zwischen den Händen und kämmen Sie sich dann mit den Fingern, sodass das Öl auf Kopfhaut und Haare gelangt. Ein paar Tropfen lassen Ihr Haar nicht fettig aussehen, sie reichen aber aus für etwas zusätzlichen Glanz. Nach dem Shampoonieren sind Haar und Kopfhaut in der Regel sehr trocken, ein kleiner Klecks Kokosöl wird ihnen guttun.

Kokosöl wird auf den Pazifikinseln schon seit langer Zeit als Haarpflegemittel genutzt. Bei allen, die es anwenden, erscheinen die Haare dick und von kräftiger Farbe. Und was seit Jahrhunderten beobachtet wird, hat die Wissenschaft bestätigt. Studien zeigen, dass die Anwendung von Kokosöl im Haar helfen kann, Schäden durch Kämmen zu verhindern und Gesundheit und Aussehen zu verbessern. Das *Journal of Cosmetic Science* berichtete über eine interessante Studie mit Kokosöl.[1] Dabei wurde Kokosöl mit Sonnenblumenöl und Mineralöl verglichen, den beiden Ölen, die am häufigsten in Haarpflegeprodukten verwendet werden. »Die Ergebnisse bestätigen eindrucksvoll die Wirksamkeit von Kokosöl für das Haar, verglichen mit der Anwendung von Sonnenblumen- und Mineralöl.« Von den drei Ölen reduzierte nur das Kokosöl den Eiweißverlust bei geschädigtem und nicht geschädigtem Haar, wenn es vor dem Waschen oder zur Pflege nach dem Waschen angewendet wurde. Die Autoren der Studie verwiesen darauf, dass die unterschiedliche Wirkung auf die Zusammensetzung der einzelnen Öle zurückzuführen war. Das Kokosöl mit seinen mittelkettigen Triglyceriden kann in den Haarschaft eindringen und so das Haar vor Eiweißverlust schützen und ihm mehr Fülle verleihen. Als Kohlenwasserstoff ist Mineralöl nicht mit den Proteinen verwandt und kann deshalb nicht in das Haar eindringen. Sonnenblumenöl besteht aus langkettigen Trigylceriden, die ebenfalls nicht in das Haar gelangen und deshalb den Eiweißverlust nicht beeinflussen. Da praktisch alle anderen Pflanzenöle genauso wie das Sonnenblumenöl aus langkettigen Triglyceriden bestehen, schützen sie nicht vor Eiweißverlust und Schäden. Das vermag nur das Kokosöl. Deshalb ist es das beste Öl, das Sie zur Haarpflege verwenden können.

Sonnenöl

Das Kokosöl ist die Sonnenlotion der Natur. Generationen glücklicher Inselbewohner haben es benutzt. Es war einmal der Hauptbestandteil normaler Sonnenlotionen und Sonnenschutzmittel und wird in einigen Marken noch heute verwendet.

Es gibt kein besseres natürliches Sonnenöl und Sonnenschutzmittel als das Kokosöl. Geben Sie es auf alle Hautflächen, die der Sonne ausgesetzt sind. Nehmen Sie nicht zu viel, sonst sammelt es sich auf der Haut und wird von der Kleidung abgewischt. Wie ich zu Beginn dieses Kapitels erwähnt habe, schützt es mich stundenlang vor der Sonne, und ich bin ziemlich hellhäutig. Wie wirksam das Kokosöl Sie vor Sonnenbrand schützt, hängt allerdings auch von Ihrer Ernährung ab. Wenn Sie viel ungesättigte Fettsäuren (d. h. Soja-, Mais-, Raps- oder Färberdistelöl) essen oder gegessen haben, bekommen Sie leichter einen Sonnenbrand. Eine Ernährung mit reichlich Kokosöl und anderen gesättigten Fetten wird Sie schützen. Auch wenn Sie vielleicht schon einige Wochen oder Monate lang Kokosöl nehmen, zuvor aber viel mehrfach ungesättigte Öle gegessen haben, enthält Ihre Haut noch immer ungesättigtes Fett, das höchst anfällig ist für Lipid-Peroxidation und Sonnenbrand. Es kann einige Monate dauern, bis die Öle im Körper und in der Haut ersetzt worden sind. Seien Sie geduldig.

Wenn Sie dem Sonnenlicht ausgesetzt sind, stellt sich Ihr Körper darauf ein und produziert mehr Melanin – das dunkle Pigment in der Haut, das hilft, Sie vor Sonnenbrand zu schützen. Wenn Sie nicht an starke Sonnenstrahlung gewöhnt sind, rate ich Ihnen, sich ihr anfänglich nur 15 bis 20 Minuten auszusetzen. Wenn Ihre Haut rot wird, reduzieren Sie die Zeit, die Sie an der Sonne verbringen. Geben Sie Kokosöl auf die Hautpartien, die von der Sonne beschienen werden. Und essen Sie reichlich Kokosöl. Meiden Sie alle mehrfach ungesättigten Fette und schränken Sie die einfach ungesättigten ein. Verwenden Sie in der Küche hauptsächlich Kokosöl.

Steigern Sie allmählich die Zeit, die Sie in der Sonne verbringen. Nach einer Woche können es fünf oder zehn Minuten mehr sein. Achten Sie auf die Rötung der Haut, verhindern Sie, dass sie verbrennt. Verlängern Sie die Zeit schrittweise, bis Sie 30 bis 60 Minuten oder noch länger in der Sonne bleiben können.

Haut, Haare und Nägel

Vor zwei Monaten habe ich angefangen, frische Kokosnuss zu essen, eine pro Woche. Ich habe das meiste von dem Fleisch gegessen. Und seit zwei Wochen nehme ich zusätzlich täglich etwa einen Teelöffel Kokosöl. Die Haut an Knien und Ellbogen ist jetzt glatt. Mein Leben lang hatte ich raue Haut. Ich kann es kaum glauben! Ich bin sprachlos, wie sich meine Haut verbessert hat. Meine Haut war an Knien und Ellbogen immer rau. Und ich meine, auch im Gesicht hätte ich weniger Falten. *Lawrence*

Lange, lange Zeit hatte ich ein schmerzhaftes Problem mit rissigen Fersen. (Was ich, genauso wie unzählige andere Probleme, auf meine Schilddrüsenunterfunktion zurückführe.) Ich beschloss, die Fersen mit Kokosöl einzureiben. Es fühlte sich so gut an, dass ich morgens nach dem Duschen auch die Füße und Zehen einrieb. Was ich bemerke, sind zwei Dinge: 1. erste Anzeichen von Fußpilz an einer kleinen Zehe waren nach drei Tagen verschwunden und 2. ich habe keinerlei Fußgeruch. Übrigens, nachdem ich meine Fersen eine Woche lang mit dem Öl eingerieben hatte, waren keine Risse mehr zu sehen. Meine Füße fühlen sich noch immer vollkommen ungewohnt an, weil ich immer rissige Fersen hatte. Nichts hatte geholfen, weder Bimsstein noch Cremes, nichts. *Anna*

Eine meiner liebsten und supereinfachen Haarkuren ist Kokosmilch in Dosen. Ich nenne das »Rezept« einen Guss, weil es wirklich tropft und von dünner Konsistenz ist. Egal ... Geben Sie so viel Kokosmilch (aus der Dose, kein Light-Produkt) auf das Haar, wie es aufnimmt. Arbeiten Sie es richtig gut ein. Setzen Sie ein Duschhäubchen (oder eine Plastiktüte) auf und umwickeln Sie den Kopf mit einem Handtuch. Geben Sie so viel Wärme darauf, wie Sie ertragen können (Frisierhaube, heißes Handtuch, Fön, Heizstrahler). Waschen Sie es mit einem milden Schampoo aus und nehmen Sie dann Ihren regelmäßigen Conditioner oder Entwirrer. Stylen Sie wie üblich. Manchmal wirken die einfachsten Sachen am besten. Mir gefällt diese – und es riecht gut. *Stephanie*

Ich war heute bei meiner Ärztin, sie schaute auf meine Hände und Arme und war erstaunt, wie weich sie aussahen und sich anfühlten. Ich erzählte ihr, dass ich seit Jahren täglich vom Gesicht bis zur Fußsohle Kokosöl auftrage. Es ist auch gut für die Nagelhaut. Ich bin übrigens kein junges Küken mehr. *Doris*

Ich nehme Kokosöl für mein Haar. Ich trage es auf, bevor ich ins Bett gehe. Ich verreibe es zwischen den Händen und arbeite es ein (vergessen Sie die Kopfhaut nicht), dann bürste ich das Haar. Verwenden Sie dafür unbedingt eine extra Bürste, nicht die, mit der Sie das Haar sonst bürsten oder stylen. Ich lasse es über Nacht einwirken und wasche es am nächsten Morgen aus. Mein Haar fühlt sich so weich und glatt an, dass man es kaum glauben mag. Es ist ein wunderbarer, tiefenwirksamer Conditioner. *Lori*

Seit ich regelmäßig natives Kokosöl verwende, merke ich, dass meine Fingernägel hart wie Eisen werden. Ich kann fast nicht mehr daran kauen und muss mir andere schlechte Angewohnheit ausdenken. *Elaine*

Ich habe dünnes, welliges Haar und ich merke, dass es schneller wächst und stärker/dicker wird, seit ich das Öl nehme (seit zwei Monaten). Auch meine Nägel wachsen. Vor dem Kokosöl waren sie brüchig und wuchsen kaum, ständig brachen sie und rissen ein. Ich kann nicht glauben, wie anders meine Nägel geworden sind, seit ich angefangen habe, das Öl zu nehmen. TOLL! *Megan*

Ich trage jetzt seit ungefähr sechs Monaten Kokosöl auf die Haut auf und gebe ein wenig ins Haar, damit es glänzt. Es scheint sehr gut zu sein. Raue Stellen wie die Ellbogen sind weich geworden

... Auf mich wirkt es wie ein Vitamin für die Haut. Sie sieht viel gesünder aus. Auch der Tonus ist gleichmäßiger, sie war seit langer Zeit nicht so glatt und gesund.

Tish

Mein Mann nimmt seit einem Jahr Kokosöl für sein Haar, und es ist definitiv dicker und dichter oben auf dem Kopf, wo es schon ein wenig schütter wurde. Er benutzt es einfach wie ein Haargel, die anderen Vorzüge sind ihm gar nicht bewusst.

Suzanne

Mein lästiger Fußpilz hat sich still und heimlich davongemacht. Das ist wohl auf die innerliche Wirkung des Kokosöls zurückzuführen. Ich habe sonst keine Medikamente eingenommen, aber ich bin wirklich begeistert darüber, wie das Problem verschwunden ist.

Mike

Wenn Sie wissen, dass Sie aus irgendeinem Grund sehr viel Sonnenstrahlung abbekommen werden, beispielsweise beim Wandern oder Segeln, können Sie die Toleranz folgendermaßen aufbauen: Ein 30-minütiges Sonnenbad pro Tag reicht zur Vorbereitung aus. Wenn Sie auf die Reise gehen, tragen Sie Kokosöl auf und wiederholen Sie das Auftragen so oft, wie es Ihnen nötig erscheint. Ich gebe es selten öfter als ein- oder zweimal auf die Haut, es sei denn, das Öl wird abgewaschen. Wenn Sie sich an diesen Rat halten, haben Sie keine Probleme, selbst wenn Sie stundenlang in der Sonne sind.

Verletzungen und Infektionen

Kokosnuss beschleunigt die Heilung von Verletzungen und Infektionen aller Art, es verhindert die Bildung hässlicher Narben. Wird es noch vor der Verletzung aufgetragen, verläuft die Heilung schneller – ein Grund mehr, es täglich zu verwenden. Reibt beispielsweise eine werdende Mutter ihren Bauch mit Kokosöl ein und setzt das auch nach der Geburt fort, hat sie kein Problem mit Schwangerschaftsstreifen. Sie lassen sich durch die tägliche äußerliche und innerliche Anwendung von Kokosöl verhindern. Auch Schnittwunden, Verbrennungen und andere Verletzungen heilen schneller und bilden weniger Narben, wenn sie mit Kokosöl behandelt werden.

Verletzungen, Infektionen, Wucherungen (Warzen und Muttermale) und Schönheitsmakel aller Art reagieren sehr gut auf eine Behandlung mit Kokosöl. Erwärmen Sie das Öl zunächst, indem Sie den Behälter in heißes Wasser stellen, bis das Öl richtig warm ist. Warmes Öl wird besser aufgenommen und dringt tiefer ein. Beim Auftragen wird es in die Haut einmassiert, denn auch die Massage erhöht die Absorption. Bei einer Verletzung ist das unter Umständen nicht möglich, tragen Sie dann nur eine dünne Schicht auf.

Um mit Kokosöl die besten Resultate zu erzielen, muss die verletzte oder infizierte Stelle ständig in Kontakt mit dem Öl gehalten werden, zum Beispiel mithilfe eines Verbands. Dieser sollte Tag und Nacht getragen werden, bis die Verletzung verheilt ist.

Normale Heftpflaster sind nicht so gut geeignet. Denn meistens löst das Öl nach ein paar Stunden den Kleber auf und die Pflaster fallen ab. Ein Stück Stoff, Frischhaltefolie und Klebeband oder Pflasterstreifen sind besser. Schneiden Sie ein Stück Stoff oder Mull zurecht, das die verletzte Hautstelle gut bedeckt. Schneiden Sie Frischhaltefolie oder einen Frühstücksbeutel so zu, dass er ein paar Zentimeter größer ist als der Stoff oder Mull. Tränken Sie den Stoff in geschmolzenem Kokosöl und reiben Sie etwas in die Haut ein. Wischen Sie überschüssiges Öl am Rand der Verletzung ab. Die Haut um die Verletzung herum muss fettfrei sein, damit das Klebeband auf der Haut haftet. Legen Sie das ölgetränkte Stoffstück auf die Verletzung und geben Sie die Frisch-

Insektenstiche

Ich möchte Ihnen mitteilen, dass ich wirklich überzeugt bin. Vor einigen Tagen habe ich versehentlich in ein Ameisennest getreten. Wer nie Kontakt mit diesen kleinen Teufeln hatte, dem sei gesagt, dass sie ihren Namen zu Recht tragen. Es sind boshafte kleine Kreaturen und ihre Bisse brennen wie Feuer. Ich trug Sandalen, und bevor ich den Fuß zurückziehen konnte, hatte ich bereits Bisse überall an meinen nackten Füßen und Knöcheln, die sofort höllisch brannten. Ich ging ins Haus, um etwas darauf zu geben und dachte an das native Kokosöl. Warum es nicht versuchen? Ich schmierte es auf Füße und Knöchel, wo ich gebissen worden war. Ich bin begeistert, mein Mann auch. Das Brennen hörte sofort auf und die Bisse sind winzig und nach zwei Tagen fast verschwunden, ohne Jucken. Das Tollste ist, dass ich zuvor schon öfter von Ameisen gebissen wurde und keine der vielen Cremes, die ich versucht hatte, hatte das Brennen und das anschließende Jucken gestoppt. Die Bisse wurden riesig, füllten sich mit Eiter und blieben tagelang. *Barbara*

Moskitos sind nicht mehr nur ein lästiges Sommerärgernis, sondern sie können auch das West-Nil-Virus übertragen. So sehr ich den Gedanken hasse, mich jedes Mal, wenn ich früh morgens oder in den Abendstunden nur mit Shorts und Hemd bekleidet das Haus verlasse, mit Insektenspray einzusprühen, tue ich es doch. Na, zumindest fast immer. In letzter Zeit ist es mir zweimal passiert, dass ich vergessen hatte mich einzusprühen und ich wurde von den kleinen Viechern lebendig aufgefressen. Die Histamine greifen sofort, die Bisse schwellen an und jucken wie verrückt. Das erste Mal hatte ich zum Glück ein kleines Glas geschmolzenes natives Kokosöl in meinem Laster (an dem Tag war es 35 Grad heiß), und ich dachte, nun ja, wenn es ein Wundermittel gegen alles andere zu sein scheint, dann wollen wir doch mal sehen, was es gegen Moskitostiche ausrichtet. Ich rieb es also in alle Bisse ein und – ob Sie mir glauben oder nicht – es stoppte nicht nur das Jucken, sondern innerhalb von 30 Minuten waren alle Bisse flach! Gestern Abend hatte ich Gelegenheit, es noch einmal zu probieren, mit dem gleichen Ergebnis! Heute Morgen finde ich keine Spuren der Moskitobisse mehr!!! Das Zeug ist doch wohl Klasse, oder???!!! *Sharyn*

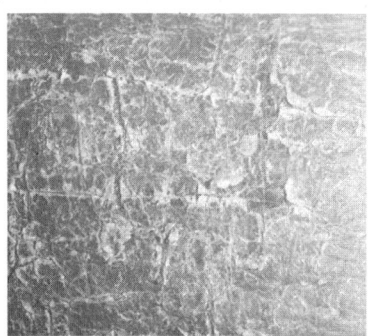

Das Foto links zeigt eine Vergrößerung des rechten Zeigefingers vor der Behandlung mit Kokosöl. Die Haut ist sehr trocken und rau. Rechts im Bild derselbe Finger nach dreiwöchiger Anwendung von Kokosöl.

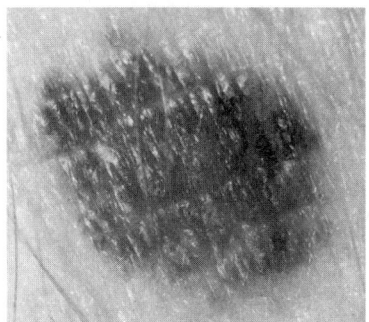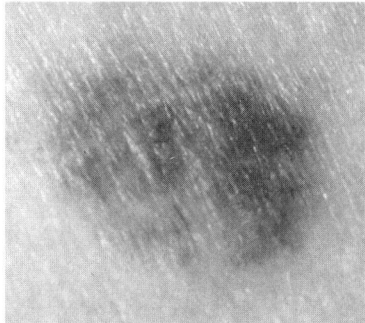

Das Foto links zeigt ein Melanom, eine aggressive Form von Hautkrebs. Nach drei Monaten äußerlicher Kokosöl-Anwendung ist es deutlich blasser geworden, wie im Foto rechts zu erkennen.

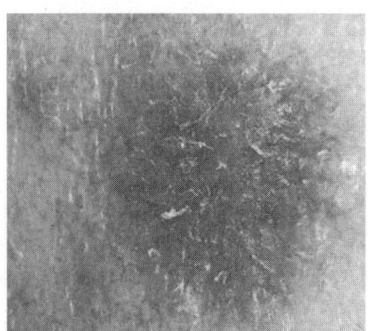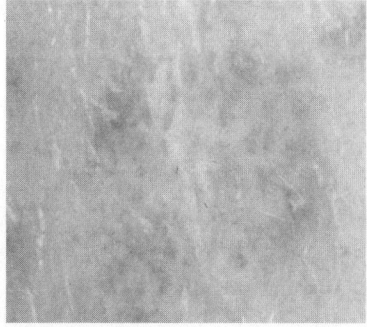

Links eine Narbe nach einem tiefen Bluterguss, die seit vier Jahren bestand. Fast täglich wurde Kokosöl in die verletzte Stelle einmassiert, nach wenigen Monaten war die Vernarbung weitgehend verblasst, rechtes Foto.

haltefolie darüber. Sichern Sie Stoff und Folie mit dem Klebeband oder Pflasterstreifen. Die Folie soll verhindern, dass das Öl in den Klebestreifen und in Ihre Kleidung oder Bettlaken sickert. Geben Sie nach Bedarf weiteres Öl zu, um den Verband feucht zu halten. Erneuern Sie den Verband jeden Tag.

Sie können auch fertiges Verbandsmaterial verwenden, sofern Sie geeignetes finden. Der beste und praktischste Verband, den ich gefunden habe, ist Tegaderm von 3M™. Er wird aus hypoallergenem, latexfreien und atmungsaktiven Material hergestellt und ist selbstklebend. Es gibt ihn in verschiedenen Größen, Sie können ihn aber auch nach Wunsch zurechtschneiden. Tegaderm ersetzt die oben beschriebene Frischhaltefolie und den Klebestreifen. Sie brauchen aber immer noch ein Stück Stoff, das Sie mit Kokosöl tränken. Tegaderm hält den Stoff am Platz, ohne dass das Öl ausfließt oder Flecken macht. Sie finden es in der Apotheke.

Bei einer Verletzung oder Infektion an der Hand kann es schwierig sein, einen Verband zu tragen, ohne dass er abfällt. Eine einfache Lösung besteht darin, das Öl auf die Hand zu geben und einen billigen Zellophanhandschuh anzuziehen. Tragen Sie ihn im Bett und nehmen Sie ihn am nächsten Morgen ab. Wiederholen Sie die Prozedur jeden Tag, bis die Stelle verheilt ist.

Bitte beachten Sie: Im Handel angebotene Cremes und Lotionen mit Kokosöl sind nicht schlecht, aber sie besitzen nicht die Heilkraft des reinen Kokosöls. Wenn Sie schnelle Besserung suchen, so greifen Sie zu Kokosöl statt zu Cremes oder Lotionen.

Übelkeit

Normalerweise ist es bei Übelkeit hilfreich, ein wenig Kokosöl einzunehmen. Unter Umständen kann das aber nicht möglich sein, weil Sie erbrechen müssen. Dann kann Ihnen das Kokosöl immer noch helfen, wenn Sie es in den Körper einmassieren. Wegen ihrer kleinen Größe werden MCT schnell in die Haut absorbiert. Deshalb werden Sie auch oft als Trägerstoffe für Medikamente eingesetzt, die über Hautpflaster verabreicht werden. Ähnlich wird auch das Kokosöl leicht in die Haut und in den Blutstrom absorbiert. Es kann Ihnen also immer noch helfen, wenn Sie es äußerlich anwenden.

Warzen

Seit zwei Monaten trage ich es auf die Haut auf (ich habe sehr trockene, empfindliche Haut). Hinten an den Beinen und auf den Fußrücken hatte ich ein paar winzige Warzen. Schon nach einer Woche fielen sie alle ab!!!!! Meine Haut ist glatt, nicht rissig. Ich habe es zuerst nicht im Gesicht verwendet, weil ich dachte, es ist ein Öl und die Haut würde dadurch vielleicht unrein (Akne). Das war aber falsch gedacht. Ich hatte so eine große unreine Stelle am Kinn, gab das Öl darauf und die Schmerzen und die Schwellung waren am nächsten Tag verschwunden. Ich nehme es jetzt auch im Gesicht und meine Haut ist makellos! Ich habe es auch meinem Teenager-Sohn gegeben, der es statt der verordneten Aknesalbe benutzt, und seine Gesichtshaut ist klar! Mein Stolz sind jetzt meine langen Fingernägel. Früher brachen sie ständig ab und schälten sich, heute sind sie kräftig und hart. *Robin*

Im Allgemeinen gilt: Wenn Sie die Krankheit nicht am Essen hindert, können Sie das Problem von zwei Seiten angehen – innerlich und äußerlich. Geben Sie täglich Kokosöl ins Essen und massieren Sie es in die Haut ein. Es empfiehlt sich, warmes Öl auf die Haut in der Nähe des infizierten Bereichs aufzutragen. Nehmen Sie warmes Öl, weil es besser einzieht. Bei einer Erkältung beispielsweise reiben Sie das Öl in Brust, Nacken und den Halsbereich ein. Sind die Füße taub, reiben Sie das Öl dort ein. Tragen Sie das Öl auf, wo immer der Körper Hilfe braucht.

Innerliche Anwendung von Kokosöl

Erhaltungsdosis

Wenn Menschen erstmals etwas über die Vorzüge des Kokosöls hören, ist normalerweise ihre erste Frage, wie viel sie täglich verwenden sollten. Die einfache Antwort lautet: die Menge, bei der Sie sich wohlfühlen. Schon ein halber Teelöffel täglich ist von Nutzen. Paul Sorse nahm nur einen Teelöffel pro Tag, aber er nahm über die Haut zusätzlich mehrere Esslöffel auf, aß frische Kokosnuss und Kokosmilch. Für einen Menschen, der nicht einmal 55 Kilogramm wog, war das eine ganz beträchtliche Dosis.

Die allgemeine Empfehlung lautet dreieinhalb Esslöffel täglich für einen Erwachsenen von durchschnittlicher Größe. Dieser Wert leitet sich von der Menge der mittelkettigen Fettsäuren her, die die Natur in die menschliche Muttermilch gibt. Die Menge, die ein Säugling erhält, schützt ihn vor infektiösen Krankheiten und reicht unter normalen Umständen aus, seine Ernährung zu unterstützen. Je nach Körpergröße sollte ein 68 Kilo schwerer Erwachsener dreieinhalb Esslöffel Kokosöl zu sich nehmen, um proportional dieselbe Menge zu erhalten wie ein Säugling.

Vorgeschlagene Tagesdosis

Körpergewicht (kg)	Esslöffel Öl
79+	4
68	3½
57	3
45	2½
34	2
23	1½
11	1

Für die meisten Menschen sind drei oder viel Esslöffel pro Tag reichlich. Wenn Sie unter 68 Kilo wiegen, ziehen Sie für jede zehn Kilo weniger einen halben Teelöffel ab. Für alle, die über 68 Kilo wiegen, reichen im Allgemeinen vier Esslöffel. Siehe die Tabelle auf Seite 248.

Die Tabelle ist nur eine generelle Richtschnur, keine absolute Vorschrift. Viele Menschen erzielen mit nur einem Esslöffel täglich wunderbare Resultate. Vergessen Sie nicht: *Jede* Menge ist nützlich. Etwas mehr oder weniger ist völlig in Ordnung, die Dosis kann ruhig von Tag zu Tag leicht schwanken.

Sie können Kokosöl auf jede Weise einnehmen, die für Sie bequem ist. Manche nehmen es mit dem Löffel wie ein Ergänzungsmittel. Andere mischen es in Saft oder unter das Essen. Den meisten empfehle ich, es mit dem Essen einzunehmen, denn viele essen Öl nicht gern direkt vom Löffel. Andere entwickeln sogar einen Würgereflex, wenn sie versuchen, Öl zu schlucken. Die einfachste Methode, die tägliche Zufuhr zu sichern, besteht darin, die Mahlzeiten damit zuzubereiten. Nehmen Sie anstelle anderer Öle Kokosöl.

Ich rate Ihnen, nicht alles Öl auf einmal einzunehmen. Verteilen Sie es über den Tag, oder teilen Sie es zumindest in zwei Portionen, jeweils zu einer Mahlzeit. Berücksichtigen Sie auch die Menge an Öl, die Sie von anderen Kokosprodukten – Fleisch und Milch – erhalten.

Therapeutische Dosis

In den meisten Fällen, auch wenn Sie krank sind, reichen dreieinhalb Esslöffel Öl pro Tag völlig aus. Allerdings ist die antimikrobielle Wirkung der MCFA kumulativ. Je mehr Sie also im Körper haben, desto wirksamer wehren sie Infektionen ab. Sie können ruhig das Doppelte der Erhaltungsdosis einnehmen, wenn Sie es für nötig halten. Einige Ärzte empfehlen ihren schwerkranken Patienten sechs oder mehr Esslöffel täglich. Aber nehmen Sie so viel nicht auf einmal. Ein Esslöffel alle zwei bis drei Stunden ist ein sehr guter Rhythmus. Zuviel Öl, egal welches, führt zu Durchfall, wenn sie nicht daran gewöhnt sind. Verteilen Sie die Menge deshalb über den Tag und nehmen Sie das Öl zum Essen oder mit einem Getränk ein.

Die Gefahr einer Überdosierung besteht beim Kokosöl nicht. Es ist ein Nahrungsmittel, kein Medikament. In manchen Bevölkerungsgruppen wurde jahrelang das Doppelte der Erhaltungsdosis konsumiert, ohne dass Nebenwirkungen auftraten. Ich kenne Menschen, die mit ernsten gesundheitlichen Problemen kämpften und zehn bis 14 Esslöffel täglich ohne unerwünschte Wirkungen einnahmen. Ich selbst habe auch schon ohne Probleme bis zu 14 Esslöffel täglich genommen. Wenn Sie mehr nehmen, als Ihr Körper verarbeiten kann, kommt es schlimmstenfalls zu Durchfall und vielleicht eine Zeit lang zu Unwohlsein im Darm. Reduzieren Sie dann einfach die Menge.

Wenn Sie wegen schwerer Übelkeit oder Erbrechen das Öl und andere Nahrung nicht zu sich nehmen können, geben Sie es äußerlich auf den Bereich, der am meisten betroffen ist – wie bereits beschrieben. Auf diese Weise nützt Ihnen das Öl zumindest etwas. Wenn Sie kein Problem haben, das Öl einzunehmen, wenn Sie krank sind, so ist es eine gute Idee, sich seine heilenden Eigenschaften sowohl innerlich als auch äußerlich zunutze zu machen. Massieren Sie es in die Haut ein und essen Sie es. Auf diese Weise profitieren Sie doppelt.

Kokosnuss in die Ernährung einbauen

Wie aber machen Sie Kokosöl zum Bestandteil Ihrer Ernährung? Am einfachsten ist es, alle anderen Öle durch Kokosöl zu ersetzen, vor allem in Rezepten, die Margarine, Backfett, Butter oder Pflanzenöl verlangen. In den meisten Fällen brauchen Sie einfach nur die angegebene Menge durch Kokosöl zu ersetzen.

Viele nehmen jeden Tag einen Esslöffel ein, wie ein Nahrungsergänzungsmittel. Bei einem Öl von guter Qualität, das angenehm schmeckt, ist das auch gar kein Problem. Doch die meisten tun sich schwer damit, Öl – egal, welcher Art – direkt vom Löffel einzunehmen. Das ist auch gar nicht nötig, versuchen Sie es einmal mit einem Getränk. Geben Sie einen Esslöffel Öl in heißen Kakao, Kräutertee oder Saft. Wenn sie geschmolzenes Kokosöl in kalten Orangensaft gießen, wird es fest und bildet Klumpen, es empfiehlt sich, ihn vorher zu erwärmen. Auch heißer Tomatensaft und Kokosöl sind eine gute Kombination, es schmeckt wie eine Suppe. Die meisten Getränke basieren auf Wasser, das Öl schwimmt deshalb auf der Oberfläche – einfach umrühren und schnell trinken.

Kokosöl kann vielen Gerichten zugegeben werden. Sie können es als Brotaufstrich verwenden, über Gemüse gießen, in Pasta, Aufläufe, Suppen und Eintöpfe geben. Es lässt sich auch gut unter warmes Müsli rühren.

Sie brauchen sich nicht allein auf Kokosöl zu konzentrieren, um sich mit MCFA zu versorgen, denn die sind auch in Kokosfleisch und Kokosmilch enthalten. Vielleicht schmecken Ihnen ein Stück frische Kokosnuss oder ein Schluck Kokosmilch besser als ein Löffel Öl. Diese anderen Kokosprodukte zum festen Bestandteil Ihrer Ernährung zu machen, ist eine angenehme Art, sich die tägliche Dosis Kokosöl zu sichern.

Wie viel Öl erhalten Sie aus Kokosfleisch oder -milch? Für dreieinhalb Esslöffel Öl brauchen Sie 200 Gramm frische reife Kokosnuss (ungefähr eine halbe Frucht) oder 100 Milliliter Kokosmilch. Die

Der Ölgehalt von Kokosmilch

Kokosmilch (Portionen von 30 ml)	Esslöffel Öl
1	½
2	¾
3	1
4	1½
5	1¾
6	2
7	2½
8	2¾
9	3
10	3½

Die Werte für das Öl sind jeweils auf den nächsten Viertel Esslöffel auf- oder abgerundet. Sie beziehen sich auf vollfette, nicht auf »light« oder fettreduzierte Kokosmilch. Vollfette Milch enthält 10 Gramm Öl pro Portion von 60 ml.

meisten Menschen werden wohl Probleme haben, jeden Tag eine halbe Kokosnuss zu essen, aber 100 Milliliter Kokosmilch zu trinken, ist einfach. Sie liefern ungefähr einen Esslöffel Öl.

Wegen seines hohen Ballaststoffanteils ist das Kokosfleisch auch an sich gesund. Ein Stück frische Kokosnuss ist ein hervorragender kalorienarmer Snack. Geraspelte oder geriebene Kokosnuss passt gut in Obstsalate, Smoothies und Gebäck. Kokosmehl kann anstelle von oder zusätzlich zu anderem Mehl zur Herstellung von Broten und Aufläufen verwendet werden. Kokosballaststoffe können Säften, Smoothies und Gebäck zugegeben werden.

Kokosmilch ist vielseitig und kann zur Zubereitung vieler Gerichte verwendet werden, beispielsweise für sämige Suppen, Smoothies, Salatsoßen und andere Soßen. Sie ist ein guter Ersatz für Kuhmilch und schmeckt ausgezeichnet in Gebäck. Wenn Sie interessiert sind, mehr darüber zu erfahren, wie sie Kokosnuss in Ihrer Ernährung nutzen können, so lege ich Ihnen mein Buch *Coconut Lover's Cookbook* ans Herz. Dort finden Sie fast 450 Rezepte mit Kokosöl, Kokosfleisch, Kokosmilch und Kokoscreme für Salate, Getränke, Suppen, Hauptgerichte, Beilagen und Desserts.

Wie Sie die besten Resultate erzielen

Viele können bezeugen, dass die Kokosnuss in der einen oder anderen Form ihr Leben zum Besseren verändert hat. Manche erfuhren Linderung nach jahrelangen chronischen Leiden. Einige Geschichten, die da erzählt werden, sind wirklich erstaunlich. Für diese Menschen hat die Kokosnuss Wunder gewirkt.

Es gibt andere, die Kokosprodukte eine Zeit lang ausprobieren, aber aus irgendeinem Grunde nicht die Veränderungen erleben wie andere. Warum wirkt Kokosnuss bei manchen Menschen Wunder und bei anderen nicht? Es gibt viele mögliche Gründe.

Manchmal lassen wir uns zu dem Glauben verleiten, ein Produkt, das so viel bewirken kann, könne gegen alles und jedes nützlich sein. Ich bin der Erste, der Ihnen klipp und klar sagt, dass die Kokosnuss kein Allheilmittel ist. Kokosöl beispielsweise wirkt kräftig antimikrobiell, tötet aber nicht alle krankheitsverursachenden Keime. Das Erkältungsvirus wird beispielsweise nicht direkt angegriffen. Das heißt nicht, dass Ihnen Kokosöl bei einer Erkältung nicht helfen könnte, denn es kann das Immunsystem stärken, sodass Sie auf diesem Weg davon profitieren. Aber auch wenn Kokosöl und andere Kokosprodukte vielleicht nicht bei der Behandlung jedes einzelnen gesundheitlichen Problems wirksam sind, schadet die Einnahme sicherlich nicht, Sie sollten also keine Angst haben, es zu verwenden.

Ein anderer Grund dafür, dass viele nicht die gewünschten Resultate erzielen, ist oftmals, dass sie dem Öl keine faire Chance geben. Sie nehmen es nicht lange genug, um eine Veränderung zu spüren. Die Kokosnuss ist kein Medikament, und sie können nicht erwarten, dass sie unmittelbare Resultate bringt wie manche Medikamente. Die Kokosnuss ist ein Nahrungsmittel und unterstützt deshalb die eigenen Selbstheilungskräfte des Körpers. Sie liefert die Bausteine – Vitamine, Mineralstoffe, Phytonährstoffe, mittelkettige Fettsäuren – die dem Körper helfen, Krankheiten zu bekämpfen, geschädigtes Gewebe zu reparieren und gesunde biologische Funktionen aufrechtzuerhalten. Sie können nicht erwarten, dass chronische Beschwerden, die seit Jahren bestehen, über Nacht verschwinden. Ein Problem, das Sie seit zehn Jahren plagt, geht normalerweise nicht in ein paar Tagen oder Wochen weg. Manchmal kann es Monate, wenn nicht gar Jahre dauern, bis es überwunden ist. Die Kokosnuss an sich ist kein Mittel gegen eine bestimmte Krankheit oder Beschwerde. Aber sie liefert dem Körper die Nahrungselemente, die er braucht, um sich selbst zu heilen. Sie müssen geduldig warten und dem Körper die Arbeit überlassen – und das kann dauern.

Das Tempo, mit dem der Körper heilt, wird zu einem großen Teil von Ihrer Ernährung und Ihrem Lebensstil bestimmt. Der alte Spruch: »Du bist, was du isst« ist nur allzu wahr. Unsere Zellen und Gewebe sind aus der Nahrung gebaut, die wir zu uns nehmen. Wenn wir minderwertige Dinge essen, denen essenzielle Nährstoffe fehlen, kann unser Körper keine gesunden Knochen, Muskeln und Gewebe aufbauen. Es ist wie ein Bauunternehmer, der ein Haus errichtet: Verbaut er billiges Material, wird das Haus schon bald verfallen. Ähnlich bei uns:

Wenn wir unseren Körper mit schlechter Nahrung füttern, werden wir schwach und anfällig für Krankheiten.

Eine Frau kommentierte: »Ich war ernüchtert, als ich anfing, Kokosöl zu verwenden.« Sie hatte so viel Gutes über das Öl gehört, dass sie enttäuscht war, als sie keine schnelle Besserung wahrnahm. Erst als Sie mehr Öl einnahm und weniger Zucker, raffiniertes Mehl und industriell hergestellte Lebensmittel aß, spürte sie allmählich die Wirkung des Öls. »Außerdem nahm ich ab, obwohl ich mehr Fett zu mir nahm. Denken Sie also daran: Kokosöl ist ein Wundernahrungsmittel, aber ohne sonstige Umstellungen der Ernährung kann es keine Wunder wirken.« Sehr gut gesagt.

Kokosprodukte sind eine hervorragende Quelle von Nährstoffen, Ballaststoffen und anderen Elementen, die die Gesundheit stärken und Krankheiten fernhalten, aber eine schlechte Ernährung können sie nicht wettmachen. Wenn Sie sich von Donuts und Kaffee ernähren, werden Sie gesundheitliche Probleme entwickeln. Keine noch so große Menge zusätzlich gegessener Kokosnuss wird eine falsche Ernährungsweise ausgleichen. Sie kann helfen, wenn die Ernährung mangelhaft ist, aber um die besten Resultate zu erzielen, jene »Wunder«, von denen andere berichten, müssen Sie richtig essen. Alle, die sich beklagen, Kokosnuss helfe ihnen nicht, essen normalerweise das schlimmste Zeugs und erwarten dann, dass die Kokosnuss wie ein Wundermittel wirkt. Je gesünder Ihre Ernährung, desto schneller wird Ihnen die Kokosnuss helfen, gesundheitliche Probleme zu überwinden.

In der Ernährungsberatung vertritt offenbar jeder seine eigenen Ansichten. Selbst sogenannte Ernährungsexperten sind unterschiedlicher Meinung. Manche empfehlen vegetarische Ernährung oder Rohkost, andere dagegen eiweißreiche Diäten. Ein Experte behauptet, am besten sei eine kalorienarme, kohlenhydratreiche Ernährung, während ein anderer darauf besteht, moderater oder hoher Fettverzehr und wenig Kohlenhydrate sei besser. Und wieder andere sagen, wir sollten unsere Ernährung am Stoffwechsel oder an der Blutgruppe ausrichten. Die Meinungen darüber, was richtig ist, prallen bisweilen hart aufeinander.

Ich versuche in diesem Buch nicht, eine bestimmte Ernährung zu empfehlen. Vielmehr gehe ich einige allgemeine Empfehlungen, die wahrscheinlich mit all diesen unterschiedlichen Diäten verträglich ist. Wenn Sie sich die verschiedenen Diäten anschauen, werden Sie feststellen, dass Menschen von fast allen profitiert haben. Selbst Formen, die vollkommen widersprüchlich erscheinen, wie Vegetarismus (niedriger Fleisch- und Fettverzehr) und kalorienarme Diäten (viel Fleisch und Fett) haben sich als erfolgreich erwiesen. Und warum? Ich glaube, es liegt zumindest teilweise daran, dass sie alle versuchen, minderwertige Nahrungsmittel wegzulassen und sich auf die gesündesten konzentrieren. Welche Art der Ernährung Sie auch bevorzugen, wenn Sie sich an die folgenden einfachen Richtlinien halten, wird es Ihnen gut gehen.

Nahrungsmittel, die Sie meiden sollten:
Stark verarbeitetes Getreide (weißes Mehl, Weißbrot,
weißer Reis, Müsli, Kekse usw.)
Zucker und Süßigkeiten (Bonbons, Plätzchen, Desserts,
Limonade usw.)
Pasteurisierte und homogenisierte Milch
Industriell verarbeitete Pflanzenöle
Gehärtete Pflanzenöle (Margarine und Backfett)

Nahrungsmittel, von denen Sie mehr essen sollten:
Frisches Obst und Gemüse

Die meisten von uns essen auch nicht annähernd genug frisches Obst und Gemüse. Studien zeigen durchgängig, dass Obst und besonders Gemüse Nährstoffe enthalten, die dazu beitragen, uns vor Krankheit zu schützen und die Alterung hinauszuzögern. Die Standardempfehlung lautet auf mindestens fünf Portionen Obst und Gemüse täglich. Manche Forscher empfehlen sogar neun oder noch mehr, vor allem Gemüse. Sie sollten *mehr* Obst essen, aber Brot, Getreide und raffinierte und verarbeitete Lebensmittel durch zusätzliches Gemüse, roh und gekocht, *ersetzen*. Gemüse sollte den Hauptteil Ihrer Ernährung ausmachen, ergänzt durch andere gesunde Dinge. Wenn Sie diesem einfachen Rat folgen, werden Sie sich ganz gesund ernähren.

Ich möchte den renommierten Autor und Ernährungswissenschaftler Dr. Gabriel Cousens zitieren: »Mit der richtigen Ernährung ist ein

Arzt überflüssig. Bei schlechter Ernährung kann kein Arzt helfen.«
Wenn Sie sich gesund ernähren und zusätzlich Kokosnussprodukte
essen, werden Sie eine schnelle Besserung spüren. Wenn Sie keine
Besserung erkennen, sollten Sie noch einmal über Ihre Ernährung
nachdenken. Die oben gegebenen Empfehlungen sind nur eine grobe
Richtschnur. Es gibt viele andere Dinge, die der Gesundheit nicht för-
derlich sind. Dazu zählen: Kaffee, Alkohol, Nahrungszusätze (Konservierungsstoffe, Geschmacksverstärker, Farbstoffe usw.), gehärteter/
pulverisierter Käse und Eier und künstliche Süßstoffe. Für alle, die
mehr über gesunde Ernährung erfahren möchten, gibt es viele gute
Bücher. Ich selbst gebe in einigen meiner Bücher Ratschläge, insbesondere in *The Detox Book* und *Eat Fat, Look Thin*. Diese beiden Bücher werden Sie in die richtige Richtung führen. Wird Kokosnuss mit
einem vernünftigen Ernährungsplan kombiniert, können die Resultate eindrucksvoll sein. Stellen sich die erwarteten Resultate nicht ein,
sollten Sie vielleicht einmal Ihre Ernährung überprüfen.

Das *Hippocrates Institute of Asia*

Am Fuße des Mount Malarayat, von einem dichten Tropenwald
umgeben, liegt *The Farm* von San Benito, auch bekannt als das
Hippocrates Health Institute of Asia. *The Farm* ist ein Heilbad und
Wellnesszentrum, knapp 100 Kilometer südlich von Manila, der
Hauptstadt der Philippinen. Gäste kommen, um sich einer intensiven Entgiftungs- und Heilkur zu unterziehen, ohne Medikamente, mit natürlichen Metho-
den, die sich bei fast allen
gesundheitlichen Proble-
men als wirksam erwie-
sen haben. Jeder Gast
steht unter der Aufsicht
eines Teams qualifizierter
Mitarbeiter. Die Ärzte ha-

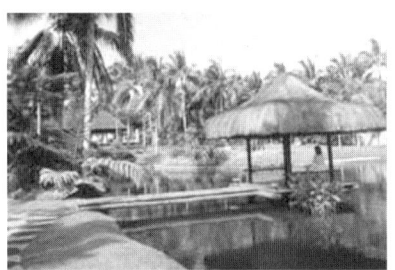

ben Schulmedizin studiert und sind erfahren in der Alternativmedizin. Je nach Gesundheitszustand bleiben die Gäste eine Woche bis einen Monat, manche auch länger. Die Behandlung wird auf jeden Gast individuell zugeschnitten, sie umfasst Aufklärung, therapeutische Massage, Meditation, tägliche körperliche Bewegung und vieles mehr.

Auf *The Farm* leben die Gäste in unberührter Umgebung, frei von Smog und Umweltgiften. Das nächste Dorf ist meilenweit entfernt. Das Wasser zum Trinken und Baden kommt aus einem unterirdischen Reservoir, ist also frei von chemischen Schadstoffen. Das Essen wird von Gourmet-Köchen zubereitet. Die Philosophie der Leitung dieses Gesundheitsinstituts folgt dem berühmten Spruch des Hippokrates: »Lass die Nahrung deine Medizin sein und Medizin deine Nahrung«. Alle Gerichte sind pflanzlich, sie werden überwiegend roh serviert. Das meiste Essen wird auf *The Farm* selbst angebaut – frische Mango, Bananen, Melone und natürlich Kokosnuss.

Kokospalmen umgeben *The Farm* und täglich wird geerntet. Die Köche verwenden Kokosnuss bei der Zubereitung der Mahlzeiten, die Therapeuten bei der Behandlung. Oft wird den Gästen zu Beginn ihres Aufenthalts Kokosöl als Teil der Behandlung verordnet. Es wird für sämtliche Massagen und bei der Körperarbeit genutzt. Auch das Öl stammt von *The Farm*. Sie haben eine kleine Werkstatt, in der sie frisches natives Kokosöl herstellen können. Mehr über *The Farm* erfahren Sie im Internet unter

www.thefarm.com.ph

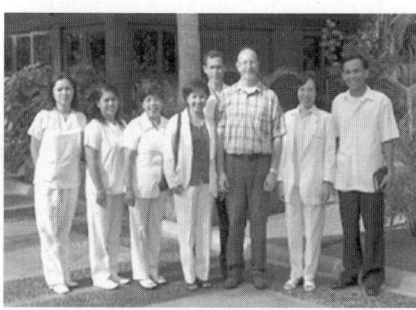

Der Autor (Mitte) mit dem medizinischen Team auf The Farm.

Bei ernsten oder chronischen Erkrankungen reichen der Verzehr von Kokosnuss und eine gesunde Ernährung möglicherweise nicht aus. Sie brauchen weitere Behandlung. In diesem Fall sollten Sie den Rat eines erfahrenen Arztes oder Heilpraktikers einholen.

Vorsichtsmaßnahmen bei Kokosnuss

Nebenwirkungen

Ist Kokosnuss sicher? Wenn die MCFA im Kokosöl stark genug sind, Bakterien, Viren und Parasiten zu töten, können sie uns dann nicht auch schaden? Fragen, die ich häufig höre, lauten: »Wie sicher ist es? Wie viel kann man essen? Gibt es Nebenwirkungen?« Überlegen Sie doch nur: Die Natur gibt MCFA in die Muttermilch. Wenn es für ein Neugeborenes sicher genug ist, dann sollte es für alle anderen doch auch sicher sein. Dass sie in der Muttermilch enthalten sind, ist der beste Beweis für ihre Sicherheit.

Kokosöl ist so lange Zeit schlechtgemacht worden, dass viele zögern, irgendwelche Kokosprodukte zu verwenden, aus Angst, sie könnten ihnen schaden. Selbst wenn Sie die Beweise für seine Nützlichkeit gesehen haben, fragen sie noch immer nach Nebenwirkungen. Lassen Sie mich Ihre Ängste beruhigen. Es gibt bei Kokosöl und anderen Kokosprodukten keine schädlichen Nebenwirkungen. Dr. Jon Kabara, der die Kokosnuss seit über 50 Jahren erforscht, ist derselben Ansicht. Er sagt:»Fettsäuren und Derivate sind die wohl am wenigsten toxischen Chemikalien, die wir kennen. Nicht nur sind sie für den Menschen ungiftig, sondern sie sind echte Nahrungsmittel.«[2]

Die Kokosnuss ist ein Nahrungsmittel. Wenn Sie nicht dagegen allergisch sind, sollten Sie sie problemlos essen können. Ein Effekt kann jedoch sein – je nachdem, wie Sie es betrachten –, dass der Stuhl bei übermäßigem Verzehr von Kokosöl oder Kokosmilch sehr dünn wird. Wenn Sie an Verstopfung leiden, kann das gut sein. Wenn Sie das Öl oder Wasser nicht allein, sondern zusammen mit anderen Nahrungsmitteln einnehmen, wird der Effekt deutlich reduziert. Und wenn sich Ihr Körper an Kokosprodukte gewöhnt hat, wird er ebenfalls geringer.

Allergien und Lebensmittelempfindlichkeit

Manche berichten, ihre Haut neige nach innerlicher oder äußerlicher Anwendung von Kokosöl zu Ausschlägen. Dafür gibt es zwei mögliche Gründe: Entweder zeigt es eine Reinigung und der Körper scheidet Giftstoffe aus, oder es kann eine allergische Reaktion auf Kokosnuss sein.

Wenn Sie unter Allergien leiden, sollten Sie vor der Verwendung eines Kokosprodukts testen, ob Sie auch dagegen allergisch sind. Menschen können gegen alle möglichen Lebensmittel allergisch oder empfindlich sein. Sie können sich selbst testen, indem sie ein wenig Kokosöl oder -milch auf ihren Unterarm geben und es in die Haut einreiben. Wenn sich die Haut rötet oder anschwillt, sind Sie vielleicht allergisch, wenn nicht, sind Sie es wahrscheinlich nicht. Ob Sie allergisch sind oder nicht, erfahren Sie bei einer einmaligen Anwendung.

Selbst wenn Sie gegen fast alle Nüsse allergisch sind, sind Sie nicht unbedingt auch gegen Kokosnuss allergisch. Kokosnuss gilt als Nahrungsmittel mit geringem Allergierisiko, eine echte Kokosnussallergie ist selten. Für jemanden mit Lebensmittelallergien, der nicht gegen Kokosnuss allergisch ist, können Kokosprodukte eine sichere und schmackhafte Alternative sein. Kokosmilch und andere Kokosprodukte lassen sich überraschend vielfältig verwenden, von köstlichen Desserts bis zu herzhaften Hauptgerichten. In den meisten Rezepten kann Kokosnuss anstelle von Nüssen genommen werden und Kokosmilch ist ein hervorragender Ersatz für Kuhmilch. Kokosmilch und -creme eignen sich für die Zubereitung cremiger Smoothies, Suppen, Torten, Puddings und sogar Eiscreme.

Heilende Krise

Gelegentlich klagen Menschen, Kokosnuss, insbesondere Kokosöl, führe bei ihnen zu Verstopfung, während andere sagen, bei ihnen wirke es abführend. Manche behaupten, es mache ihre Haut rissig oder führe zu allen möglichen anderen Problemen. Also nehmen sie an, sie wären wohl allergisch gegen die Kokosnuss oder sie bekomme ihnen einfach nicht.

Wenn Sie etwas anfangen, dass ihnen angeblich guttut, dann erwarten Sie, dass Sie sich gleich besser fühlen. Aber das ist nicht immer so.

Manchmal wird es erst schlimmer, bevor eine Besserung eintritt, das ist für viele überraschend, sie sind verunsichert.

Bestimmte heilende Nahrungsmittel, Heilpflanzen und Nahrungsergänzungsmittel können sehr stark auf den Körper wirken, weil die Entgiftungs- und Regenerationsprozesse beschleunigt werden. Reinigung und Wiederaufbau können bisweilen so intensiv ablaufen, dass Symptome entstehen. Diese Periode intensiver Reinigung wird als »heilende Krise« bezeichnet. »Krise« deshalb, weil unangenehme Symptome wie Müdigkeit und Übelkeit auftreten können, »heilend«, weil der Körper eine Periode beschleunigter Reinigung und Heilung durchmacht. Eine heilende Krise kann Ihnen das Gefühl geben, krank zu sein, aber sie ist keine Krankheit und Sie sollten keine Angst davor haben.

Ärzte, die in der Anwendung von Diät und anderen medikamentenfreien Therapien erfahren sind, erleben es oft, dass ihre Patienten eine heilende Krise durchmachen. Tatsächlich ist diese heilende Krise ein Anzeichen dafür, dass die Behandlung wirkt, den Patienten wird Mut gemacht, sich darauf zu freuen.

Kokosöl besitzt unglaubliche heilende Qualitäten, die eine heilende Krise auslösen können. Eine Reinigungsreaktion kann bei innerlicher oder äußerlicher Anwendung auftreten. Als ich anfing, den ganzen Körper mit dem Öl zu massieren, bemerkte ich eine stärkere Akne – ich hatte Pickel an den Beinen und am Bauch, wo ich normalerweise keine Akne habe. Es waren nicht viele, vielleicht eine oder zwei in der Woche, aber normalerweise habe ich nur selten Ärger mit Akne, es war also sehr ungewöhnlich und fiel mir auf. Zuerst vermutete ich, es könnte an der verwendeten Marke liegen. Das Öl sei vielleicht verunreinigt und enthielte Schmutzpartikel, die die Akne auslösten. Ich probierte eine andere Marke, die etwas anders verarbeitet wurde, erlebte aber wieder dasselbe. Es war also anscheinend eine Besonderheit des Öls und hatte nichts mit dem Herstellungsverfahren zu tun. Nach etwa einem Monat verschwand die Akne. Seither habe ich nie wieder Probleme damit gehabt.

Später berichteten mir andere über ähnliche Erfahrungen. Ich war nicht allein, es bestätigte, was ich vermutet hatte: Das Öl drang durch die Haut ein und half dem Körper, sich selbst von Unreinheiten zu heilen. Die Akne war einfach nur die Methode, mit der sich der Körper reinigte. Machen Sie sich also keine Sorgen über Akne, wenn Sie Kokosöl verwenden, sie verschwindet, sobald sich die Haut gereinigt hat. Viele sind überdies der Meinung, dass Kokosöl hilft, Akne zu verhindern.

Alles was die Selbstheilungskräfte des Körpers stimuliert, kann potenziell auch eine heilende Krise auslösen. Wenn der Körper kräftiger und gesünder wird, erreicht er ein Niveau, auf dem er sich für längere Zeit reinigt und regeneriert. Dann wird der Körper stark genug, Giftstoffe, Keime und erkranktes Gewebe zu entfernen, die teilweise schon jahrelang in ihm schlummerten. Diese Giftstoffe werden aus dem Gewebe gezogen und in den Blutstrom abgegeben, um dann über die Ausscheidungskanäle des Körpers entfernt zu werden. Dabei treten Symptome der Ausscheidung auf. Häufig sind Müdigkeit, Übelkeit, Erbrechen, Durchfall, Hautausschläge, Akne, Kopfschmerzen, Muskelschmerzen und Muskelkater, Appetitlosigkeit, Fieber, Niedergeschlagenheit und Stimmungsschwankungen. Alle möglichen Symptome können mit einer heilenden Krise in Verbindung stehen.

Bei einer heilenden Krise müssen nicht unbedingt alle diese Symptome auftreten, manchmal sind es nur eines oder zwei. Da wir uns in unseren Genen, unserer Ernährung und unserem Lebensstil unterscheiden, sind auch die Symptome von Mensch zu Mensch verschieden. Ihre Schwere hängt normalerweise vom Gesundheitszustand des Einzelnen ab. Bei schlechterem Allgemeinzustand sind sie schwerer als bei Gesünderen. Die Symptome können so heftig werden, dass Sie ein bis zwei Tage das Bett hüten müssen, oder auch so schwach, dass Sie sie gar nicht bemerken. Im Allgemeinen dauert eine heilende Krise nur wenige Tage, manchmal aber auch eine Woche oder sogar länger. Bei manchen kann eine Reaktion jedes Mal auftreten, wenn eine heilende Substanz (wie eine Kokosnuss) konsumiert wird, bis der Körper einen besseren Gesundheitsstatus erreicht hat.

Ich empfehle Ihnen langsam anzufangen, wenn Sie Kokosprodukte in Ihre Ernährung einbauen. Das gilt ganz besonders für das Kokosöl. Beginnen Sie nicht gleich mit dreieinhalb Esslöffeln auf einmal oder auch über den Tag verteilt. Manche, die von den wunderbaren Vorzügen des Kokosöls hören, stürzen sich kopfüber ins Abenteuer und schlucken gleich drei oder vier Esslöffel voll. Wenn Ihr Körper nicht an so viel Öl gewöhnt ist oder bei ernsten gesundheitlichen Problemen könnten Sie sehr unangenehme Symptome oder Unwohlsein erleben. Deshalb empfehle ich anfangs nur einen Esslöffel täglich zum Essen. Wenn Sie damit keine Probleme haben, nehmen Sie zwei Esslöffel und arbeiten sich langsam bis zur Erhaltungsdosis vor. Mehrmals täglich eine kleine Menge ist besser als eine einzige große Dosis. Drei Teelöffel entsprechen einem Esslöffel, versuchen Sie deshalb, dreimal täglich einen Teelöffel einzunehmen, und zwar zu den Mahlzeiten.

Bei manchen Menschen löst schon ein Teelöffel Kokosöl Durchfall aus. Das deutet auf ein Problem des Verdauungssystems hin. Das Öl ist nicht die Ursache, sondern es ist die Reaktion eines geschwächten Verdauungssystems, das sich auf das Öl einstellt. Wenn Sie spüren, dass Sie nur einen Teelöffel oder zwei vertragen, bleiben Sie bei dieser Dosis. Wenn ihr Körper kräftiger wird und sich an das Öl gewöhnt, können Sie die Dosierung steigern. Ein Gesunder sollte keine negative Reaktion auf dreieinhalb Esslöffel Kokosöl zeigen. Kokosfleisch und Kokosöl stärken eine gesunde Verdauung und helfen, die Darmflora im Gleichgewicht zu halten.

Denken Sie daran: Die Symptome im Zusammenhang mit einer heilenden Krise sind Vorgänge, die die Heilung erleichtern. Wenn bei Ihnen Durchfall auftritt, bedeutet dies, dass der Körper Giftstoffe über den Darm ausscheidet. Lassen Sie den Dingen ihren Lauf, vor einer heilenden Krise brauchen Sie keine Angst zu haben. Sie ist keine Krankheit und Sie brauchen keine Medikamente einzunehmen, um die Symptome zu beseitigen. Tatsächlich unterdrücken Medikamente die Symptome und stoppen den Reinigungsprozess.

Auf dem Weg der gesundheitlichen Besserung können Sie mehrere heilende Krisen durchlaufen, jede mit unterschiedlichen Symptomen. Mit jeder Krise erreicht Ihre Gesundheit ein neues Niveau. Sie fühlen sich schrittweise immer besser. Wenn Sie mehr über die heilende Krise erfahren möchten, wie Sie sie erkennen, und was Sie dabei tun sollten, so empfehle ich Ihnen mein Buch *The Healing Crisis*.

Die wirkliche Gefahr der Kokosnuss: neurologische Schäden?

Die Kokosnuss gehört zu den sichersten Nahrungsmitteln, die Sie essen können, sie ist hypoallergen und zeigt keine Nebenwirkungen. Auf eines sollten Sie jedoch achten, vor allem, wenn Sie in einer Gegend leben, wo Kokosnüsse im Überfluss vorhanden sind: Bei Menschen, die in Kokosanbaugebieten leben, treten häufiger Fälle kokosnussinduzierter Gehirnschädigung auf. Das ist Tatsache. Die Ärzte sind sich einig darin, dass die schlimmsten Schäden, die eine Kokosnuss anrichten kann, entstehen, wenn sie Ihnen auf den Kopf fällt. Es wird berichtet, dass eine harte, schwere Kokosnuss trotz ihrer überlegenen Nährstoffqualitäten eine schwere Erschütterung auslöst, wenn sie von einem 30 Meter hohen Baum fällt. Eine einzige Kokosnuss kann eine Kraft von einer Tonne entfalten. Das reicht, um selbst den härtesten Schädel zu verbeulen.

Laut Peter Parss von der *McGill University* in Kanada können herabfallende Kokosnüsse »schwere, manchmal fatale neurale Schäden verursachen: wenn eine Arterie getroffen und eine Blutung im Schädel ausgelöst wird.« Bei seiner Tätigkeit in einem Krankenhaus in Papua-Neuguinea hatte er beobachtet, dass herabfallende Kokosnüsse für 2,5 Prozent aller Trauma-Einweisungen verantwortlich waren. Viele Städte beschneiden inzwischen ihre Kokospalmen, um dieser Gefahr aus dem Weg zu gehen.

Dr. Barss gibt zu, dass mehr Verletzungen darauf zurückzuführen sind, dass Menschen von den Bäumen fallen, als dass sie von Kokosnüssen getroffen werden. Wenn Sie außerhalb der Tropen leben, ist die Gefahr, von einer herabfallenden Kokosnuss getroffen zu werden, gleich null.

Was können wir daraus schließen? Es ist viel gefährlicher, neben einer Kokospalme zu stehen, als eine Kokosnuss zu essen. Genießen Sie also Ihre Kokosnuss, machen Sie sie zum Teil Ihres Lebens. Sie kann der Schlüssel sein zu Glück, Gesundheit und Schönheit.

Kapitel 8

Anwendungen, Präparate und Rezepte

Wenn es Ihnen geht wie den meisten Menschen – besonders denen, die nicht in Kokosnussländern leben –, dann haben Sie vermutlich keine rechte Vorstellung davon, wie Sie die Kokosnuss verwenden oder wie Sie eine Kokosnuss guter Qualität von einer nicht so guten unterscheiden können. In diesem Kapitel erfahren Sie, wie Sie Ihre eigene Kokosmilch und Kokoscreme sowie Kokosöl und Kokosraspeln herstellen können. Sie finden Anleitungen für hausgemachte antibakterielle Kokosseife und wunderbar schäumendes Kokosshampoo. Und sie lernen, wie gesunde Lebensmittel, Toniken und Salben aus Kokosnuss gemacht werden.

Der Umgang mit frischer Kokosnuss

Wie Sie eine gute Kokosnuss auswählen

Ungeöffnete ganze Kokosnüsse gibt es in den meisten Lebensmittelgeschäften und Asienmärkten. Aber nicht alle sind zum Verzehr geeignet. Wenn Sie jemals eine importierte Kokosnuss gekauft haben, wissen Sie, was ich meine. Es kann sein, dass sie nach dem Öffnen muffig riecht und auch so schmeckt. Wenn Sie nicht wissen, wie frische Kokosnüsse schmecken, kann es sein, dass Sie den Geschmack minderwertiger Kokosnüsse für normal halten. Eine frische, unbehandelte Kokosnuss schmeckt köstlich, sie hat ein angenehm mildes Aroma. Viele importierte Kokosnüsse sind alt, beschädigt oder schimmlig und sie schmecken grausig.

Um eine gute Kokosnuss zu finden, ist etwas Detektivarbeit vonnöten. Manche Läden führen bessere Kokosnüsse als andere, Sie sollten sich ein wenig umschauen. Wenn Sie fündig werden, ist das aber noch keine Garantie dafür, dass Sie dort jedes Mal eine gute Kokosnuss finden, denn die Qualität kann auch in demselben Laden erheblich schwanken. Alter und die Art ihrer Behandlung wirken sich auf die Qualität aus. Kokosnüsse, die herumgeworfen wurden und aufgeplatzt sind, verderben sehr schnell. Bei einem Riss in der Schale entwickelt sich im Inneren sehr schnell Schimmel. Die meisten Kokosnüsse werden über weite Strecken und über längere Zeit verschifft. Beim Kauf können Sie nicht sagen, wie alt sie sind. Je älter, desto höher die Wahrscheinlichkeit, dass sie schimmlig sind.

Schimmel erkennen Sie nach dem Öffnen der Kokosnuss an gelb oder braun verfärbtem Fleisch oder an einem eigenartigen Geruch. Manchmal können Sie den Schimmel auch schon vor dem Öffnen an der Außenseite riechen.

Wenn Sie eine ganze Kokosnuss auswählen, suchen Sie nach einer ohne Risse. Ist sie feucht oder hat feuchte Stellen, so ist die Schale vermutlich geplatzt und das Kokoswasser sickert heraus. Schütteln Sie die Kokosnuss und achten Sie auf das schwappende Geräusch des Kokoswassers. Enthält die Nuss nur wenig oder gar kein Wasser, so ist sie alt. Meiden Sie Nüsse mit weißen Flecken, besonders im Bereich der »Augen«. Das Weiße ist Schimmel, der vermutlich durch Wasser entstanden ist, das durch einen winzigen Riss dringt.

Selbst wenn Sie sich an diese Regeln halten, gibt es keine Garantie, dass Sie nicht doch eine schimmlige Nuss erwischen. Aber zumindest steigt die Chance, dass Sie eine gute erhalten. Und nach dem Kauf lagern Sie die Kokosnuss bitte nicht auf der Arbeitsplatte, sondern im Kühlschrank. Je älter sie wird, desto höher ist die Wahrscheinlichkeit, dass sie verdirbt. Bewahren Sie sie also kühl auf und essen Sie sie so bald wie möglich.

Auch wenn Sie sich bei der Auswahl noch so viel Mühe gegeben haben, kann es passieren, dass Sie zu Hause Schimmel entdecken. Ein wenig Schimmel ist harmlos, sie brauchen nicht zu befürchten, unbeabsichtigt eine Kokosnuss zu essen, die etwas schimmlig ist. An vielen Kokosnüssen entwickelt sich an einer oder zwei Stellen Schimmel. Ist es nur wenig, schneiden Sie ihn einfach weg. Der Rest ist normalerweise gut. Wenn er allerdings schlecht schmeckt, werfen Sie das ganze Ding weg.

Manche Menschen reagieren hyperempfindlich auf Schimmel. Die Reaktion äußert sich normalerweise durch Magenverstimmung nach dem Verzehr von kontaminiertem Kokosfleisch oder Kokoswasser. Ältere Kokosnüsse können eher von Schimmel befallen sein, es kann aber sogar junge unreife Kokosnüsse treffen.

Wie Sie eine Kokosnuss öffnen

In den Tropen werden Kokosnüsse normalerweise durch einen gezielten Schlag mit der stumpfen Seite eines großen Messers oder einer Machete geöffnet. Sitzt der Schlag, so zerfällt die Nuss in zwei annähernd gleiche Hälften. Bei einer jungen oder unreifen Kokosnuss ist das Verfahren relativ einfach. Die reifen harten Kokosnüsse, die normalerweise im Laden angeboten werden, sind sehr viel schwerer aufzubrechen. Die Schalen dieser alten Kokosnüsse sind sehr hart und widerstehen großer Kraftanwendung. Es erfordert viel Übung und ein paar guter, kräftiger Schläge mit der Machete, um diese Nüsse aufzubrechen. Wenn Sie es nicht gewohnt sind, eine Nuss auf diese Weise zu öffnen, so versuchen Sie es besser gar nicht, oder Ihnen könnten ein paar Finger abhanden kommen.

Und so öffnen Sie eine reife Kokosnuss: Zuerst durchstechen Sie *zwei* der »Augen« und lassen das Wasser abfließen. Kokosnüsse haben drei Augen. Eines der Augen ist weich und sehr leicht zu durchstechen, bei den beiden anderen ist es etwas schwieriger. Ich verwende einen Eispickel, Sie können aber auch zu Hammer und Nagel greifen. Nachdem die Flüssigkeit abgelaufen ist, halten Sie die Nuss auf einer harten Oberfläche gut fest und schlagen Sie mit einem Hammer darauf. Kokosschalen sind sehr hart, Sie brauchen also viel Kraft und mehrere Schläge.

Sie können die Kokosnuss auch auf ein Backblech legen und für 20 Minuten bei 200 Grad in den Backofen geben. Das reicht normalerweise aus, um das Fleisch abzulösen und die Schale aufzubrechen. Schlagen Sie mit einem Hammer darauf, normalerweise sollte sie problemlos auseinanderfallen.

Brechen Sie die Schale in mehrere Stücke. Schälen Sie das Fleisch mit einem Küchenmesser aus der Schale. Das Fleisch hat außen, wo es mit der Schale in Kontakt war, eine dünne braune Haut oder Schicht. Die können Sie mit einem Gemüseschäler entfernen. Wenn Sie gelbe oder braune Verfärbungen in dem weißen Fleisch sehen – das ist Schimmel. Kleine Stellen können Sie abschneiden und wegwerfen. Die meisten reifen Kokosnüsse haben ein oder zwei solche Flecken, ist allerdings sehr viel verfärbt, werfen Sie sie lieber weg.

Frische Kokosnuss ist ein wunderbarer Snack. Bei Rezepten wird meistens getrocknete Kokosnuss verlangt, das ist die Form, in der abgepackte Kokosnuss üblicherweise verkauft wird. Die Kokosnuss wird getrocknet, um ihre Haltbarkeit zu erhöhen, das Trocknen mindert ihren Nährstoffgehalt nicht. Nur das Wasser wird entfernt. Getrocknete Kokosnuss ist monatelang haltbar, trotzdem ist es ratsam, sie im Kühlschrank oder sogar im Tiefkühlfach aufzubewahren.

Sie können frisch geraspelte Kokosnuss in einem Dörrgerät trocknen oder es auf einem Backblech ein paar Stunden bei niedriger Hitze im Backofen trocknen. Lagern Sie nicht verwendete Kokosnuss in einem luftdichten Behälter im Kühlschrank. Frische Kokosnuss verdirbt schnell, Sie sollten sie innerhalb von fünf Tagen essen. Im Tiefkühlgerät hält sie sich ungefähr sechs Monate.

Lernen Sie Ihr Kokosöl kennen

Die unterschiedlichen Arten von Öl

Ich kenne Menschen, die den Geschmack von Kokosöl lieben, und andere, die ihn nicht ausstehen können. Nach meiner Erfahrung haben die meisten, die das Kokosöl nicht mögen, nur billige, minderwertige Sorten ausprobiert. Wenn Sie das Öl häufig verwenden wollen, brauchen Sie eines, das Sie gern essen. Bevor Sie zu Kokosöl greifen, müssen Sie also lernen, wie Sie ein hochwertiges Produkt auswählen.

Kokosöl wird auf verschiedene Weise hergestellt und verarbeitet, die sich auf Qualität, Aussehen und Geschmack auswirken. Angesichts der vielen Marken kann der Kauf von Kokosöl zum Verwirrspiel werden. Auf manchen Etiketten heißt es »organisch«, »Bio« oder »Expeller-gepresst«, bei anderen »virgin«, »nativ« oder gar »extra virgin«. Auf anderen steht schlicht »Kokosöl«. Welches ist das beste? Welches das gesündeste? Welches hat den höchsten Gehalt an mittelkettigen Fettsäuren? Ist das überhaupt wichtig?

Es gibt grundsätzlich nur zwei Arten von Kokosöl: RBD und virgin oder nativ. Alle anderen sind nur Varianten dieser beiden. Der Unterschied besteht im Ausmaß der Verarbeitung des Öls und der Art der verwendeten Kokosnuss. Bei der Herstellung von Lebensmitteln und Kosmetika wird überwiegend RBD verwendet, die Abkürzung bedeutet »refined, bleached, and deodorized«, auf Deutsch »raffiniert, gebleicht und desodoriert«. Dieses Öl wurde intensiv bearbeitet. Das entstandene Produkt ist farb-, geschmack- und geruchlos, genauso wie die meisten verarbeiteten Pflanzenöle. RBD wird normalerweise aus getrockneter Kokosnuss, der sogenannten Copra, hergestellt. Copra wird in Öfen oder – häufiger – einige Wochen an der Sonne getrocknet. Das getrocknete Kokosfleisch wird von der Schale gelöst, das Öl wird extrahiert und raffiniert.

Der Begriff »virgin« oder »nativ« bezeichnet ein Öl, das weniger intensiv raffiniert wurde, das heißt in der Regel bei niedrigeren Temperaturen und ohne Zusatz von Chemikalien. Anders als RBD-Öle wird natives Kokosöl aus *frischen* Kokosnüssen, nicht aus Copra, gewonnen. Das Öl wird auf verschiedene Weise extrahiert – durch Kochen, Fermentierung, Kühlung, mechanische Pressung oder Zentrifugieren. Da weder hohe Temperaturen noch chemische Lösungsmittel im Spiel sind, behält das Öl seine natürlichen sekundären Pflanzenstoffe, die ihm den besonderen milden Kokosgeschmack und -duft verleihen.

Bei einigen Sorten heißt es auf dem Etikett »organisch« oder »Bio«. Aber ohne den Zusatz »zertifiziert« besagt das wenig. Jeder kann »organisch« oder »Bio« auf seine Etiketten schreiben.

Ein Begriff, der für Verwirrung sorgt, ist Kokosöl »extra virgin«. Manche Hersteller fügen das Wort »extra« hinzu, um damit anzuzeigen, dass ihr Öl ohne zusätzliche Hitze produziert wurde und damit ein rohes Nahrungsmittel darstellt, was manche Kunden bevorzugen. Das Problem besteht darin, dass kein Gesetz die Verwendung dieses Begriffs für hitzebehandelte native Kokosöle verbietet. Dementsprechend benutzten manche Hersteller, deren Kokosöl mit zusätzlicher Hitze behandelt wurde, auf ihrem Produkt diesen Begriff als reinen Marketingtrick. Ob das Öl wirklich roh ist, lässt sich nur durch Geschmack und Geruch beurteilen. Rohe Öle haben ein süßes zartes Kokosaroma und einen ebensolchen Geschmack. Hitzebehandelte Öle schmecken leicht geröstet oder gekocht.

Ein weiterer Begriff, der Ihnen mit einiger Sicherheit beim Kokosöl begegnen wird, ist »Expeller-gepresst«. Er wird in der Lebensmittelindustrie häufig als Beschreibung dafür verwendet, dass Öle nur minimal verarbeitet wurden. Expeller-gepresstes Kokosöl ist stärker verarbeitet als natives Kokosöl, aber nicht so stark wie die RBD-Öle. Solche Öle werden entweder aus frischer Kokosnuss oder aus Copra gewonnen.

Natives Kokosöl aus frischen Kokosnüssen ist reinweiß, wenn das Öl fest ist, oder kristallklar wie Wasser, wenn es flüssig ist. RBD-Öl aus Copra kann genauso klar und weiß sein. Manchmal kann man durch bloßen Augenschein den Unterschied nicht erkennen. Auch hier zeigt er sich in Geschmack und Geruch. RBD-Öle sind fade. Native Öle haben einen milden Kokosgeschmack und entsprechend zartes Aroma.

Auch manche minderwertigen Copra-Öle werden als virgin oder nicht raffiniertes Kokosöl verkauft. Sie schmecken oft scheußlich. Sie sind weniger verarbeitet als RBD-Öle, das heißt aber nicht, dass sie natürlicher wären als raffiniertes Copra-Öl (RBD), tatsächlich sind es minderwertige RBD-Öle. Sie schmecken und riechen streng und sind leicht verfärbt. Beim Trocknen der Kokosnuss an der Luft wird die Copra mit Bakterien und Schimmel verunreinigt. Wird das Öl nicht vollständig raffiniert, gebleicht und desodoriert, ist die Farbe durch Rückstände von Schimmel oder andere Verunreinigungen leicht gelblich oder grau. Die Rückstände gelten als harmlos, weil das Öl durch die Hitzeverarbeitung steril ist. Den Unterschied zwischen diesen Ölen und wirklich nativem Kokosöl erkennen Sie an der Farbe. Da sie stärker verunreinigt sind als andere Kokosöle, ist die Haltbarkeit geringer, sie liegt bei ungefähr sechs Monaten. Solche Öle dienen vornehmlich zur Herstellung von Seifen und Kosmetika, werden aber in manchen Asienmärkten auch als Speiseöle verkauft. Sie sind in der Herstellung billiger als natives Kokosöl und werden deshalb auch deutlich billiger angeboten. Ein Hinweis auf mindere Qualität ist der Preis. Diese Öle kosten nur halb so viel wie gute native Kokosöle. Ich empfehle sie nicht, weil sie schrecklich schmecken und viele Schadstoffe enthalten. Da ist sogar RBD-Öl besser. Auf jeden Fall sollte das Kokosöl, das Sie verwenden – ob nativ oder RBD – farblos sein, nicht gelb.

Unabhängig von der Verarbeitungsmethode enthalten alle Kokosöle mehr oder weniger dieselbe Menge an gesunden mittelkettigen Fettsäuren. Diese Fettsäuren sind sehr hitzebeständig und werden, anders als mehrfach ungesättigte Öle, bei der Verarbeitung nicht verändert, auch nicht bei großer Hitzeanwendung. Deshalb gilt RBD-Öl noch immer als gesundes Öl. Den Ausdruck RBD finden Sie allerdings meistens nicht auf dem Etikett, Sie können es nur durch die klare Farbe und den Mangel an Geschmack und Aroma erkennen. Viele ziehen dieses Öl als Allzweck-Speiseöl und für die Körperpflege vor, weil es den Geschmack der Speisen nicht beeinflusst oder bei der Anwendung auf der Haut keinen Geruch hinterlässt.

Ich persönlich bevorzuge den milden Geschmack und das Aroma von nativem Kokosöl. Es kann zur Zubereitung aller Arten von Speisen verwendet werden. Mild schmeckende Dinge wie Eier schmecken dann ein wenig nach Kokosnuss, aber die meisten anderen etwas kräftiger schmeckenden Zutaten überdecken den Kokosgeschmack vollkommen. Bei manchen verstärkt Kokosöl das Aroma. Der größte Nachteil der nativen Kokosöle ist ihr höherer Preis.

Sie werden deutliche Unterschiede im Geschmack verschiedener Öle feststellen. Manche mögen den Kokosgeschmack nicht, zumindest nicht in Kombination mit ihrem Essen. Manche Marken haben einen sehr kräftigen Geschmack, der aber nicht von der Kokosnuss, sondern von Verunreinigungen stammt. Da wären hochgradig verarbeitete Sorten vorzuziehen. Ich empfehle Ihnen, verschiedene Sorten auszuprobieren und die zu wählen, die Ihnen am besten schmecken. Je besser Ihnen ein Öl schmeckt, desto eher werden Sie es auch benutzen.

Die Besonderheiten des Kokosöls

Als hochgradig gesättigtes Öl ist das Kokosöl sehr stabil und außerordentlich widerstandsfähig gegen Oxidation. Wenn Öle oxidieren, werden sie ranzig und bilden giftige freie Radikale. Kokosöl ist so stabil, dass es bei Erhitzung zwölf Mal widerstandsfähiger gegen Oxidation ist als Rapsöl, 16 Mal widerstandsfähiger als Sojaöl und 300 Mal widerstandsfähiger als Leinöl. Um das Ausmaß oxidativer Schädigung, das bei Leinöl schon nach 20-minütiger Hitzeverarbeitung auftritt, zu erreichen, müsste das Kokosöl 150 Stunden lang den gleichen Bedingungen ausgesetzt werden – das sind mehr als sechs Tage! Da Kokosöl chemisch so stabil ist, gehört es zu den besten (sichersten) Ölen zum Kochen und Braten, es ist zudem lange haltbar. Bei richtiger Verarbeitung kann es zwei oder drei Jahre, wenn nicht sogar länger, gelagert werden, ohne ranzig zu werden. Ich habe von Öl gehört, das 15 Jahre alt und nicht ranzig war. Bei der Verwendung in der Küche kann es erhitzt und wieder erhitzt werden, ohne schädliche freie Radikale zu bilden.

Obwohl das Kokosöl hitzestabil ist, liegt der Rauchpunkt beim Braten niedrig. Sie müssen die Temperatur unter 175 Grad halten. Falls es an Ihrem Herd keine Temperaturanzeige gibt, merken Sie, wann dieser Punkt überschritten ist, denn das Öl beginnt zu rauchen. Diese Temperatur ist mäßig heiß, aber Sie können alles bei dieser Temperatur zubereiten, sogar pfannengerührtes Gemüse. Wird es zum Fetten von Kasserolen oder in Gebäck genommen, verträgt Kokosöl im Backofen höhere Temperaturen, weil verdunstendes Wasser die Temperatur niedriger hält.

Da es sehr stabil ist, braucht Kokosöl nicht kühl aufbewahrt zu werden. Es bleibt auch ohne Kühlung mindestens zwei bis drei Jahre frisch. An einem kühlen Ort hält es sogar noch länger. Ich kaufe mein Öl im Vier-Liter-Behälter, damit ich ständig einen ausreichenden Vorrat zur Hand habe.

Eine interessante Besonderheit des Kokosöls, über das sich einige Nutzer wundern, ist der hohe Schmelzpunkt. Es kann passieren, dass sich flüssiges, klares Kokosöl, das Sie im Laden kaufen und nach Hause tragen, am nächsten Tag in eine feste, weiße Masse verwandelt hat. Manche denken dann, es sei ranzig geworden, aber dem ist nicht so. Kokosöl verwandelt sich bei Temperaturen unter 24 Grad Celsius in eine feste, weiße Masse. Dieser Wandel von flüssig zu fest ist nicht verwunderlich oder ungewöhnlich, bei Butter ist es genauso. Nehmen Sie ein Päckchen Butter aus dem Kühlschrank, ist es fest. Lassen Sie es an einem heißen Tag auf der Arbeitsplatte liegen, so schmilzt es, wie man sagt, wie Butter. Aus diesem Grund wird Kokosöl manchmal auch Kokosbutter genannt.

Wenn Sie in einem warmen Klima leben, bleibt Kokosöl, das im Schrank oder auf der Arbeitsplatte lagert, flüssig. In einem kühleren Klima wird es fest. Sie können es so oder so verwenden. Um festgewordenes Kokosöl zu schmelzen, tauchen Sie den Behälter einfach für ein paar Minuten in heißes Wasser. Es schmilzt sehr schnell. Ich bevorzuge härteres Kokosöl, weil ich die benötigte Menge lieber mit einem Messer oder Löffel entnehme als es aus der Flasche zu schütten, weil dabei leicht etwas danebengehen kann.

Kokosöl kann zur Zubereitung aller Speisen genauso verwendet werden wie andere Öle auch. Der einzige Unterschied besteht bei Salatsoßen. 100 Prozent reines Kokosöl ist ungeeignet, nicht, weil es nicht gut schmecken würde, sondern wegen seines hohen Schmelzpunktes. Wird flüssiges Kokosöl in eine Salatsoße gerührt, wird es fest. Es ist, als würden Sie einen Salat mit Butterstückchen darin essen. Manche essen es so, aber den meisten schmeckt das nicht. Das Problem lässt sich leicht dadurch lösen, dass ein anderes Öl, zum Beispiel natives Olivenöl, unter das Kokosöl gemischt wird. In einer 50:50-Mischung bleibt das Öl im Salat flüssig.

Wie Sie aus frischer Kokosnuss Ihre eigenen Kokosprodukte herstellen können

In manchen Gegenden kann es schwierig sein, hochwertige Kokosprodukte ohne Konservierungsstoffe, Zucker und andere Zusätze aufzutreiben. Manche verwenden auch nicht gern Produkte in Dosen und ziehen es vor, sie selbst zu machen, damit sie wirklich rohe Kokosmilch und -creme erhalten. Sie können Ihre eigenen Kokosprodukte direkt aus frischer Kokosnuss herstellen. In diesem Kapitel zeige ich Ihnen, wie.

Kokosmilch und Kokoscreme

Material: eine frische Kokosnuss, Mixer, heißes Wasser, ein Weckglas (oder ein anderes Glasgefäß) mit großer Öffnung, ein Seihtuch.

Zur Herstellung frischer Kokosmilch brauchen Sie zunächst eine Kokosnuss von guter Qualität, frei von Schimmel und Schadstoffen. Lassen Sie das Wasser ablaufen und lösen Sie das Fleisch aus der Schale. Wenn Sie wollen, können Sie die braune Haut abschälen, nötig ist es aber nicht. Ihr Endprodukt wird durch das Schälen allerdings qualitativ etwas besser. Schneiden Sie das Kokosfleisch in drei Zentimeter große Stücke und geben Sie sie in den Mixer. Fügen Sie etwas heißes Wasser hinzu, das heiße Wasser hilft, den Saft aus dem Fleisch zu extrahieren. Nehmen Sie nur so viel Wasser, dass die Kokosnuss gleichmäßig zerkleinert wird. Durch zu viel Wasser wird die Milch unnötig verdünnt. Mixen Sie Fleisch und Wasser einige Minuten, bis die Kokosnuss gründlich zerhackt ist.

Wenn Sie die Kokosstücke vor dem Mixen tiefgefrieren und wieder auftauen, können sie etwas mehr Milch aus dem Saft extrahieren. Durch das Gefrieren wird das Fleisch weich, weil sich das Wasser beim Gefrieren ausdehnt und die Zellstrukturen aufbricht, sodass mehr Flüssigkeit freigesetzt wird. Das Gefrieren wirkt sich nicht nachteilig auf Geschmack oder Nährstoffgehalt aus, macht aber die Kokosnuss nach dem Auftauen deutlich weicher.

Falten Sie das Seihtuch einmal und legen Sie es über die Öffnung des Weckglases. Gießen Sie ungefähr ein Viertel der Mischung in das Seihtuch. Wickeln Sie das Seihtuch um die Kugel feuchter Kokosnuss und drücken Sie sie gut aus, um die Flüssigkeit von dem Fruchtfleisch zu trennen. Wenn sie so viel Flüssigkeit wie möglich ausgedrückt haben, legen Sie das Fruchtfleisch beiseite und wiederholen Sie das Verfahren mit der restlichen Masse.

Die Flüssigkeit in dem Weckglas ist frische, rohe Kokosmilch. Wenn Sie sie eine Weile stehen lassen, setzt sich oben eine cremige Schicht ab. Das ist die Kokoscreme. Mischen Sie Milch und Creme vor dem Gebrauch. Diese Extraktion ergibt 600 bis 900 Milliliter dicke Milch. Sie können die Milch mit ein wenig Wasser auf ungefähr einen Liter verdünnen. Frische Kokosmilch verdirbt sehr schnell, brauchen Sie sie also baldmöglichst auf. Im Kühlschrank hält sie sich drei bis vier Tage.

Wünschen Sie nur die Creme, so löffeln Sie sie einfach ab. Am Boden bleibt eine dünne Kokosmilch zurück. Ihr Fettgehalt ist geringer, der Geschmack sehr mild.

Viel einfacher lassen sich Kokosmilch und Kokoscreme mit einem Entsafter herstellen. Die meisten Entsafter sind allerdings nicht sehr gut darin, die Flüssigkeit aus frischer Kokosnuss auszupressen, die einzige Ausnahme ist der Green Star. Er erzeugt praktisch keine Hitze und zerkleinert und presst die Kokosnuss sorgfältig aus, anstatt sie zu zerschneiden wie andere Entsafter. Das zurückbleibende Fruchtfleisch ist trocken, ein Anzeichen dafür, dass maximal Saft entzogen wurde. Mit diesem Entsafter erhalten Sie mehr Saft aus der Kokosnuss als mit der beschriebenen Mixer-Methode. Da kein Wasser verwendet wird, erhalten Sie pure Kokoscreme. Zudem entsteht keine Hitze, sodass die Kokoscreme roh ist, ein Vorteil für alle, die Rohkost bevorzugen.

Viele, die Kokosmilch nicht kennen, sind überrascht, dass sie nicht süß ist. Im Handel angebotene Kokosmilch und -creme in Dosen ist manchmal gesüßt. Wenn Sie Currys, sämige Suppen oder Soßen mit Kokosmilch zubereiten, wollen Sie den süßen Geschmack natürlich nicht. Kokosmilch ist äußerst vielseitig, genauso wie Kuhmilch kann sie auf vielfache Weise verwendet werden, in gesüßten und ungesüßten Gerichten.

Kokosmilch-Drink

Material: Wie oben, aber fangen Sie dieses Mal das Kokoswasser auf.

Folgen Sie der obigen Anleitung, aber ersetzen Sie das heiße Wasser durch das Wasser aus der Kokosnuss. Vielleicht müssen Sie noch ein wenig mehr Wasser zufügen, damit das Fleisch im Mixer gleichmäßig zerkleinert wird. Durch das Kokoswasser erhält die Milch einen leicht süßeren kokosnussigen Geschmack. Ich gebe gern noch eine Prise Salz hinzu, um den Geschmack noch etwas zu verstärken.

Diese Kokosmilch eignet sich hervorragend zum Trinken oder in Kombination mit Frühstücksmüsli oder Obst.

Getrocknete Kokosraspeln

Material: wie bei Kokosmilch (oben).

Getrocknete Kokosraspeln können Sie ganz leicht aus dem Fruchtfleisch herstellen, das bei der Kokosmilch übrig bleibt. Bevor Sie das Kokosfleisch in den Mixer geben, entfernen Sie aber unbedingt mit einem Gemüseschäler die braune Haut (Testa).

Nach dem Extrahieren der Milch breiten Sie das Fruchtfleisch gleichmäßig auf einem Backblech aus. Geben Sie es bei sehr niedriger Temperatur von 50 bis 60 Grad in den Backofen. Das Fruchtfleisch soll nicht gegart, ihm soll nur die Feuchtigkeit entzogen werden. Mit einem Dörrgerät funktioniert es am besten, falls Sie eines besitzen. Lassen Sie die Kokosraspeln ein paar Stunden im Ofen, bis sie sich trocken anfühlen. Sie können Sie für alle Rezepte verwenden, in denen Kokosraspeln verlangt werden. In einem luftdichten Behälter aufbewahren.

Das Fruchtfleisch, das nach der Herstellung der Milch übrig bleibt, können Sie auch in Rezepten verwenden, ohne es zuvor zu trocknen, aber wegen des hohen Flüssigkeitsgehalts verdirbt es schnell. Gekühlt in einem luftdichten Behälter ist es sich ungefähr drei bis vier Tage haltbar. Tiefgekühlt können Sie es sechs Monate aufbewahren.

Natives Kokosöl

Material: wie bei Kokosmilch (oben) und ein kleiner Kochtopf

Seit Jahrtausenden wird natives Kokosöl für den Hausgebrauch selbst hergestellt. Es gibt mehrere Methoden, die traditionelle besteht in der Fermentierung. Das hier beschriebene Verfahren ist eine leicht modernisierte (vereinfachte) Methode der Fermentierung.

Zunächst brauchen Sie frische Kokosmilch, die Sie nach dem oben beschriebenen Rezept herstellen. Verwenden Sie im Mixer heißes Wasser, kein Kokoswasser. Wenn die Milch fertig ist, muss sie in dem Glasbehälter 24 bis 48 Stunden ruhen oder fermentieren. Die Fermentierung läuft bei Temperaturen zwischen 30 und 40 Grad ab besten ab. Liegt die Raumtemperatur unter diesem Wert, stellen Sie das Öl in einen leicht erwärmten Backofen.

Während das Öl fermentiert, setzt sich oben eine Schicht geronnener Milch ab. Das Wasser sinkt zu Boden und dazwischen bildet sich eine sehr dünne Schicht reines Öl. Die beiden obersten Schichten enthalten das Öl. Der schwierigste Teil des Prozesses besteht darin, diese Schichten von dem Wasser zu trennen. Am einfachsten ist es, das Gefäß für einige Stunden in den Kühlschrank zu stellen, damit das Öl fest wird. Die geronnene Milch, die mit Öl gesättigt ist, wird ebenfalls fest. Wenn Öl und geronnene Milch festgeworden sind, nehmen Sie sie aus dem Glas. Geben Sie Öl und geronnene Milch in einen kleinen Topf und erhitzen Sie ihn für ungefähr zwölf Stunden auf 50 bis 60 Grad. Das Erhitzen entfernt die Flüssigkeit aus dem noch eingeschlossenen Öl und trennt es von der geronnenen Milch. Je geringer der Flüssigkeitsgehalt, desto besser ist die Qualität des Öls.

Nehmen Sie den Topf von der Kochstelle und lassen ihn abkühlen. Sie finden darin Öl und einige Kokosstückchen (hauptsächlich Protein), die Sie noch aus dem Öl entfernen müssen. Legen Sie dazu ein mehrmals gefaltetes Seihtuch über die Öffnung eines Glasgefäßes mit großer Öffnung. Gießen Sie die Ölmischung in das Seihtuch und lassen Sie das Öl in das Gefäß abtropfen. Achten Sie darauf, dass die Raumtemperatur über 24 Grad liegt, damit das Öl nicht fest wird. Lassen Sie es einige Stunden abtropfen. Drücken Sie alles restliche Öl aus der geronnenen Milch und werfen Sie diese weg. Diese Methode ergibt je nach Größe der Kokosnuss drei bis vier Esslöffel Kokosöl. Das erhaltene Öl hat einen angenehm milden nussigen Geschmack und Geruch.

Kultivierte Kokosnuss

Die Meisten kennen kultivierte Milch wie beispielsweise Joghurt oder Kefir. Kultivierte Kokosnuss ist dagegen weniger bekannt. Die Fermentierung von Milchprodukten bedeutet die partielle Umwandlung des Zuckers in der Milch (Lactose) in Milchsäure. Diese Säure verleiht dem Joghurt seinen sauren Geschmack. Auch Kokoswasser und Kokosmilch können fermentiert werden, und zwar mit denselben Organismen, die sich in der Molkereimilch finden. Der natürliche Zucker im Kokoswasser nährt die Bakterien auf ähnliche Weise. Kokosmilch fermentiert nicht gut, weil sie nur wenig Zucker enthält. Durch Zusatz von Kokoswasser oder Kristallzucker gelingt die Fermentierung.

Kokoskefir wird mithilfe von Kefir-Starter oder -Knollen und Kokoswasser hergestellt. Sie können auch Kokoswasser verwenden, müssen es allerdings zuvor zu gleichen Teilen mit Kokosmilch mischen. Das beste Resultat erzielen Sie mit dem Wasser aus einer grünen oder jungen Kokosnuss. Das Wasser junger Kokosnüsse ist süßer, schmeckt besser und ergibt ein besseres kultiviertes Produkt. Sie können Kokoskefir aber notfalls auch aus dem Wasser reifer Kokosnüsse herstellen.

Das Verfahren ist denkbar einfach. Sie brauchen nur ein Weckglas mit großer Öffnung, Kokoswasser und Kefir-Starter oder -Knollen. Die Anwendung von Kefir-Starter ist ganz leicht. Mischen Sie ihn mit dem Kokoswasser in dem Weckglas. Bedecken Sie es zum Schutz vor Staub und Insekten. Lassen Sie das Gefäß 24 Stunden, vielleicht auch noch einen Tag länger, stehen. Je länger die Mischung fermentiert, desto stärker wird der Geschmack. Wenn Ihnen der Geschmack zusagt, ist der Kefir zum Verzehr bereit. Zur Aufbewahrung decken Sie ihn leicht ab und stellen ihn in den Kühlschrank. Die Kühlung stoppt die Fermentierung zwar nicht, verlangsamt sie aber. Halten Sie ein wenig Kefir als Starter für die nächste Runde zurück.

Wenn Sie Kefirknollen anstelle von Starter verwenden, ist das Verfahren im Wesentlichen dasselbe. Nur müssen Sie die Knollen entfernen und für die nächste Runde verwenden. Kefirknollen sehen ähnlich aus wie Tapioka-Perlen. Mit Kefir-Starter können Sie sechs bis sieben Runden zubereiten, bevor sich der Geschmack zu verändern beginnt. Dann ist es Zeit, neuen Starter zu kaufen. Mit Kefirknollen können Sie den Prozess unbegrenzt wiederholen, ohne dass sich der Geschmack ändert.

Die vollständige Beschreibung liegt den Kefirknollen bei, die Anleitung gilt zwar für Milch, aber nehmen Sie stattdessen einfach Kokoswasser. Kefir-Starter oder -knollen finden Sie im Bioladen oder unter dem Stichwort »Kefir« auch im Internet.

Kokosseife und Gesichtswasser

Basiskokosseife (Handseife)

Kokosöl wird seit Jahren zu Herstellung von Seifen genutzt – und zwar der besten, cremig schäumenden Seifen. Bei den meisten Seifen auf dem Markt ist Kokosöl der Hauptbestandteil. Durch die keimtötenden mittelkettigen Fettsäuren wirken sie auf natürliche Weise antibakteriell. Seifen aus Kokosöl zeichnen sich besonders dadurch aus, dass sie auch bei hartem Wasser, sogar bei Meerwasser, einen cremigen Schaum bilden. Das schaffen andere Seifen nicht.

Seife kann aus jedem beliebigen Öl oder einer Kombination von Ölen hergestellt werden. Normalerweise wird das Kokosöl zusammen mit anderen Ölen verwendet, denn reine Kokosölseife ist sehr streng. Durch den Zusatz anderer Öle wird sie milder. Das folgende Rezept nimmt reines Kokosöl. Es ergibt eine hervorragende Handseife.

Seife selbst herzustellen, ist ganz einfach. Alles, was Sie brauchen, ist Öl, Lauge und Wasser. Die Schwierigkeit besteht darin, beim Umgang mit der Lauge die nötigen Sicherheitsvorkehrungen zu treffen. Lauge ist sehr stark ätzend und verursacht schwere Verbrennungen auf der Haut. Es empfiehlt sich, bei der Arbeit mit Lauge Gummihandschuhe und eine Schutzbrille zu tragen und außerdem in einem gut belüfteten Bereich zu arbeiten. Wenn Sie vorsichtig sind, haben Sie nichts zu befürchten.

Alle Zutaten werden in Gewichtseinheiten angegeben, Sie brauchen also eine Waage; eine Küchenwaage oder Briefwaage reicht aus. Für die Laugelösung brauchen Sie eine nicht-metallische hitzebeständige Schüssel oder einen Behälter. Ich verwende gern ein 1-Liter-Einweckglas. Das Thermometer wird zur Temperaturregelung genutzt. Wenn Sie kein Bonbonthermometer besitzen, macht das nichts, es geht auch ohne. Benutzen Sie aber keine Geräte, die Aluminium enthalten, das gilt auch für das Thermometer.

Zunächst müssen Sie eine Gießform vorbereiten, die die Seife aufnimmt, sie kann aus Holz, Pappe oder Plastik bestehen. Kleiden Sie die Gießform mit Frischhaltefolie aus, damit Sie die Seife nach dem Härten gut entnehmen können.

Benötigtes Material
Küchenwaage
1-Liter-Einweckglas
Topf aus Edelstahl oder Pyrex
Löffel aus Edelstahl oder Holz
Bonbonthermometer
Seifengießform

Zutaten:
180 ml Wasser
75 g Lauge
450 ml Kokosöl

Lauge wird in Baumärkten als Abflussreiniger verkauft, vielleicht finden Sie sie auch in Haushaltsfachgeschäften oder im Internet. Sie sollten 100-prozentige Lauge wählen. Suchen Sie in der Sanitärabteilung des Baumarkts. Lauge wird in kristalliner Form verkauft. Halten Sie den Behälter gut verschlossen, es darf keine Feuchtigkeit eindringen. In Verbindung mit Wasser kann Lauge explosiv werden. Geben Sie niemals Wasser in Lauge, sondern immer Lauge ins Wasser. Folgen Sie strikt den Sicherheitsanweisungen auf dem Behälter.

Es ist wichtig, die Anleitung genau zu beachten, um Unfälle zu vermeiden und ein gutes Produkt zu erhalten. Die Anleitung erfordert 75 Gramm Lauge. Wenn Ihre Waage nicht so genau ist, ist das nicht schlimm; kommen Sie der Menge so nahe wie möglich, ein paar Gramm mehr oder weniger bedeuten keinen großen Unterschied, 15 Gramm aber schon.

Schritt 1
Geben Sie das Wasser in das Einweckglas und schütten Sie 75 Gramm Lauge hinein. Achten Sie darauf, dass Sie in einem gut belüfteten Bereich arbeiten. Vermeiden Sie das Einatmen der Dämpfe oder ein Verspritzen der Lösung auf die Haut. Das Wasser wird sehr heiß, stellen Sie es zum Abkühlen beiseite. Stellen Sie die Mischung außerhalb der Reichweite von Kindern ab.

Schritt 2

Geben Sie das Kokosöl in einen Topf und erhitzen es auf 40 bis 55 °C. Wenn Sie kein Bonbonthermometer besitzen, können Sie die Temperatur durch Berühren schätzen. Das Öl sollte sehr warm sein, aber nicht so heiß, dass Sie den Finger nicht mehr hineinstecken können.

Schritt 3

Wenn die Laugelösung auf Raumtemperatur bis höchstens 35 °C abgekühlt ist – warm, aber nicht heiß –, gießen Sie sie unter ständigem Rühren langsam in das Öl.

Schritt 4

Die Seifenlösung ist anfangs klar. Wenn Sie abkühlt, wird sie langsam fester und weiß. Sie sollte so fest wie ein Milchshake werden, das kann einige Stunden dauern. Sie brauchen nicht die ganze Zeit zu rühren, aber schauen Sie oft nach und rühren Sie häufig um, damit sich keine Klumpen bilden. Lassen Sie die Lösung an einem warmen Ort stehen.

Schritt 5

Nehmen Sie einen Löffel voll Seifenlösung und träufeln sie diese zurück auf die restliche Lösung. Bleibt sie auf der Oberfläche, ist die Lösung reif, in die Form gegossen zu werden. Lassen Sie sie 24 bis 48 Stunden in der Form, bis sie hart geworden ist.

Schritt 6

Die Seife sollte hart, aber nicht steinhart sein. Dann können Sie sie noch leicht zerschneiden. Schneiden Sie sie in Blöcke und nehmen Sie sie aus der Form. Lassen Sie sie vor dem Gebrauch noch mindestens zwei Wochen härten. Um zu testen, ob die Seife fertig ist, waschen Sie sich damit die Hände. Werden sie schleimig und die Seife lässt sich nicht gut abwaschen, ist sie noch nicht fertig gehärtet. Spülen Sie die Hände mit Essig und lassen Sie die Seife noch ein paar Wochen nachhärten.

Das Rezept ergibt eine geruchlose Handseife. Wenn Sie einen Duft zufügen möchten, können Sie ein paar Tropfen ätherisches Öl hinzugeben, bevor Sie die Seife in die Form gießen. Ätherische Öle sind Extrakte, die aus den duftenden Anteilen von Pflanzen extrahiert werden. Im Englischen werden sie auch essenzielle Öle genannt, weil sie die aromatischen Essenzen der Pflanzen oder Blüten sind. Der Duft einiger ätherischer Öle verfliegt, wenn sie mit der Laugelösung gemischt werden. Wenn Sie zu viel nehmen, kann es passieren, dass das ätherische Öl den Prozess der Seifenbildung verändert, indem es die Reaktion beschleunigt und übermäßige Hitze produziert. Das kann sich auf das Ergebnis auswirken. Wenn Sie ätherische Öle zugeben möchten, dann höchstens 40 Tropfen pro Ansatz. Ätherische Öle, die den Seifenbildungsprozess nicht beeinflussen, sind unter anderem Rose, Lavendel, Eukalyptus, Sandelholz und Gewürznelke.

Kokosmilch-Badeseife

Seife aus Kokosmilch ist milder als die oben beschriebene Handseife, sie eignet sich gut als Badeseife. Anders als pures Kokosöl enthält Kokosmilch Eiweiß, das meiner Ansicht nach eine bessere Seife bildet. Für diese Seife brauchen Sie alle Materialien und Zutaten wie oben und zusätzlich

2 Esslöffel pflanzliches Glycerin
20 bis 40 Tropfen ätherisches Öl (Duft)
1 Tasse (235 ml) Kokosmilch

Folgen Sie den Schritten zur Herstellung der Handseife. Mischen Sie das Glycerin unter das Kokosöl, bevor Sie die Laugelösung hinzugeben. Das Glycerin wirkt als Weichmacher, es macht die Seife sanfter zur Haut. Rühren Sie das ätherische Öl und die Kokosmilch während des Andickens unter die Seifenlösung, kurz bevor Sie sie in die Form gießen. Durch die Kokosmilch wird die Seifenlösung weicher, lassen Sie sie also erst noch ein wenig fester werden, bevor Sie sie in die Form gießen. Härten wie oben beschrieben.

Kokosmilch-Shampoo

Mit den angegebenen Rezepten können Sie Ihr eigenes, cremig schäumendes Shampoo herstellen. Das Rezept ist im Wesentlichen dasselbe, egal welche Seife Sie verwenden. Ich bevorzuge die Kokosmilch-Badeseife.

Nehmen Sie ein Stück Kokosmilch-Badeseife und raspeln Sie mit einem Messer oder Gemüsehobel eineinhalb Tassen Seifenflocken (locker geschichtet) ab. Bringen Sie eineinhalb Tassen Wasser zum Kochen, schalten Sie die Hitze auf kleine Stufe herunter. Geben Sie die Seifenflocken hinein und lassen Sie sie unter gelegentlichem Rühren stehen, bis sie gelöst sind. Nehmen Sie den Topf von der Kochstelle, rühren Sie 60 Milliliter pflanzliches Glycerin hinein und lassen das Ganze abkühlen. Wenn Sie möchten, können Sie ein paar Tropfen ätherisches Öl hineingeben, Rose oder Lavendel vielleicht. Nehmen Sie genug, um dem Shampoo einen leichten Duft zu verleihen. Gießen Sie die Mischung in eine Quetschflasche aus Plastik. Das Shampoo ist wässrig. Wenn sie es dicker oder dünner wünschen, nehmen Sie entsprechend mehr oder weniger Seifenflocken, aber Vorsicht: Wenn Sie zu viel nehmen, wird aus dem Shampoo eine feste Seife.

Kokospalm-Seife

Eine gute Allzweckseife für Hände und Körper lässt sich aus einer Kombination von Kokosöl und Palmöl herstellen. Folgen Sie der Anleitung für die Basiskokosseife, aber reduzieren Sie die Menge des Kokosöls auf 225 Milliliter und geben Sie 225 Milliliter Palmöl hinzu. Reduzieren Sie die Lauge auf 60 Gramm. Alles andere bleibt wie beschrieben.

Sie können auch andere Seifen mit anderen Ölen herstellen, beispielsweise mit Olivenöl. Folgen Sie der Anleitung für Kokospalm-Seife und ersetzen Sie das Palmöl durch Olivenöl oder ein anderes Öl Ihrer Wahl. Ändern Sie die Menge des Kokosöls aber nicht. Mindestens die Hälfte des verwendeten Öls muss Kokosöl sein.

Entfetter und Make-up-Entferner

Waren Ihre Hände jemals in Fett, Schmutz oder Farbe gebadet und Sie haben versucht, sie mit normaler Seife abzuwaschen? Sie können reiben, bis die Haut wund wird und bekommen doch nicht alles weg. Es kann ein wahrer Albtraum sein, Fett, Motoröl, Farben auf Ölbasis, Druckfarbe, Lack und andere Ölprodukte zu entfernen. Das Einzige, was funktioniert, sind teure Handwaschpasten und Lavaseife, die zermahlenen Stein enthält und wie Sandpapier wirkt. Aber es gibt noch eine weitere Option: Kokosöl – nicht Kokosölseife, sondern nur normales Kokosöl. Kokosöl ist ein unglaubliches Entfettungsmittel. Es geht durch das Fett wie ein heißes Messer durch Butter. Kein stundenlanges Schrubben mehr, um die Hände sauber zu bekommen. Nehmen Sie einen Teelöffel Kokosöl und verteilen Sie es auf die Hände, als wollten Sie sie in dem Öl waschen. Das Fett löst sich auf und schmilzt praktisch in Ihren Händen. Wenn es flüssig geworden ist, wischen Sie es mit einem Papierhandtuch ab. Entfernen Sie die restliche Farbe, indem Sie die Hände normal mit Seife und Wasser waschen. Die Hände werden fleckenlos rein. So einfach ist das. Wenn Sie eine stärkere Scheuerwirkung wünschen, geben Sie etwas Maismehl in das Öl. Das gibt ihm etwas Griff, um festsitzenden Dreck zu lösen.

Kokosöl ist ein wunderbarer natürlicher Make-up- und Mascara-Entferner. Sie brauchen keine Mineralöle oder teure Make-up-Entferner. Geben Sie einfach etwas Kokosöl in die Hände und reiben Sie das Gesicht damit ein. Wischen Sie das überschüssige Öl mit einem Papiertuch weg und waschen Sie das Gesicht mit Badeseife. Das Gesicht wirkt sauber und frisch. Nach dem Waschen mit Seife und Wasser sollten Sie eine dünne Schicht Kokosöl auftragen, um die Haut weich zu machen und zu befeuchten.

Kokosnussentgiftung

Kokoswasserfasten

Kokoswasser kann beim Entgiften nützlich sein, um den Körper von Giftstoffen zu reinigen und den Heilungsprozess zu beschleunigen. Fasten ist die älteste Therapie, die die Menschheit kennt. Es wird in der Bibel genauso erwähnt wie in medizinischen Texten der ägyptischen und griechischen Antike. Hippokrates, der Vater der Medizin, war ein Verfechter des Fastens als Mittel der Gesundung.

Fasten befreit den Körper von der Last, Nahrung zu verdauen und auszuscheiden, sodass er sich auf Heilung und Reinigung konzentrie-

ren kann. Während dieser Zeit werden Giftstoffe aus dem Körper ausgeschieden und die Heilung beschleunigt. Wasserfastenkuren waren
schon zu Urzeiten üblich und werden heute noch angewendet. Dabei
nimmt der Betreffende mehrere Tage lang ausschließlich Wasser zu
sich. Fastenkuren können bis zu 30 Tagen oder sogar noch länger dauern. Früher, vor allem zu Anfang des 20. Jahrhunderts, verließen sich
viele Kurkliniken bei der Behandlung chronisch kranker Patienten auf
das Fasten. Sie erzielten damit gute Erfolge bei der Heilung verschiedener Krankheiten von Asthma und Allergien bis hin zu Nierener-
krankungen und Tuberkulose.

Heute ist das Saftfasten die beliebteste Form des therapeutischen
Fastens. In Fastenkliniken erkannte man, dass mit Gemüse- und
Fruchtsäften schnellere Ergebnisse erreicht wurden als mit Wasser allein. Das liegt daran, dass Wasser keine Nährstoffunterstützung gewährt. Der Körper muss seinen Bedarf aus gespeicherten Nährstoffen
decken. Viele Menschen sind schon zu Anfang nährstoffmäßig bank-
rott. Wenn die Nährstofflager weiter geplündert werden, verlangsamt
sich der Heilungsprozess. Beim Saftfasten erhält der Körper ständig
Nachschub an Vitaminen und Mineralstoffen. Dementsprechend
schreitet die Heilung schneller voran. Ein zusätzlicher Vorteil liegt darin, dass der Saft auch etwas Energie liefert, die dem Körper einen
Schub gibt. Beim Wasserfasten werden Sie sehr müde und lethargisch,
Sie möchten so wenig wie möglich tun. Gemüse- oder Fruchtsaft liefert genug Energie für die normalen täglichen Aktivitäten.

Auch der Saft der Kokosnuss (Kokoswasser) kann beim Saftfasten
genutzt werden. Zu Anfang des 20. Jahrhunderts, als es noch keine
Antibiotika und ähnliche Medikamente gab, war das Fasten eine beliebte Behandlungsmethode in Kurkliniken. Ärzte, die Kokoswasser
verwendeten, meldeten gute Erfolge. In dem 1958 erschienenen Buch
Super Health Thru Organic Super Food erzählt Dr. Raymond Bernard
von einem Arzt aus Jersey City, der mit einer reinen Kokoswasserkur
gute Ergebnisse erzielte. Er berichtet von einer Frau mit fortgeschrit-
tener Tuberkulose, die bereits aufgegeben worden war, aber wieder
gesund wurde, nachdem sie sich sechs Monate lang von Kokoswasser
ernährt hatte. Ein anderer Fall war der eines Säuglings, der keine
Milch oder andere Nahrung vertrug und deshalb sechs Monate lang

mit Kokoswasser ernährt wurde und dabei prächtig gedieh und wieder gesund wurde. »Das ist verständlich«, sagt Dr. Bernhard, »denn das Kokoswasser liefert eine ausgewogene Form der Nahrung, es enthält Kokosnussproteine, Fette, Kohlenhydrate, Mineralstoffe und Vitamine, alle gelöst in reinstem destillierten Wasser. Außerdem finden sich darin Spurenelemente, die die Kokosnuss aus dem Meer erhält und die den meisten anderen Nahrungsmitteln fehlen. Wird Kokoswasser in großen Mengen genommen, bleibt man nicht nur gut ernährt, sondern man bekommt auch nicht die unangenehmen Symptome des vollständigen Fastens wie extremen Gewichts- und Kraftverlust zu spüren, sondern kann das normale Leben weiterführen und seinen Tätigkeiten nachgehen.«

Kokoswasser wirkt reinigend und alkalisierend. Wegen seines besseren, süßen Geschmacks ist das Wasser junger oder unreifer Kokosnüsse vorzuziehen. Aber auch das Wasser reifer Kokosnüsse, die Sie außerhalb der Tropen in Lebensmittelgeschäften finden, ist gut. Kokoswasser wird inzwischen abgepackt verkauft. Für das Fasten würde ich frisches Kokoswasser direkt aus der Kokosnuss empfehlen, weil es nicht erhitzt oder auf andere Weise verändert wurde. Bei dieser Art von Fasten dürfen Sie nur Kokoswasser, klares (gefiltertes) Wasser und, wenn Sie mögen, frisches Kokosnussfleisch zu sich nehmen. Mehr nicht. Außerdem dürfen Sie das auf Seite 290 beschriebene zuckerfreie Zitronenwasser trinken. Versuchen Sie es drei Tage lang; wenn Ihnen danach ist, können Sie die Kur auf sieben Tage oder länger ausdehnen. Sie sollten nicht ausschließlich Kokoswasser trinken, weil es harntreibend wirkt und Sie den ganzen Tag über auf der Toilette landen könnten. Außerdem enthält es sehr viel Zucker, der Candida zur Nahrung dient, ein Problem bei der Verwendung süßer Säfte beim Fasten.

Eines der größten Probleme, die ich beim Fasten sehe, besteht darin, dass viele Menschen zu Säften aus Karotten und Früchten greifen. Die schmecken gut, haben aber sehr viel Zucker. Dieser Zucker füttert die Candida und wirkt sich nachteilig auf den Blutzucker aus, beides kann die Heilung behindern. Bessere Resultate erzielen Sie mit Säften mit minimalem Zuckergehalt. Deshalb sind zu Reinigung und Heilung Gemüsesäfte den Fruchtsäften überlegen.

Kokosölentgiftung

Es ist ein sehr wirksames Reinigungsprogramm, das sich zur Behandlung von Verdauungsstörungen aller Art eignet. Es reinigt den Körper, indem es die Darmflora wieder ins Gleichgewicht bringt und beschädigtes Gewebe heilt. Systemische Candida-Infektionen (Kandidose), Reizdarmsyndrom, durchlässiger Darm und andere Erkrankungen, die das Verdauungssystem einbeziehen, sind mit konventionellen aber auch mit alternativen Methoden nur äußerst schwer heilbar. Eine Behandlung kann vier Monate dauern und trotzdem nicht vollkommen erfolgreich sein, obwohl die verschiedenen Programme strikt eingehalten werden.

Die Kokosölentgiftung ist die wirksamste Methode, die ich kenne, um das Verdauungssystem ins Gleichgewicht zu bringen und seine normale Funktion wiederherzustellen. Sie ist dem einfachen Wasserfasten und sogar dem Saftfasten weit überlegen. Saftfastenkuren, einschließlich des Kokoswasserfastens, haben einen erheblichen Nachteil: Sie enthalten sehr viel Zucker. Wenn Sie versuchen, eine systemische Candida-Infektion oder eine Überwucherung unfreundlicher Bakterien zu bekämpfen, wollen Sie diese Mikroben schließlich nicht weiter mit Zucker zu füttern, von dem sie weiter gedeihen. Viele Menschen haben eine Saftfastenkur begonnen in der Hoffnung, damit ihre Candida-Infektion zu überwinden und die Darmfunktion zu normalisieren, haben aber nur wenig Linderung erfahren. Der Zucker in den meisten Säften, auch in Gemüsesäften, füttert unfreundliche Mikroben weiter. Die Kokosölentgiftung liefert diesen Unruhestiftern keinen Zucker. Sie hungert sie also praktisch aus. Zusammen mit den keimtötenden Eigenschaften des Kokosöls wird das Darmumfeld extrem unwirtlich für mikroskopisch kleine Störenfriede. Wie würden Sie sich fühlen, wenn Sie ohne Nahrung in einem Käfig eingesperrt wären, in dem Ihnen nur ein paar hungrige Tiger Gesellschaft leisten? Natürlich sterben diese unfreundlichen Bakterien und machen Platz für die guten, die sich wieder ansiedeln und die Kontrolle über ihr normales Habitat übernehmen können.

Seien Sie während dieses Fastenprogramms nicht überrascht, wenn Sie einiges schrecklich aussehendes Zeug aus dem Darm ausscheiden. Ihr Körper reinigt sich von allen möglichen giftigen Ablagerungen.

288

Ich habe erlebt, wie während einer Fastenkur aufgebrochene Massen von Pilz (Candida-Rhizoide) ausgeschieden wurden, die zusammen so groß waren wie eine männliche Faust. Seien Sie also nicht schockiert über das, was Sie möglicherweise zu sehen bekommen.

Einer der Vorzüge des Saftfastens liegt darin, dass die wenigen enthaltenen Kalorien Ihnen genug Energie liefern, um den Tag zu überstehen, ohne übermäßig müde zu werden. Mit Kokosöl und seinen MCFA haben Sie sogar noch eine bessere Kalorienquelle. Diese Fette füttern keine unfreundlichen Mikroben, sondern die Zellen und Gewebe der Darmwand, sie unterstützen auf diese Weise die Heilung. Außerdem kurbeln sie die Energie an, sodass wir ohne weitere Nahrung als Kalorienquelle über den Tag kommen. Während der Reinigung nehmen Sie sehr viel Kokosöl zu sich, mehr als Sie sich normalerweise hätten vorstellen können. Machen Sie sich darüber keine Sorgen, es schadet Ihnen nicht, es beschleunigt die Heilung.

Bei diesem Programm können Sie so viel gefiltertes Wasser trinken, wie Sie wollen. Tatsächlich werden Sie sogar dazu angehalten, viel Wasser zu trinken. Außerdem dürfen Sie zuckerfreies Zitronenwasser trinken (siehe untenstehendes Rezept), und zwar auch davon, so viel Sie wollen. Zusätzlich zu dem Wasser und dem Zitronenwasser nehmen Sie Kokosöl zu sich. Ich empfehle acht bis zwölf Esslöffel täglich. Wenn Sie so viel nicht schaffen, nehmen Sie etwas weniger und essen Sie, soviel wie Sie können. Das Öl sollte über den Tag verteilt, nicht auf einmal eingenommen werden. Manchen Menschen verleiht Kokosöl, wenn es am Abend genommen wird, so viel Energie, dass Sie in der Nacht nicht schlafen können. Ich rate Ihnen, drei bis vier Stunden vor dem Schlafengehen kein Kokosöl mehr zu sich zu nehmen. Denken Sie daran, viel Wasser und zuckerfreies Zitronenwasser zu trinken.

Sie können das Kokosöl, wenn sie möchten, vom Löffel essen. Vielen gelingt das problemlos. Es ist auch gar nicht so schwer, wenn Sie ein gutes natives Kokosöl nehmen, das wie frische Kokosnuss schmeckt. Die meisten haben allerdings Schwierigkeiten, Kokosöl oder irgendein anderes Öl direkt vom Löffel zu essen. Ich schlage vor, Sie geben das Öl in das zuckerfreie Zitronenwasser und trinken es so. Die Kombination schmeckt ganz gut. Erwärmen Sie das Zitronenwasser auf Raumtemperatur und rühren Sie geschmolzenes Öl hinein.

Das meiste wird oben im Glas schwimmen, aber es schmeckt immer noch viel besser, als wenn Sie es pur einnehmen.

Ich empfehle, ein bis zwei Esslöffel Kokosöl in ein Glas (250 Milliliter) zuckerfreie Limonade einzurühren. Wenn Sie alle paar Stunden ein Glas dieser Mischung trinken, bekommen Sie acht bis zwölf Esslöffel Kokosöl. Trinken Sie morgens ein Glas als Frühstück, und dann alle zwei bis drei Stunden ein weiteres, bis circa 18 oder 19 Uhr. Dann nichts mehr bis zum nächsten Morgen. Zuckerfreies Zitronenwasser ohne Öl dürfen Sie bis zum Zubettgehen trinken.

Die Mischung aus zuckerfreiem Zitronenwasser und Kokosöl schmeckt nicht so schlecht, einige mögen Sie sogar sehr gern. Andere tun sich schwer, das Öl zu schlucken, auch in Kombination mit dem Zitronenwasser. Wenn es Ihnen auch so geht, gibt es noch eine Alternative: Mischen Sie einfachen Joghurt mit dem Öl und löffeln Sie ihn. Der Geschmack erinnert ein wenig an einen Pudding. Der Joghurt muss ohne Aroma, ungesüßt und vorzugsweise organisch mit lebendigen Kulturen sein. Die Kulturen sind ein zusätzliches Plus, denn sie helfen, den Darmtrakt wieder mit freundlichen Bakterien zu besiedeln. Es ist sehr wichtig, dass Sie keinen gesüßten Joghurt wählen, denn der Zucker füttert Candida. Zur Zubereitung sollte der Joghurt zimmerwarm sein. Schmelzen Sie das Kokosöl, bis es flüssig, aber nicht warm ist. Mischen Sie 60 Milliliter Joghurt mit zwei Esslöffeln Kokosöl. Sie müssen kräftig rühren, damit sich das Öl gut mit dem Joghurt mischt. Zum Süßen fügen Sie vier Tropfen flüssige Stevia hinzu. Trinken Sie anschließend etwas zuckerfreies Zitronenwasser. Auf diese Weise können Sie das Öl sehr leicht einnehmen.

Bei der ersten Fastenkur dürfen Sie ein wenig *frische* Kokosnuss essen, wenn Sie wollen. Meiden Sie getrocknete und vor allem gesüßte Kokosnuss. Und essen Sie täglich nur eine kleine Menge. Kokosfleisch ist gesund, weil es viel Ballaststoffe enthält, die die guten Bakterien im Darm ernähren. Außerdem liefert es Fasern, die den Darm in Bewegung halten und tote Bakterien und Hefen aus dem Darm befördern. Und es beruhigt den Magen, dem es durch das viele Öl etwas mulmig werden kann.

Während der Reinigung nehmen Sie nur gefiltertes Wasser, zuckerfreie Zitrone, Kokosöl und ein wenig frisches Kokosfleisch zu sich –

nichts weiter, allenfalls einfachen Joghurt, wenn Sie sich für diese Methode entscheiden. Anfangs werden Sie etwas hungrig sein, aber Sie verhungern nicht und werden auch nicht unterernährt. Diese Diät könnten sie problemlos mehrere Monate lang einhalten. Sie brauchen also nicht zu befürchten, Sie bekämen zu wenig zu essen. Nach dem ersten Tag schwindet der Hunger, und Ihnen ist nicht nach Essen zumute. Wird Ihnen etwas Essbares vorgesetzt, möchten Sie natürlich gerne zulangen, aber solange das Essen außer Sicht ist, verspüren Sie keinen Drang danach.

Zur Zubereitung des zuckerfreien Zitronenwassers brauchen Sie folgende Zutaten:
2 Tassen (460 ml) frischen Zitronen- oder Limonensaft
3 Liter gefiltertes oder destilliertes Wasser
1 Teelöffel Steviaextrakt-Pulver
2 Teelöffel Meersalz

Pressen Sie zunächst die Zitronen oder Limonen, gern auch eine Mischung aus beiden, aus. Für 450 Milliliter brauchen Sie ungefähr acht Zitronen. Zitronen und Limonen sind natürliche Entgifter, sie helfen bei der Reinigung der Leber – unseres größten Entgiftungsorgans. Gießen Sie drei Liter gefiltertes oder destilliertes Wasser hinzu. Nehmen Sie kein Leitungswasser, denn das enthält Chlor, Fluorid und andere Chemikalien. Schließlich wollen Sie den Körper reinigen und ihn nicht mit weiteren Giftstoffen belasten. Wenn Sie kein gefiltertes Wasser haben, nehmen Sie Wasser aus der Flasche. Rühren Sie Steviaextrakt-Pulver hinein, um das Getränk ein wenig zu süßen. Zitronensaft ist sehr sauer, deshalb ist ein wenig Süße vonnöten. Stevia wird aus einem süßen Kraut gewonnen, es ist praktisch kalorienfrei. Es füttert keine Candida und wirkt sich nicht auf den Blutzucker aus. Stevia erhalten sie in jedem Bioladen. Zum Schluss geben Sie das Meersalz zu, achten Sie auf gute Qualität und wählen Sie ein weitgehend unraffiniertes Salz. Nicht raffiniertes Meersalz liefert ein breites Spektrum an Spurenelementen, die Reinigung und Heilung unterstützen. Ich selbst nehme normalerweise nur einen Teelöffel Meersalz, wenn ich das Zitronenwasser für den täglichen Gebrauch zubereite. Bei einer Entgiftungskur gebe ich einen weiteren Teelöffel zu, um die Spurenelemente zu ersetzen, die über Urin und Schweiß verloren gehen. Ihr zuckerfreies Zitronenwasser ist fertig. Lagern Sie es im Kühlschrank, es ist etwas herb, aber lecker. Wenn sie nicht an Stevia gewöhnt oder süchtig nach zuckerigem Essen sind, kann es eine Weile dauern, bis Sie sich an das Getränk gewöhnt haben. Ich persönlich liebe es.

Die Kokosölentgiftung ist eine ideale Methode, den Verdauungstrakt zu reinigen und wieder ins Gleichgewicht zu bringen. Sie reinigt gut und hilft bei praktisch jedem gesundheitlichen Problem. Sie können die Kur über drei bis sieben Tage oder sogar noch länger durchführen. Für eine längere Kur rate ich Ihnen jedoch, sich dabei von jemandem begleiten zu lassen, der Erfahrung mit Fasten hat. Kürzere Fastenkuren von maximal sieben Tagen können Sie alleine machen. Fast jeder hält eine dreitägige Kokosölentgiftung durch. Wenn Sie an einer ernsten Erkrankung leiden, sollten sie vor einer längeren Kur Ihren Arzt zu Rate ziehen. Vielleicht wollen oder müssen Sie *mehrere 3-Tages-Entgiftungskuren* durchführen. Der Vorteil längerer Fastenkuren liegt in der schnelleren Reinigung, außerdem nimmt der Hunger meistens schon nach dem ersten Tag ab, sodass das weitere Fasten viel einfacher wird.

Da sich die meisten Menschen, die über gesundheitliche Probleme klagen, auch schlecht ernähren, sind sie unzureichend mit Nährstoffen versorgt. Sie haben kaum, manchmal gar keine Reserven. Ich rate Ihnen, sich zwei bis vier Wochen lang vorzubereiten, bevor Sie eine Fastenkur beginnen. Nehmen Sie täglich ein Multivitamin- und Spurenelemente-Ergänzungsmittel ein. Essen Sie mehr frisches Gemüse und Vollkornprodukte. Essen Sie jeden Tag mindestens acht Portionen Gemüse und mindestens einen Salat als Hauptmahlzeit. Und setzen Sie täglich mindestens einen bis drei Esslöffel Kokosöl auf Ihren Speisezettel. Streichen Sie Süßigkeiten, Kaffee, Alkohol, weißen Reis, Weißbrot und Mehlprodukte sowie alles Junkfood. Wenn Sie diesen Rat befolgen, wird Ihnen das Fasten viel leichter fallen und Sie werden bessere Resultate erzielen.

Falls beim Fasten Unwohlsein im Darm, Übelkeit oder Schmerzen im unteren Rücken auftreten, essen Sie mehr Salz und achten Sie darauf, viel Wasser zu trinken. Während des Fastens ausreichend Salz zu essen ist wichtig, weil Sie täglich Salz verlieren. Dass Sie mehr Salz brauchen, merken Sie unter anderem daran, dass das Wasser schal schmeckt und nicht erfrischend, wie es sollte. Denken Sie daran, nur unraffiniertes Meersalz und kein normales Tafelsalz zu essen. Sie brauchen Spurenelemente, die im Meersalz, aber nicht im Tafelsalz enthalten sind.

Im Prozess der Reinigung kann es zu einer heilenden Krise kommen (Seite 259). Unter anderem deshalb ist es bei längeren Fastenkuren sinnvoll, einen medizinisch erfahrenen Begleiter zur Seite zu haben. Die heilende Krise kann durch die intensive Reinigung unangenehme Symptome mit sich bringen. Sie ist aber nichts, worüber Sie sich Sorgen machen müssten, sondern sie ist ein Zeichen dafür, dass es mit Ihrer Gesundheit bergauf geht. Sie sollten sie also freuen, wenn sie auftritt, denn sie zeigt, dass Sie gesünder werden und es Ihnen nach dem Fasten viel besser gehen wird.

Kokosölumschlag

Der Kokosölumschlag ist eine äußerliche Anwendung am Bauch mit zusätzlicher Wärme. Das Öl wird in den Lymphkreislauf aufgenommen, wo es heilend, entgiftend und nährend wirkt. Der Umschlag gilt als nützlich bei Kopfschmerzen, Leberbeschwerden, Verstopfung, Darmstörungen, nicht-malignen Gebärmutterfibromen und Eierstockzysten, Gallenblasenentzündung und Gallensteinen, häufigem nächtlichem Harndrang und entzündeten Gelenken. Er kann auch während Schwangerschaft und Menstruation hilfreich sein.

Erforderliches Material:
Kokosöl
Plastikfolie
Woll- oder Baumwollflanell
Wärmflasche
Badetuch
Leinentuch

Falten Sie den Flanell in drei Lagen. Achten Sie darauf, dass er groß genug ist, den ganzen Oberbauch von der Brust bis zur Taille zu bedecken. Erwärmen Sie das Öl, es soll aber nicht heiß sein. Tränken Sie den Flanell in dem Öl, bis er gesättigt, aber nicht tropfnass ist. Breiten Sie zum Schutz vor dem Öl ein altes Badetuch im Bett aus. Legen Sie sich auf den Rücken, die Beine leicht angehoben, und legen Sie ein Kissen unter die Knie. Legen Sie den ölgetränkten Flanell auf den Oberbauch und decken ihn mit der Plastikfolie ab. Obendrauf legen Sie eine oder auch zwei Wärmflaschen. Decken Sie sich mit einer Decke gut zu, damit die Wärme erhalten bleibt. Lassen Sie den Umschlag ungefähr 60 Minuten lang einwirken. Wenn die Wärmflasche abkühlt, lassen Sie sie von jemandem neu füllen.

Zum Schluss nehmen Sie alles weg und reiben Sie eventuell auf dem Bauch verbliebenes Öl in den ganzen Körper ein. Notfalls wischen Sie den Rest mit einem Papiertuch ab. Lagern Sie den Flanell in einem Plastikbehälter, Sie können ihn mit etwas zusätzlichem Öl wiederverwenden. Machen Sie täglich oder alle zwei Tage einen Umschlag, bis sich eine Besserung der Symptome zeigt. Erneuern Sie den Umschlag, wenn der alte grau oder gelb zu werden beginnt.

Parasitenkur

Dieses Verfahren beruht auf traditionellen Methoden, es hat sich als wirksam erwiesen, Bandwürmer und andere Darmparasiten zu vertreiben. Der Schlüssel zum Erfolg liegt darin, ausreichende Mengen an getrockneter Kokosnuss zu essen, denn getrocknete Kokosnuss vertreibt Parasiten besser als frische. Sie brauchen täglich insgesamt zweieinhalb Tassen getrocknete Kokosnuss, gefolgt von einem starken Abführmittel. Die Kombination von Kokosnuss und Abführmittel spült Parasiten aus dem Darmtrakt. Zusätzlich können Sie Gewürznelken einnehmen, um auch die Eier der Parasiten zu töten. Es nützt ja nichts, die Parasiten zu vertreiben, aber die Eier am Platz zu lassen, weil sich daraus wieder neue Parasiten entwickeln.

Da die Parasitenkur den Stuhl aufweicht und Sie einige Stunden lang häufig zur Toilette müssen, sollten Sie einen geeigneten Tag auswählen. Sie beginnen die Kur schon am Vortag. Wenn Sie den Samstag als den Tag wählen, an dem Sie in der Nähe der Toilette bleiben müssen, beginnen Sie mit der Kur am Freitagnachmittag oder -abend. Am Samstagmorgen dürfen Sie sich nicht weit von der Toilette entfernen. Mittags sollte alles wieder normal sein.

Die erste Stufe der Parasitenkur bilden zweieinhalb Tassen getrocknete Kokosnuss. Wenn Sie so viel auf einmal essen können, machen Sie sie zu Ihrer Abendmahlzeit. Ist Ihnen so viel Kokosnuss auf einmal zu viel, teilen Sie sie auf Mittag- und Abendessen auf. Wenn Sie länger brauchen, essen Sie sie auch zwischen den Mahlzeiten und notfalls sogar zum Frühstück. Nach der Kokosnuss essen Sie dann *nichts* mehr! Trinken Sie viel Wasser.

Ungefähr zwei Stunden nach dem Abendessen mischen Sie einen Esslöffel Epsomsalz mit ungefähr 150 Milliliter Wasser. Trinken Sie die Mischung. Epsomsalz schmeckt unangenehm, mit einem Strohhalm ist es leichter zu schlucken. Sie können auch etwas Vitamin-C-Pulver oder Zitronensaft zugeben, um den Geschmack ein wenig zu überdecken. Trinken Sie das Glas schnell leer. Anschließend spülen Sie noch mit einem ganzen Glas Wasser nach.

Warten Sie ungefähr zwei Stunden. Vor dem Zubettgehen trinken Sie noch einen Esslöffel Epsomsalz in 150 Milliliter Wasser. Auch jetzt trinken Sie nachher ein Glas Wasser.

Am Morgen werden Sie lockeren, dünnen Stuhl haben, Sie müssen den Darm mehrmals entleeren. Wenn Sie Parasiten im Darm haben, sehen Sie sie in der Toilettenschüssel schwimmen. Dass es sich um Parasiten handelt, erkennen Sie daran, dass sie lebendig sind und sich bewegen.

Vielen, die nicht daran gewöhnt sind, Kokosnuss in der Küche zu verwenden, fällt es nicht leicht, zweieinhalb Tassen getrocknete Kokosnuss zu essen. Es folgen zwei Rezepte, eines für Kokosbrei und das andere für Kokosmakronen, die einen schmackhaften Weg bieten, die Kokosnuss zu essen. Sie können eines von beiden, aber auch eine Kombination wählen, um auf Ihr Soll von zweieinhalb Tassen getrocknete Kokosnuss zu kommen.

Kokosbrei

400 ml Wasser
1¼ Tasse fein geraspelte getrocknete Kokosnuss (ungesüßt)
½ Tasse Rosinen oder klein geschnittene Dörrpflaumen
1 Esslöffel Honig
½ Teelöffel gemahlene Gewürznelken
Salz nach Belieben

Bringen Sie das Wasser in einem Topf zum Kochen. Geben Sie geraspelte Kokosnuss, Rosinen, Honig, Nelken und Salz hinein. Reduzieren Sie die Hitze und lassen Sie das Ganze acht Minuten köcheln, bis die Rosinen sehr weich sind. Mit Joghurt oder Kokosmilch abgerundet warm servieren. Sie können den Brei auch mit frischen Früchten servieren. Er passt gut zu geschnittenen Pfirsichen, Mangos oder Ananas. Trinken Sie dazu viel Wasser.

Sie sehen sicher, dass für dieses Rezept nur 1¼ Tassen Kokosnuss erforderlich sind, die Hälfte der Menge, die Sie für die Kur brauchen. Sie können die Mengen verdoppeln, aber das Rezept ist normalerweise mehr als genug, um bei einer Mahlzeit zu sättigen. Es kann sein, dass Sie später eine weitere Portion zubereiten müssen, um genug Kokosnuss zu bekommen. Essen Sie so viel, wie Sie bei einer Mahlzeit essen können. Wenn es nicht die vollen zweieinhalb Tassen sind, bereiten Sie den Brei für die nächste Mahlzeit frisch zu oder essen Sie die Kokosmakronen.

Kokosmakronen

2 Eiweiß
Eine Prise Salz
½ Teelöffel Vanille
⅔ Tasse Zucker
1 Tasse geraspelte oder gehackte Kokosnuss

Schlagen Sie das Eiweiß mit Salz und Vanille schaumig und geben sie nach und nach den Zucker zu, bis der Schaum fest ist. Heben Sie die Kokosnuss unter. Sie können, wenn Sie mögen, auch einen halben Teelöffel gemahlene Nelken zugeben. Geben Sie die Makronen mit einem Teelöffel auf ein gut gefettetes Backblech und backen sie für 20 Minuten bei 165 Grad. Eine Minute abkühlen lassen, dann vorsichtig vom Blech nehmen. Wenn die Plätzchen abkühlen, werden sie leicht klebrig, es ist also einfacher, sie vom Blech zu nehmen, solange sie noch heiß sind. Ergibt ungefähr 18 Stück.

Für die zweieinhalb Tassen Kokosnuss müssen Sie ungefähr 36 Plätzchen essen. Sie sind klein und relativ leicht, sie zu essen ist also nicht so schwer, wie es vielleicht den Anschein hat. Kombinieren Sie die Plätzchen über den Tag verteilt mit dem Kokosbrei, damit Sie die volle Menge erhalten. Sie müssen nicht unbedingt diese Rezepte verwenden, jedes Rezept mit viel Kokosnuss ist geeignet. Neben gehackter oder geraspelter Kokosnuss können Sie auch Kokosmehl nehmen, es ist konzentrierter als Kokosraspeln. Sie brauchen nur ungefähr 1¾ Tassen Kokosmehl, um die gleiche Wirkung zu erzielen wie mit zweieinhalb Tassen Kokosraspeln.

Anwendungen und Rezepte

Im folgenden Abschnitt finden Sie einige Anwendungen und Rezepte, die Ihnen bei bestimmten gesundheitlichen Beschwerden helfen sollen. Bei den meisten wird Kokosmilch oder -öl verwendet.

Kokos-Hüttenkäse

Eine einfache und leckere Methode, die tägliche Dosis Kokosöl in die Ernährung einzubauen. Sie können Sie Ölmenge verändern, sodass Sie je nach Bedarf zwei oder drei Esslöffel Öl bekommen.

1 bis 3½ Esslöffel Kokosöl
1 Tasse Hüttenkäse
1 Tasse Erdbeeren oder Pfirsiche
¼ Tasse geraspelte Kokosnuss

Geben Sie geschmolzenes Kokosöl und Hüttenkäse in den Mixer oder die Küchenmaschine. Mixen, bis eine sämige Konsistenz erreicht ist.

In eine Schüssel gießen, geraspelte Kokosnuss (zur Steigerung des Ballaststoffgehalts) und Früchte hineinrühren.

Kokos-Gewürz-Drink (Blutzuckerkontrolle)

Ein schmackhaftes Getränk, das Ihnen hilft, den Blutzuckerwert unter Kontrolle zu halten. Sowohl der Zimt als auch das Kokosöl mäßigen den Blutzucker. Dieser Drink verlangsamt die Freisetzung von Zucker in den Blutstrom und verhindert Blutzuckerspitzen.

1 Tasse Kokosmilch
½ Teelöffel Zimt
⅛ Teelöffel gemahlene Nelken oder Muskatnuss

Geben Sie die Kokosmilch in einen kleinen Topf. Zimt und gemahlene Nelken oder Muskatnuss einrühren. Zum Sieden bringen und ungefähr fünf Minuten köcheln lassen, damit die Gewürze ihr Aroma entfalten. Abkühlen lassen und trinken. Ergibt eine Portion von einem Viertelliter.

Kokos-Ingwer-Drink (Übelkeit und Magenverstimmung)

Dieses cremige Getränk hilft bei Übelkeit, Magenverstimmung und Reisekrankheit.

½ Tasse Wasser
1 Teelöffel frischer Ingwer, in feine Scheiben geschnitten
1 Tasse Kokosmilch
1 Teelöffel Honig

Das Wasser in einem kleinen Topf zum Kochen bringen, den Ingwer hineingeben, die Hitze herunterschalten und zehn Minuten köcheln lassen. Den Herd ausschalten, den Ingwer herausfischen, Kokosmilch und Honig einrühren. Warm servieren.

Arthritis-Ingwer-Tee

Dieser Tee hilft, die von Arthritis betroffenen Gelenke wieder gesund zu machen. Nehmen Sie so viel Ingwer, wie Sie wollen, je mehr Sie nehmen, desto besser lindert er die Entzündung. Eine halbe Tasse Wasser zum Kochen bringen, den Ingwer in feine Scheiben schneiden, in das Wasser geben und fünf Minuten sieden lassen. Den Topf vom Herd nehmen, den Ingwer herausfischen. Einen viertel Teelöffel Kurkuma und einen Esslöffel geschmacklose Gelatine in das heiße Wasser einrühren. Einen Esslöffel Kokosöl zugeben und weiterrühren, bis die Gelatine gelöst ist. Eine halbe bis eine Tasse mit Kalzium angereicherten Orangensaft zufügen. Ein- bis zweimal täglich trinken.

Tonikum

Ein wohlschmeckendes Allzwecktonikum voller Vitamine und Mineralstoffe, das Ihnen die Energie verschafft, in den Tag zu starten. Es eignet sich besonders zum Frühstück, gibt Ihnen aber auch tagsüber jederzeit einen Nährstoffschub. Warm serviert schmeckt es ein wenig wie eine leichte Tomatensuppe. Auf diese Weise können Sie das Kokosöl gut in die Ernährung einbauen. Eine gesunde Alternative zur morgendlichen Tasse Kaffee.

1 Tasse frischer Gemüsesaft *
½ Tasse heißes Wasser
2 Esslöffel Kokosöl
¼ Teelöffel Zwiebelpulver
1 kleine Dose (240 ml) Tomatensoße
1½ Teelöffel frischer Zitronensaft
¼ Teelöffel Meersalz
Pfeffer nach Belieben

Im Entsafter eine Tasse Gemüsesaft zubereiten. Nehmen Sie eine Mischung verschiedener Gemüse, um die beste Kombination von Nähr-

* *Wenn Sie keinen Entsafter besitzen, können Sie statt des Gemüsesafts Wasser verwenden. Geben Sie 1½ Tassen Wasser, Tomatensoße und Zwiebelpulver in einen kleinen Topf. Erhitzen, bis die Mischung heiß ist. Von der Kochstelle nehmen, Zitronensaft und Kokosöl hineinrühren, mit Salz und Pfeffer würzen. Umrühren und genießen.*

stoffen zu erhalten. Geeignet sind Karotten, Rote Bete, Sellerie, Mangold, Spinat, Koriander, Paprika und Zucchini. Kreuzblütlergemüse wie Kohl, Blumenkohl, Brokkoli, Rüben und Bok Choy schmecken sehr streng. Sparsam verwenden!

Wasser, Kokosöl und Zwiebelpulver erhitzen, bis das Öl vollständig geschmolzen ist. Wassermischung, Tomatensoße, Gemüsesaft und Zitronensaft zusammenrühren, nach Geschmack Salz und Pfeffer zugeben. Das Getränk sollte warm genug sein, damit das Kokosöl geschmolzen bleibt. Falls der Geschmack zu streng ist, mit etwas Wasser verdünnen. Umrühren und genießen.

Grünes Tonikum

Um Ihnen einen zusätzlichen Vitamin- und Mineralstoffschub zu verschaffen, können Sie dem oben beschriebenen Tonikum noch einen Löffel der »grünen« Getränkepulver zugeben, die Sie im Bioladen finden. Diese Pulver werden aus getrockneten Algen, Gerste, Alfalfa, Weizengras und anderen Pflanzen hergestellt. Diese Pflanzen enthalten viel Chlorophyll, dem sie auch ihre grüne Farbe verdanken.

Eiweißtonikum

Wenn Sie dem Tonikum etwas Eiweiß hinzufügen möchten, können Sie einfach ein rohes Ei einrühren. Nutzen Sie dazu einen Mixer. Ich bevorzuge Bio-Eier von freilaufenden Hühnern. Rohe Eier enthalten reichlich Vitamine und Mineralstoffe, sie sind eine gute Quelle von hochwertigem Eiweiß. Bei Eiern von freilaufenden Hühnern brauchen Sie sich vor Salmonellen nicht zu fürchten, es gab nie einen dokumentierten Fall von Salmonellen in Eiern von freilaufenden Hühnern, Sie können sie also bedenkenlos essen. Wenn es Ihnen lieber ist, können Sie das Ei auch hart kochen und mit dem Mixer unter das Tonikum mischen.

Anti-Candida-Tonikum

Dieses Tonikum verbindet die Candida-bekämpfende Wirkung des Kokosöls mit den probiotischen Kulturen in Joghurt und Ballaststoffen (Nahrung für die freundlichen Bakterien, die Candida bekämpfen) in geraspelter Kokosnuss und Früchten. Früchte und Stevia dienen zum Süßen. Dieses dickflüssige Tonikum erinnert in Geschmack und Aussehen an ein Smoothie.

¼ Tasse Kokosöl
1 rohes Ei
½ Tasse Früchte*
½ Tasse fein geraspelte Kokosnuss
1 Tasse einfacher Joghurt
8–12 Tropfen flüssige Stevia

Geben Sie das Ei mit dem geschmolzenen Kokosöl in einen Mixer und mixen Sie circa zehn Sekunden. Fügen Sie die restlichen Zutaten hinzu und mixen Sie, bis die Mischung sämig ist.

Halswehsirup

Ein traditionelles Mittel aus Südostasien, das in dem Ruf steht, bei Halsweh Wunder zu wirken. Das Originalrezept verlangt Kokos- oder Palmzucker, der aus dem Saft der Kokosblüte gewonnen wird. Wenn Sie keinen Kokoszucker zur Hand haben, können Sie ersatzweise Sucanat (Rohzucker), Melasse oder Honig nehmen.

1 Esslöffel Kokoszucker
⅛ Teelöffel zerstoßene Pfefferkörner
1 Teelöffel gemahlene Kurkuma oder Kurkumawurzel
1 Tasse Wasser
½ Tasse Kokosmilch

Geben Sie Zucker, Pfefferkörner, Kurkuma und Wasser in einen kleinen Topf. Zum Kochen bringen, die Hitze herunterschalten und köcheln lassen, bis die Flüssigkeit auf die Hälfte reduziert ist. Von der Feuerstelle nehmen, durchseihen und die Kokosmilch zugeben. Nehmen Sie alle ein oder zwei Stunden zwei Teelöffel ein.

Empfohlene Früchte sind Erdbeeren, Himbeeren oder Blaubeeren, da ihr glykämischer Index relativ niedrig ist und sie somit keinen Zucker liefern, der Candida nährt.

Paul Sorses Darmreiniger

Das war eines von Paul Sorses Lieblingsmitteln. Er empfahl es allen, die ein wenig Hilfe bei der Regelmäßigkeit brauchten.

1 Tasse getrocknete oder frische Aprikosen
1 Tasse getrocknete entsteinte Backpflaumen
1 Tasse Wasser
½ Esslöffel frischer Ingwer, gehackt
½ Tasse Yamswurzel, gegart
1 Tasse Kokosmilch
2 Esslöffel Sucanat (roher Zucker) oder Honig

Die getrockneten Früchte über Nacht einweichen. Yamswurzel dämpfen oder backen, bis sie weich ist, beiseitelegen. Geben Sie Früchte und Ingwer in einen Topf und gießen Sie so viel Wasser zu, dass die Früchte gerade bedeckt sind. Nehmen Sie nicht zu viel Wasser. 30 bis 40 Minuten köcheln, bis alles weich ist. Von der Feuerstelle nehmen und einige Minuten abkühlen lassen. Geben Sie die Früchte in eine Küchenmaschine oder einen Mixer und fügen Sie Kokosmilch, Yamswurzel und Sucanat oder Honig hinzu. Pürieren Sie das Ganze, bis die Konsistenz eines dicken Smoothies oder Puddings erreicht ist. Warm servieren. Sie können es wie einen Pudding essen oder zu frisch geschnittenen Früchten, Pfannkuchen, Bananen-Nuss-Brot, Haferbrei und vielem mehr.

Darmreinigungspräparat

Dieses Präparat ist für Menschen mit ernster Verstopfung gedacht. Es führt zu häufiger Darmentleerung, weil verkrusteter und fauliger Abfall aus dem Körper entfernt wird.

½ Tasse Apfelsaft
2 Esslöffel flüssiges Chlorophyll
2 Esslöffel Aloe-Vera-Saft
1 Esslöffel Kokosballaststoffe oder Kokosmehl

Alle Zutaten vermischen und trinken. Nehmen Sie anschließend zwei Kapseln Cascada sagrada mit einem vollen Glas Wasser ein. Cascada sagrada ist eine Pflanze, die die Darmbewegung anregt. Sie führt nicht zur Gewöhnung und kann über längere Zeit gefahrlos täglich eingenommen werden.

Dieser Trunk sollte 30 bis 60 Tage lang jeden Abend getrunken werden. Danach können Sie ihn für unbegrenzte Zeit alle zwei Tage trinken. Durch die abendliche Einnahme kann er über Nacht wirken, sodass Sie sich am Morgen erleichtern können und den Rest des Tages unbeschwert sind.

Cayennepackung
1 Teil Cayennepfeffer
1 Teil Kokosöl

Erhitzen Sie das Kokosöl, bis es heiß ist. Vermischen Sie es mit dem Cayennepfeffer zu einer Paste. Abkühlen lassen. Auf die Haut auftragen und mit einem Pflaster fixieren. Geben Sie untertags bei Bedarf weiteres Kokosöl hinzu, damit die Packung feucht bleibt. Erneuern Sie die Packung täglich. Sie wird zur Heilung von Wunden angewendet, und um Blutungen zu stoppen. Es heißt, die Packung sei wirksamer als traditionelle Kräutermittel wie Beinwell und Aloe.

Oreganobalsam
Grundlage dieses Balsams ist eine Kombination von Kokosöl und Oreganoöl. Oregano ist bekannt als Gewürz auf Pizza und in italienischen Gerichten. Es ist aber auch ein wirksames Fungizid. Seine antimykotischen Eigenschaften sind in dem öligen Anteil der Pflanze konzentriert. Oreganoöl ist ein ätherisches Öl, das in Bioläden verkauft wird. Nehmen Sie nicht das Speiseöl, denn das ist mit anderen Ölen verdünnt. Wählen Sie reines ätherisches Öl. Das ätherische Oreganoöl ist sehr stark und verbrennt bei Kontakt Ihre Haut, seien Sie also vorsichtig. Verwenden Sie es nur gemischt mit Kokosöl. Das Rezept für diesen Balsam ist einfach, Sie brauchen nur die folgenden Zutaten zu mischen: 1 Teil Oreganoöl und 5 Teile Kokosöl.

Tragen Sie das Öl äußerlich auf. Es wirkt gegen Borkenflechte, Pilzinfektionen in der Genitalregion, Fußpilz, Zehnagelpilz, Windelausschlag, Ohrpilze und andere pilzbedingte Probleme. Tiefsitzender Zehnagelpilz ist bekanntermaßen schwer zu behandeln. Selbst mit verschreibungspflichtigen Medikamenten dauert eine Behandlung mehrere Wochen, wenn nicht gar Monate. Dieser Balsam wirkt innerhalb weniger Tage Wunder. Er ist ein exzellentes Mittel gegen Schuppen, reiben Sie einfach ein wenig davon ins Haar und massieren ihn in die Kopfhaut ein. Für die meisten Pilzinfektionen gilt: Reiben Sie das Öl mindestens einmal täglich in die betroffene Stelle ein. Ganz einfach können Sie die Salbe mit der Ecke eines Baumwolltupfers auftragen, die Sie in das Öl tauchen. Bei empfindlicher Haut kann es ein wenig brennen. Das macht nichts. Das Oregano-Aroma ist stark, verfliegt aber sehr schnell, Sie brauchen also nicht zu befürchten, den ganzen Tag wie eine Pizza zu riechen.

Pfefferminzbalsam

Dieser Balsam ist geeignet bei verspannten Muskeln oder Muskelkater, er lindert Entzündungen. Hervorragend bei Rückenschmerzen durch Krämpfe oder Muskelkater. Nehmen Sie reichlich Balsam und massieren Sie ihn tief in die betroffene Stelle ein. Arbeiten Sie das Öl in die Haut ein, damit es in das Gewebe eindringt. Achten Sie darauf, ätherisches Pfefferminzöl und keinen Pfefferminzextrakt zu verwenden.

1 Teil Pfefferminzöl
5 Teile Kokosöl

Nelkenbalsam

Dieser Balsam ist gut bei bakteriellen Entzündungen. Wenden Sie ihn äußerlich auf Haut und Zahnfleisch an. Er wirkt gegen Zahnfleischerkrankungen und Zahnbelag. Tragen Sie ihn mit einem Baumwolltupfer auf. Nelkenöl finden Sie bei den ätherischen Ölen im Bioladen.

1 Teil Nelkenöl
5 Teile Kokosöl

Knochen-, Gelenk- und Knorpelbalsam

Das zugrunde liegende Kräuterpräparat wird von Kräutermedizinern seit Jahren angewendet und hat hervorragende Ergebnisse erbracht. Ich habe es mit Kokosöl neu formuliert, die Ergebnisse waren erstaunlich. Die Kombination heilender Kräuter und der gesunden Wirkung des Kokosöls ergibt ein kräftiges Heilmittel. Der Balsam ist für äußerliche Anwendung bestimmt, aus den Kräutern können Sie auch einen Tee für innerliche Anwendung bereiten.

Dieser Balsam ist nützlich bei allen Verletzungen der Haut, Knochen, Knorpel, Muskeln oder Sehnen. Gut bei Verstauchungen, Muskelzerrungen, Knochenspornen, Krampfadern, Hausausschlägen, Verbrennungen und Schnittwunden – praktisch bei allen Problemen von Knochen und Bindegewebe.

Ich habe mit diesem Balsam gute Ergebnisse erzielt. Meine Frau hatte eine Stressverletzung am Handgelenk, die chronisch wurde und sehr stark schmerzte. Die Schmerzen waren so intensiv, dass sie den Arm kaum noch gebrauchen und nichts heben konnte, das mehr wog als ein paar Pfund. Sie probierte jedes Mittel, das sie finden konnte, schulmedizinisch und traditionell – Cortisonspritzen, Ultraschallbehandlung, flexibler Gips, Massage, Akupunktur usw. – nichts schien zu helfen. Schmerzen und Schwäche blieben fünf Jahre bestehen. Eines Tages rutschte sie in der vereisten Einfahrt aus und fiel auf das Handgelenk. Die Schmerzen waren unerträglich. Ihr Arm war fast völlig lahmgelegt. Drei Wochen später war er immer noch steif und geschwollen. Um ihr zu helfen, suchte ich das Originalrezept für dieses Kräutermittel und modifizierte es durch die Verwendung von Kokosöl. Ich machte einen Salbenwickel um ihren Arm und ihre Hand, den Sie im Bett trug. Am nächsten Tag nahmen wir den Verband ab und waren erstaunt über das Ergebnis. Die Schwellung war vollkommen verschwunden, sie konnte das Handgelenk so gut beugen und bewegen wie seit Wochen nicht mehr. Wir trugen den Balsam weiter jeden Abend auf und beobachteten eine kontinuierliche Besserung.

Von ihrem Erfolg inspiriert, versuchte ich es bei mir selbst. Acht Monate zuvor hatte ich mir einen Finger ausgerenkt. Zuerst dachte ich, es sei nur ein Sporn, weil ich den Finger ohne starke Schmerzen bewegen konnte. Ich versuchte verschiedene normale Salben, ohne

Erfolg. Nach ein paar Wochen ohne Anzeichen einer Besserung suchte ich einen Chiropraktiker auf. Er griff den Finger und brachte ihn mit einem scharfen Ruck und einer Drehung in seine Position zurück. Ich stieß einen Schrei aus, der allen Patienten im Wartezimmer einen Schreck einjagte. Es half, weil ich den Finger wieder etwas bewegen konnte, aber Schmerz und Steifheit hielten noch wochenlang an. Beeindruckt von dem kürzlichen Erfolg meiner Frau tränkte ich einen Verband in dem Knochen-, Gelenk- und Knorpelbalsam und wickelte ihn um meinen Finger. Als ich am nächsten Tag den Verband abnahm, sah der Finger deutlich besser aus. Er heilte schell und ohne Probleme.

Die Zutaten zu der Salbe sind wie folgt:
6 Teile Eichenrinde
6 Teile Beinwellwurzel
3 Teile Eibischwurzel
3 Teile Königskerzenblatt
3 Teile Wasserdost
2 Teile Wermut
1 Teil Lobelie
1 Teil Ehrenpreis
Kokosöl

Geben Sie die Kräuter in einen Behälter aus Glas oder Edelstahl. Gießen Sie so viel geschmolzenes Kokosöl darüber, dass alle Kräuter vollständig bedeckt sind. Das Öl sollte höchstens einen halben Zentimeter über den Kräutern stehen. Um die ätherischen Öle und sekundären Pflanzenstoffe aus den Kräutern zu ziehen, stellen Sie den Behälter für vier Stunden bei 80 Grad in den Backofen.

Nehmen Sie das Gefäß heraus und lassen Sie die Mischung abkühlen, gießen Sie das Öl in einen anderen Behälter und geben Sie die Kräuter wieder in das erste Gefäß zurück und füllen ihn erneut mit geschmolzenem Kokosöl, bis die Kräuter gerade bedeckt sind. Erhitzen Sie auch den zweiten Ansatz für vier Stunden und gießen Sie das Öl ab. Sie können noch einen dritten Ansatz machen, um die restlichen ätherischen Öle auszuziehen.

Der Balsam ist fertig zum Gebrauch. Da Kokosöl als Antioxidans wirkt, hält er sich mehrere Monate. Sie können ihn im Kühlschrank lagern, wenn Sie wollen.

Tragen Sie den Balsam großzügig auf die betroffene Stelle ein und massieren Sie ihn ein. Ist die Stelle für eine Massage zu empfindlich, tauchen Sie sie für fünf bis zehn Minuten in erwärmten Balsam und wickeln dann einen Verband darum. Ist die betroffene Stelle sehr groß, können Sie Baumwollstreifen zum Verbinden nehmen. Sie sollten so viel Balsam auftragen, dass der Verband getränkt ist. Damit das Öl nicht ausläuft und Bettlaken und Kleidung verschmutzt, hüllen Sie den verbundenen Bereich in Plastikfolie. Legen Sie den Verband abends an und tragen Sie ihn während der Nacht, und zwar jede Nacht, bis die Beschwerden abgeklungen sind.

In schweren Fällen können Sie das Problem auch innerlich angehen, indem Sie sich aus den Kräutern dieses Präparats einen Tee zubereiten, den Sie dreimal täglich trinken. Nehmen Sie nur einen Teelöffel von der Kräutermischung ohne das Öl. Übergießen Sie die Kräuter mit siedendem Wasser und lassen Sie sie fünf Minuten ziehen oder bis das Wasser abgekühlt ist. Kochen Sie die Kräuter nicht in dem Wasser, sondern geben Sie das siedende Wasser über die Kräuter. Sieben Sie den Tee vor dem Trinken durch. Wenn Sie wollen, können Sie einen Teelöffel Kokosöl in den Tee geben. Für das beste Ergebnis trinken Sie den Tee und tragen Sie den Balsam auf. Gegen die meisten Beschwerden reicht der Balsam allerdings aus.

Kapitel 9

Heilmittel von A bis Z

Das folgende Kapitel ist eine Liste von Krankheiten und Beschwerden, gegen die sich die Kokosnuss als hilfreich erwiesen hat. Vollständig ist sie allerdings nicht. Paul Sorse empfahl seinen Kunden, zu experimentieren und das Öl in praktisch allen Fällen zu verwenden. Wenn es wirke, sei es gut, dann hätten Sie etwas entdeckt, das Linderung verschafft. Wenn es nicht wirke, werde ja kein Schaden angerichtet, denn das Kokosöl sei harmlos. Schaden kann es nur, wenn Sie bei einer schweren Erkrankung keine professionelle Hilfe suchen.

Die Informationen in diesem Kapitel beruhen auf veröffentlichter medizinischer Literatur und der Forschung und Erfahrung Paul Sorses, des Autors und zahlreicher anderer, die Kokosnuss bei gesundheitlichen Beschwerden angewendet haben. Sie sollen aber keinesfalls die Konsultation eines qualifizierten Mediziners ersetzen oder medizinischen Rat erteilen, sondern lediglich über die nützlichen Eigenschaften der Kokosnuss aufklären. Ich ermuntere Sie ausdrücklich, Entscheidungen, die Ihre Gesundheit betreffen, selbst zu fällen, und zwar auf der Grundlage Ihrer eigenen Nachforschungen und, wann immer nötig, in Partnerschaft mit einem qualifizierten Mediziner.

Adipositas
Siehe Gewichtsmanagement.

AIDS/HIV
Nehmen Sie eine therapeutische Dosis Kokosöl ein, wie auf Seite 249 beschrieben. Essen Sie eine gesunde Kost mit sehr viel frischen, rohen Früchten und Gemüse, viel Kokosfleisch und Kokosmilch. Suchen Sie einen qualifizierten Arzt oder Heilpraktiker auf, der Sie durch den Heilungsprozess führt.

Akne

Waschen Sie das Gesicht mit Seife und Wasser. Tragen Sie jeden Morgen eine dünne Schicht Kokosöl auf und massieren es in die Haut ein. Die Akne kann sich anfänglich verschlimmern, da Giftstoffe aus der Haut ausgeschieden werden; bei fortgesetzter Anwendung wird der Teint aber schon nach wenigen Wochen besser aussehen.

Allergien

Siehe Verstopfte Nase und Autoimmunerkrankungen.

Altersflecken

Man nennt sie auch Leberflecken. Sie sind ein Anzeichen für eine Schädigung der Haut durch freie Radikale. Reiben Sie die Stelle täglich mit Kokosöl ein und nehmen Sie eine Erhaltungsdosis Kokosöl oder andere Kokosprodukte zu sich. Meiden Sie industriell verarbeitete Pflanzenöle, Sonnenschutzlotion und Tabak. Essen Sie mehr frisches rohes Obst und Gemüse. Altersflecken verblassen nur langsam, seien Sie also geduldig.

Alzheimer und andere neurodegenerative Erkrankungen

Zur Prävention von Alzheimer und anderen neurodegenerativen Erkrankungen nehmen Sie täglich zwei bis drei Esslöffel Kokosöl ein, zu Behandlungszwecken mindestens fünf Esslöffel. Teilen Sie die Dosis auf die drei Hautmahlzeiten auf. Die besten Resultate erreichen Sie, wenn Sie die Einnahme von Kokosöl mit einer sehr kohlenhydratarmen Ernährung kombinieren. Beschränken Sie den Kohlenhydratverzehr auf höchstens 30 Gramm täglich. Detailliertere Informationen über Prävention und Behandlung neurodegenerativer Störungen finden Sie in meinem Buch *Stop Alzheimer's Now! How to Prevent and Reverse Dementia, Parkinson's, ALS, Multiple Sclerosis and Other Neurodegenerative Disorders*. Dieses Buch gibt es auch in deutscher Übersetzung: *Stopp Alzheimer! Wie Demenz vermieden und behandelt werden kann.*

Arteriosklerose

Siehe Herz-Kreislauf-Erkrankung.

Arthritis und steife Gelenke

Reiben Sie betroffene Bereiche zweimal täglich mit Kokosöl ein. Für eine sofortige Linderung der Schmerzen massieren Sie die Stelle mit einer Mischung aus Cayennepfeffer und Kokosöl.

Trinken Sie dreimal täglich eine Tasse Arthritis-Ingwer-Tee (Seite 297). Sorgen Sie dafür, dass Sie jeden Tag 1000 IE Vitamin D bekommen, vorzugsweise vom Sonnenlicht, wie auf Seite 114 beschrieben, und außerdem 500 bis 800 Milligramm Magnesium, 1000 Milligramm Vitamin C und 100 Milligramm Traubenkernextrakt. Meiden Sie industriell verarbeitete Pflanzenöle, Süßigkeiten und raffiniertes Getreide. Essen Sie eine ballaststoffreiche Kost mit viel Kokosfleisch, Vollkornprodukten, Bohnen sowie frischem Obst und Gemüse. Essen Sie täglich sechs bis neun Portionen frisches Obst und Gemüse, aber essen Sie nicht zu viel. Mindestens die Hälfte sollte roh sein. Ersetzen Sie Süßigkeiten und Fertiggerichte durch frische Produkte. Essen Sie häufig frische Salate mit selbst gemachten Apfelessigsoßen.

Ein vergifteter Darm kann sich auf eine Arthritis auswirken. Eine schnelle Methode zur Reinigung des Darms und des gesamten Verdauungstrakts ist die Kokosölentgiftung (Seite 287).

Asthma

Trinken Sie mindestens einen Liter Wasser pro 25 Kilogramm Körpergewicht und essen Sie zusätzlich ein bis zwei Teelöffel Salz. Reiben Sie Brust, Nacken, Schultern und Rücken zweimal täglich mit Kokosöl ein. Schlucken Sie die tägliche Erhaltungsdosis Kokosöl, wie auf Seite 248 beschrieben. Dazu jeden Tag 500 Milligramm Magnesium und 500 Milligramm Vitamin C.

Aufgesprungene Lippen

Siehe Dermatitis.

Austrocknung

Kokoswasser ist ein hervorragendes Getränk zur Hydrierung des Körpers. Es enthält Zucker und Elektrolyte, die verbrauchte Nährstoffe schnell wieder auffüllen. Das Wasser junger oder unreifer Kokosnüsse ist dem der reifen Früchte in Geschmack und Qualität überlegen, aber beide sind geeignet. Trinken Sie nicht mehr als 350 Milliliter auf einmal ein. Zuviel kann zu Durchfall führen. Trinken Sie auch viel klares Wasser.

Autoimmunerkrankungen
(Lupus, Multiple Sklerose, Fibromyalgie, Allergien)

Nehmen Sie die Erhaltungsdosis Kokosöl ein, wie auf Seite 248 beschrieben. Verschaffen Sie sich täglich 1000 IE Vitamin D, vorzugsweise durch Sonnenstrahlen, wie auf Seite 114 erklärt. Nehmen Sie täglich 500 bis 800 Magnesium, 1000 Milligramm Vitamin C und 100 Milligramm Traubenkernextrakt ein. Und trinken Sie mindestens ein- bis zweimal täglich den Kokos-Ingwer-Drink oder den Arthritis-Ingwer-Tee (Seite 297). Meiden Sie verarbeitete Pflanzenöle, Süßigkeiten und raffiniertes Getreide. Ernähren Sie sich ballaststoffreich mit viel Kokosfleisch, Vollkornprodukten, frischem Obst und Gemüse. Essen Sie täglich sechs bis neun Portionen Obst und Gemüse, mindestens die Hälfte davon roh, aber essen Sie nicht zu viel. Ersetzen Sie Süßigkeiten und raffinierte oder stark bearbeitete Lebensmittel durch frische Produkte. Treiben Sie täglich etwas Sport und führen Sie die Übungen dabei so intensiv aus, dass Sie ins Schwitzen kommen.

Autoimmunkrankheiten können durch einen vergifteten Darm erheblich beeinflusst werden. Zur Reinigung des Darms und des gesamten Verdauungstrakts sollten Sie die Kokosölreinigung (Seite 284) durchführen. Um dauerhafte Resultate zu erzielen, können drei bis sieben Reinigungstage oder eine noch längere Reinigung erforderlich sein.

Bakterielle und virale Infektionen

Die meisten häufigen bakteriellen und viralen Infektionen lassen sich mit rezeptfreien Mitteln oder Nahrungsergänzungsmitteln behandeln. Das wichtigste Verteidigungsinstrument ist Ihr Immunsystem. Wenn Sie es stärken, kann es die Infektion erfolgreich bekämpfen. Mit der hier beschriebenen Herangehensweise soll Ihrem Immunsystem die Unterstützung gegeben werden, die es braucht, um seine Aufgabe zu erfüllen.

Trinken Sie viel Wasser, damit Ihr Körper gut hydriert bleibt und Giftstoffe ausgewaschen werden. Essen Sie sparsam und nur, wenn Sie hungrig sind. Gönnen Sie sich viel Ruhe. Wenn möglich, gehen Sie an die frische Luft und lassen sich von der Sonne bescheinen. Ergänzungsmittel, deren Einnahme Sie erwägen sollten, sind unter anderem Traubenkernextrakt, Holunderbeerextrakt und Thymusextrakt. Folgen Sie den Anweisungen auf der Packung. Nehmen Sie 1000 Milligramm Vitamin C und dreimal täglich eine Kapsel Cayennepfeffer sowie die auf Seite 248 beschriebene Erhaltungsdosis Kokosöl ein. Nahrungsergänzungsmittel sollten über den Tag verteilt zu den Mahlzeiten eingenommen werden.

Wenn sie sich übergeben müssen und nichts essen können, dann essen Sie nichts. Versuchen Sie, etwas Wasser zu trinken. Wegen seines Gehalts an Vitaminen und Mineralstoffen ist Kokoswasser besonders geeignet. Reiben Sie Kokosöl in die Haut ein und profitieren Sie auf diese Weise davon.

In manchen Fällen können Antibiotika nötig sein, allerdings nur bei ernsten bakteriellen Infektionen. Meiden Sie Antibiotika bei Virusinfektionen, sie können gegen Viren nichts ausrichten, dafür aber Nebenwirkungen verursachen. Eine davon ist die Candida-Überwucherung. Das Problem lässt sich durch die gleichzeitige Einnahme von Kokosöl teilweise verhindern. Wenn Ihnen die Krankheit sehr zu schaffen macht und sich innerhalb weniger Tage keine Besserung zeigt, konsultieren Sie Ihren Arzt oder Heilpraktiker.

Betrifft die Erkrankung Nasennebenhöhlen und Atmung, können sie versuchen, den Pfefferminzbalsam (Seite 303) in Brust und Hals einzumassieren.

Bienenstiche
Siehe Insektenstiche und Insektenbisse.

Blasen
Siehe Schnitte und Wunden.

Blaseninfektion
Siehe Harnwegsinfektion.

Blutdruck

Siehe Hoher Blutdruck.

Blutergüsse

Gegen Schwellung und Schmerzen geben Sie so schnell wie möglich Eis auf die verletzte Stelle. Lassen Sie das Eis 15 Minuten am Platz und machen dann 15 Minuten Pause. Wiederholen Sie die Prozedur mehrere Male. Tragen Sie schonend eine Schicht Kokosöl auf, es kann vier bis acht Mal am Tag wiederholt werden. Sie können auch einen Kokosölverband anlegen, wie auf Seite 242 beschrieben.

Borkenflechte

Siehe Hautpilz.

Candida-Infektion (Kandidose)

Meiden Sie möglichst Antibiotika. Verzichten Sie auf Süßigkeiten und Zucker aller Art und schränken Sie den Obstverzehr ein. Süßen Sie mit Stevia. Lassen Sie alle raffinierten Kohlenhydrate wie Weißbrot oder weißen Reis weg. Nehmen Sie die Erhaltungsdosis oder therapeutische Dosis Kokosöl ein, wie auf den Seiten 249 beschrieben. Essen Sie eine ballaststoffreiche Kost aus Kokosfleisch, Vollkornprodukten, Bohnen und frischem Gemüse. Ballaststoffe sind besonders wichtig, weil sie in Substanzen umgewandelt werden, die helfen, Candida im Darm unschädlich zu machen. Essen Sie täglich Joghurt oder trinken Sie Kefir. Nehmen Sie 1000 Milligramm Vitamin C plus Grapefruitsamenextrakt und Thymusextrakt ein (Anweisungen auf der Packung befolgen), bis Sie eine Besserung spüren. Gehen Sie täglich 20 bis 30 Minuten an die Sonne und beginnen Sie ein tägliches Sportprogramm. Bei einer zusätzlichen Scheideninfektion *siehe* Scheidenpilzinfektion.

Systemische Pilzinfektionen sind oft schwer zu behandeln. Der beste Einstieg ist die Kokosölentgiftung (Seite 284). Für ein dauerhaftes Ergebnis brauchen Sie möglicherweise mehrere Drei-Tage-Kuren oder mindesten eine Sieben-Tage-Entgiftung.

Chlamydien-Infektion
Siehe Bakterielle und virale Infektionen.

Chronisches Erschöpfungssyndrom (CFS)
Die genaue Ursache des chronischen Erschöpfungssyndroms (CFS, nach dem englischen Chronic Fatigue Syndrome) ist unbekannt, aber allgemein nimmt man an, dass es durch eine chronische Entzündung ausgelöst wird, die der Körper nicht vollständig überwunden hat. Alle Viren, Bakterien, Pilze oder Parasiten – auch eine Kombination davon – können zu chronischer Erschöpfung beitragen. Die wahrscheinlichsten Auslöser sind Herpes-Viren, das Eppstein-Barr-Virus, Candida und Giardien. Kokosöl kann hilfreich sein, weil es viele der möglicherweise beteiligten Organismen tötet. Außerdem steigert es die Energie, regt den Stoffwechsel an und stärkt auf diese Weise das Immunsystem. Eine grundlegende Therapie des CFS bestünde in einer Stärkung des Immunsystems, damit der Körper selbst mit dem Problem fertig wird. Eine hilfreiche Kur ist die Einnahme von Grapefruitkernextrakt, Holunderbeerenextrakt und Thymusextrakt. Folgen Sie den Anweisungen auf der Packung und setzen Sie die Einnahme fort, bis Sie eine Besserung spüren. Nehmen Sie ständig 1000 Milligramm Vitamin C, eine Kapsel Cayennepfeffer und die Erhaltungsdosis Kokosöl ein, wie auf Seite 248 beschrieben. Gehen Sie an die frische Luft und holen sie sich heilende Sonnenstrahlen, wie auf den Seiten 114 erklärt. Essen Sie eine Vollwertkost mit viel frischem rohem Obst und Gemüse. Bauen Sie Kokosöl und Kokosmilch in Ihre Ernährung ein. Hilfreich wäre auch kultivierte Kokosnuss (Seite 277) oder eine andere Quelle freundlicher Bakterien.

Colitis
Siehe Darmgesundheit.

Darmgesundheit (Verstopfung, Darmkrebs, Colitis, Morbus Crohn, Reizdarmsyndrom)
Kokosfleisch und Kokosöl reparieren, regenerieren, reinigen und vitalisieren das Verdauungssystem. Vom Mund bis zum Enddarm putzt und poliert Kokosnuss und nährt die Zellen. Sie hilft, den Tonus der

Darmmuskulatur und den pH-Wert zu verbessern. Deshalb ist der Verzehr von Kokosfleisch und Kokosöl bei allen Problemen im Zusammenhang mit dem Darm hilfreich. Der erste Schritt zur Darmgesundheit besteht darin, die Rohre sauber und den Fluss im Gang zu halten. Dazu sollte die Nahrung mindestens 20 bis 35 Gramm Ballaststoffe enthalten. Kokosfleisch ist eine ausgezeichnete Quelle, ebenfalls geeignet sind Vollkornbrot, Kleie, Naturreis, Bohnen, frisches Obst (Pflaumen, Aprikosen, Äpfel), Gemüse und Nüsse. Ihre Ernährung sollte hauptsächlich aus frischem Obst und Gemüse bestehen. Trinken Sie täglich einen Liter Wasser pro 25 Kilogramm Körpergewicht. Geben Sie ein bis zwei Teelöffel nicht raffiniertes Meersalz hinzu. Schränken Sie den Kaffee- und Alkoholkonsum ein, denn beide können den Stuhl hart und trocken machen. Vermeiden Sie die Langzeiteinnahme von Abführmitteln, sie können die Rektalvenen reizen. Treiben Sie regelmäßig Sport, es hilft, die Nahrung durch den Verdauungstrakt zu bewegen und kräftigt die Muskeln. Nehmen Sie täglich 800 Milligramm Magnesium, 1000 bis 2000 Milligramm Vitamin C und eine Erhaltungsdosis Kokosöl ein. Und verschaffen Sie sich täglich 1000 IE Vitamin D. Die beste Quelle ist das Sonnenlicht, wie auf den Seiten 114 beschrieben. Und *last, but not least,* essen Sie regelmäßig kultivierte Kokosnuss (Seite 277) oder ungesüßten Joghurt, es hilft, eine gesunde Darmflora aufzubauen und zu erhalten.

Das schnellste Mittel zur Wiederherstellung einer gesunden Darmflora und zur Heilung von geschädigtem und entzündetem Gewebe ist die Kokosölentgiftung (Seite 284). Es können mehrere Drei-Tage-Reinigungskuren oder eine oder mehr Sieben-Tages-Kuren nötig sein, um das gewünschte Resultat zu erzielen.

Darmkrebs
Siehe Darmgesundheit.

Darmparasiten
Folgen Sie den Anleitungen für die Parasitenkur auf Seite 293. Planen Sie eineinhalb Tage für die Kur ein.

Dehnungsstreifen

Schwangere sollten schon vor der Geburt des Babys gegen Dehnungsstreifen vorgehen. Geben Sie vor der Geburt Kokosöl auf Bauch, Hüf-
ten und Unterleib. Setzen Sie die Behandlung nach der Geburt fort, bis
der Bauch wieder normal ist. Außerdem sollten Sie täglich Kokosöl
und Kokosprodukte zu sich nehmen.

Dermatitis

Massieren Sie warmes Kokosöl tief in die erkrankte Stelle ein und wiederholen Sie den Vorgang vier bis acht Mal täglich, bis sich eine Besserung zeigt. Tritt keine baldige Besserung ein, sollten Sie einen ölgetränkten Verband anlegen, wie auf Seite 242 beschrieben. Hilfreich ist
es auch, die betroffenen Stellen täglich 15 bis 20 Minuten direkt den
Sonnenstrahlen aussetzen.

Diabetes

Verbannen Sie Süßigkeiten, raffinierte Kohlenhydrate und verarbeitete Pflanzenöle aus Ihrer Ernährung. Essen Sie eine ballaststoffreiche
Kost mit Kokosnuss, Vollkornprodukten, Bohnen und viel frischem
rohen Gemüse. Verwenden Sie Kokosöl zum Kochen und Braten.
Nehmen Sie die Erhaltungsdosis Kokosöl ein, wie auf Seite 248 beschrieben. Schlucken Sie ein Multivitaminpräparat, das mindestens
50 µg Chrom, 50 Milligramm Zink, 500 Milligramm Vitamin C und
500 Milligramm Magnesium enthält. Nehmen Sie zur Verbesserung
der Durchblutung zu allen Mahlzeiten eine bis drei Kapseln Cayennepfeffer ein. Beginnen Sie ein Sportprogramm und gehen sie jeden Tag
20 bis 30 Minuten an die Sonne. Lassen Sie den Fortschritt von einem
Arzt überwachen.

Druckgeschwüre

Desinfizieren Sie die Stelle mit Sauerstoffperoxid oder kolloidalem Sil-
ber. Machen Sie einen Kokosölverband wie auf Seite 242 beschrieben.
Den Verband feuchthalten und täglich wechseln, bis das Geschwür
abgeheilt ist.

Ekzeme
Siehe Dermatitis.

Erkältungen
Trinken Sie viel Wasser. Schlucken Sie 500 bis 1000 Milligramm Vita-min C, vorzugsweise mit Bioflavonoiden. Suchen Sie nach einem Er-gänzungsmittel, das beides enthält. Trinken Sie Kamillen- oder Pfef-ferminztee mit einem Esslöffel Kokosöl. Massieren Sie die Muskeln von Hals, Schultern und Brust zweimal täglich mit Kokosöl ein. *Siehe auch* Verstopfte Nase.

Falten
Massieren Sie ein- bis zweimal täglich Kokosöl in die Haut ein. Essen Sie jeden Tag Kokosprodukte und das Äquivalent einer Erhaltungsdo-sis Kokosöl. Meiden Sie raffinierte Pflanzenöle und Tabak und essen Sie täglich neun Portionen Gemüse, aber essen Sie nicht zu viel.

Fibromyalgie
Nehmen Sie täglich eine Erhaltungsdosis Kokosöl sowie ein Multivit-amin- und Mineralstoff-Ergänzungsmittel ein. Reiben Sie schmerz-hafte Stellen mit Kokosöl oder Pfefferminzbalsam (Seite 303) ein. Trei-ben Sie täglich etwas leichten aeroben Sport, beispielsweise Walking. Essen Sie täglich mindestens sechs bis neun Portionen frisches Obst und Gemüse. Meiden Sie verarbeitetes Pflanzenöl und gehärtete Öle. Einzelheiten finden Sie bei der Kokosölentgiftung auf Seite 284. *Siehe auch* Autoimmunerkrankungen.

Fieberbläschen
Fieberbläschen werden durch das Herpes-Simplex-Virus hervorgeru-fen, sie bilden sich meistens im Gesicht, in der Regel um den Mund herum. Zerdrücken Sie eine Lysintablette zu Pulver, geben Sie Kokos-öl hinzu und streichen es auf die infizierte Stelle, sobald Sie spüren, dass sich die Bläschen bilden. Decken Sie es mit Micropore-Pflaster ab und lassen es über Nacht einwirken. Nehmen Sie eine Erhaltungsdosis Kokosöl wie auf den Seiten 248 beschrieben. Verwenden Sie Lysin

nicht länger als drei Wochen, es könnte sonst zu einem Ungleichgewicht gegenüber anderen Aminosäuren führen.

Furunkel
Siehe Schnitte und Wunden.

Fußpilz
Siehe Nagel- und Fußpilz.

Gallenblasenerkrankungen
Menschen, die an einer Erkrankung der Gallenblase leiden oder eine Gallenblasenoperation hinter sich haben, sollten alle anderen Fette und Öle meiden. Verwenden Sie in der Küche ausschließlich Kokosöl, und nehmen Sie nur so viel, wie Ihr Körper verträgt. Das ist bei jedem Menschen verschieden. Fett in der Nahrung ist wichtig, für eine gute Verdauung und die Aufnahme wichtiger Nährstoffe sogar notwendig. Ohne ausreichend Fett in der Nahrung können Nährstoffdefizite entstehen. Viele schützende Antioxidantien sind fettlösliche Vitamine, die ohne Nahrungsfett nicht absorbiert werden können.

Gangrän
Nehmen Sie täglich die Erhaltungsdosis Kokosöl und zu jeder Mahlzeit eine bis drei Kapseln Cayennepfeffer, um die Durchblutung zu steigern. Geben Sie Kokosöl oder einen Cayenne-Umschlag (Seite 302) auf die betroffene Stelle.

Gewichtsmanagement
Gewichtsmanagement ist ein komplexes Problem, für dessen Besprechung der Platz in diesem Buch nicht ausreicht. Nur so viel: Essen Sie täglich zwei bis drei Esslöffel Kokosöl mit den Mahlzeiten. Trinken Sie pro 25 Kilogramm Körpergewicht einen Liter Wasser täglich, das meiste davon zwischen den Mahlzeiten, weil es hilft, den Appetit zu zügeln. Essen Sie viel frisches Obst und Gemüse und achten Sie auf ballaststoffreiche Nahrungsmittel (wie die Kokosnuss). Streichen Sie weitgehend Süßigkeiten und raffinierte Kohlenhydrate (Weißbrot und

Reis). Beginnen Sie ein Sportprogramm. Nehmen Sie ein Multivitaminpräparat ein. Eine ausführlichere Beschreibung, wie Sie Kokosöl zum Abnehmen einsetzen können, finden Sie in meinem Buch *Eat Fat, Look Thin*.

Giftefeu oder Gifteiche

Reiben Sie die betroffene Stelle mit Pfefferminzbalsam ein und legen Sie einen Verband an. *Siehe auch* Dermatitis.

Grippe

Siehe Bakterielle und virale Infektionen.

Gürtelrose

Siehe Bakterielle und virale Infektionen.

Haar-Conditioner

Massieren Sie ein bis zwei Teelöffel sehr warmes Kokosöl oder Kokosmilch ins Haar. Wenn möglich, umwickeln Sie es mit einem heißen Handtuch. Lassen Sie das Öl mindestens 30 Minuten lang auf Haar und Kopfhaut einwirken. Shampoonieren Sie das Haar. Sie können das Öl auch abends vor dem Zubettgehen auftragen. Setzen Sie ein Duschhäubchen auf, gehen Sie zu Bett und waschen Sie das Öl am nächsten Morgen aus. Verreiben Sie nach dem Waschen ein paar Tropfen Kokosöl in den Händen und kämmen Sie damit durch das Haar. Nehmen Sie nicht zu viel, nur gerade so viel, dass das Haar gesund schimmert. Kokosöl gibt dem Haar Fülle und Glanz, es befreit von Schuppen.

Hämorrhoiden

Massieren Sie die betroffene Stelle vier bis sechs Mal täglich vorsichtig mit Kokosöl. Essen Sie jeden Tag mindestens dreieinhalb Esslöffel Kokosöl und nehmen Sie 1000 Milligramm Vitamin C ein. Hilfreich wären außerdem 100 Milligramm Traubenkernextrakt und eine Kapsel Cayennepfeffer zu jeder Mahlzeit. Setzen Sie die Behandlung fort, bis die Beschwerden nachlassen. Hämorrhoiden sind häufig die Folge von Verstopfung, essen Sie also regelmäßig eine ballaststoffreiche Kost. Kokosfleisch ist eine hervorragende Quelle von Ballaststoffen, andere gute Quellen sind Vollkornbrot, Kleie, Naturreis, Bohnen, frische Früchte (Pflaumen, Aprikosen, Äpfel), Gemüse und Nüsse. Trinken Sie viel Wasser: einen Liter pro 25 Kilogramm Körpergewicht. Reduzieren Sie Kaffee und Alkohol, denn beide können den Stuhl trocken und hart machen. Nehmen Sie keine Abführmittel über längere Zeit ein, sie können die Rektalvenen reizen. Essen Sie regelmäßig kultivierte Kokosnuss (Seite 277) oder Joghurt. Treiben Sie jeden Tag Sport, es hilft, Verstopfung zu vermeiden und stärkt die Muskeln am Darmausgang. Und schließlich: Drücken Sie nicht bei der Stuhlentleerung.

Bei schweren Hämorrhoiden können Sie Hamameliswasser versuchen, das adstringierend wirkt. Tränken Sie einen Baumwolltupfer mit destilliertem Hamameliswasser und geben Sie es nach jedem Stuhlgang sowie mehrmals täglich auf die Hämorrhoiden, um das Schrumpfen der geschwollenen Vene zu unterstützen. Die besten Resultate erzielen Sie, wenn Sie den Tupfer zehn bis 15 Minuten auf der betroffenen Stelle belassen. Anschließend tragen Sie eine Schicht Kokosöl auf, um die Heilung zu beschleunigen. Der auf Seite 302 beschriebene Cayennepfeffer-Umschlag beschleunigt die Heilung ebenfalls.

Die Ursache von Hämorrhoiden ist oftmals ein angeschlagenes Verdauungssystem. Dagegen empfiehlt sich die Kokosölentgiftung (Seite 284).

Halitose
Siehe Mundgeruch.

Halsweh
Nehmen Sie alle ein bis zwei Stunden einen Esslöffel Halswehsirup (Seite 300) ein. Trinken Sie viel Wasser und schlucken Sie täglich 500 Milligramm Vitamin C. Essen Sie jeden Tag drei bis vier Esslöffel Kokosöl. Massieren Sie Kokosöl in Hals und Brust ein.

Harnwegsinfektion
Trinken Sie über den Tag verteilt sechs bis acht Glas Wasser und essen Sie mindestens dreieinhalb Esslöffel Kokosöl. Beginnen Sie in dem Moment, wo Sie spüren, dass eine Infektion im Anmarsch ist. Je früher Sie die Behandlung beginnen, desto schneller sind Sie die Infekti-

on wieder los. Gleichzeitig sollten Sie Cranberrysaft trinken. Der aktive Inhaltsstoff in Cranberrysaft, der vor Harnwegsinfektionen schützt, ist eine Gruppe kräftiger Antioxidantien, die sogenannten Proanthocyanidine. Diese Antioxidantien finden sich auch in Traubenkernen. Proanthocyanidine erhalten Sie im Bioladen als Nahrungsergänzungsmittel, suchen Sie nach Traubenkernextrakt, Pycnogenol oder PCO.

Hautjucken

Kokosöl ist ein hervorragendes Mittel, um juckende oder gereizte Haut zu beruhigen. Sie brauchen nichts weiter zu tun, als warmes Kokosöl in die betroffene Stelle einzumassieren. So oft wie nötig wiederholen.

Herz-Kreislauf-Erkrankungen

Nehmen Sie die Erhaltungsdosis Kokosöl ein, wie auf Seite 248 beschrieben. Verbannen Sie alle verarbeiteten Pflanzenöle und gehärteten Öle sowie alle Lebensmittel, die solche enthalten, aus Ihrer Ernährung. Essen Sie eine ballaststoffreiche Kost mit viel Kokosfleisch, Vollkornprodukten, Bohnen und frischem Gemüse. Schlucken Sie ein Multivitaminpräparat, das alle B-Vitamine (Thiamin, Riboflavin, Niacin, Biotin, B12, Folsäure usw.) und mindestens 100 Milligramm B6 enthält. Verschaffen Sie sich täglich 1000 IE Vitamin D, vorzugsweise aus dem Sonnenlicht, wie auf den Seiten 114 beschrieben. Nehmen Sie 1000 Milligramm Vitamin C, 500 bis 800 Milligramm Magnesium, 100 Milligramm Traubenkernextrakt und 60 Milligramm CoQ10 ein. Außerdem zur Verbesserung der Durchblutung zu allen Mahlzeiten eine bis drei Kapseln Cayennepfeffer. Wenn es Ihr Arzt erlaubt, beginnen Sie ein Sportprogramm.

Hautpilz (Fußpilz, Borkenflechte, Pilzinfektion in der Genitalregion, Nagelpilz)

Massieren Sie drei bis sechs Mal täglich Kokosöl in die infizierte Stelle ein oder legen Sie einen Kokosölverband an, wie auf Seite 242 beschrieben. Wenn möglich, setzen Sie den infizierten Bereich 20 Minuten täglich dem Sonnenlicht aus (*siehe* Zehnagel- und Fußpilz). Die

Prozedur ist sehr effektiv, schon nach einer Woche sollten Sie sehen, wie sich eine neue, gesunde Haut bildet.

Tragen Sie Kokosöl auf und halten Sie die betroffene Stelle feucht. Bei Fußpilz tragen Sie abends reichlich Öl auf, stecken den Fuß in eine Plastiktüte und ziehen zum Fixieren eine Socke darüber. Am Morgen entfernen Sie die Tüte, und wenn Sie das Öl auf dem Fuß lassen können, so lassen Sie es darauf. Wenn nicht, wischen Sie es ab. Setzen Sie die infizierte Haut mindesten 30 Minuten täglich direkter Sonnenbestrahlung aus. Wiederholen Sie die Prozedur jeden Abend.

Haut- und Nagelpilz wird man oft nur schwer wieder los. Wenn die Infektion durch die beschriebene Methode nicht vollständig beseitigt wird, wiederholen Sie die Prozedur mit Oreganobalsam.

Wiederkehrende Pilzinfektionen sind ein Anzeichen für eine systemische Candida-Infektion. Dieses Problem lässt sich am besten mit der Kokosölentgiftung angehen (Seite 284).

Hoher Blutdruck

Setzen Sie mehr frisches Obst und Gemüse auf Ihren Speisezettel – mindestens sechs bis neun Portionen pro Tag. Meiden Sie alle verarbeiteten Speiseöle. Verwenden Sie Kokosöl zur Zubereitung Ihres Essens und nehmen Sie zusätzlich die Erhaltungsdosis ein, wie auf den Seiten 248 beschrieben. Schlucken Sie täglich 500 bis 800 Milligramm Magnesium, ein Multivitaminpräparat und eine oder zwei Kapseln Cayennepfeffer zu den Mahlzeiten. 300 bis 450 Milliliter Kokoswasser täglich können hilfreich sein, das Wasser liefert viel Kalium.

Hypertonie

Siehe Hoher Blutdruck.

Immunsystem

Ausreichend Sonnenlicht, regelmäßiger Sport, eine Ernährung mit viel Obst und Gemüse, eine positive mentale Einstellung, ausreichend Schlaf, wenig Stress, sauberes Wasser, frische Luft und eine Erhaltungsdosis Kokosöl stärken das Immunsystem.

Insektenbisse und -stiche

Massieren Sie Kokosöl in die betroffene Stelle ein. Warmes Öl dringt tiefer ein und bringt schnellere Resultate. Es lindert Brennen, Jucken und Entzündung. Zwei- bis dreimal täglich auftragen.

Insektenschutzmittel

Eine Mischung aus Kokosöl und Pfefferminzöl ergibt ein sehr wirksames natürliches Insektenschutzmittel. Siehe Pfefferminzbalsam auf Seite 303. Reiben Sie die freiliegende Haut damit ein.

Juckende Ohren

Siehe Ohrpilz.

Kalte Hände und Füße

Siehe Schilddrüsenunterfunktion.

Karies

Siehe Zahnfleischerkrankungen und Karies.

Karpaltunnelsyndrom

Trinken Sie täglich zwei bis drei Tassen Arthritis-Ingwer-Tee (Seite 297). Nehmen Sie die Erhaltungsdosis Kokosöl ein, wie auf Seite 248 erklärt. Das erreichen Sie auch, wenn Sie den Tee trinken. Nehmen Sie ein Multivitamin-Ergänzungspräparat ein, das alle B-Vitamine, besonders B6 enthält, und zusätzlich 1000 Milligramm Vitamin C und 500 Milligramm Magnesium liefert. Verzichten Sie auf verarbeitete Pflanzenöle, Süßigkeiten, Kaffee und Tabak. Essen Sie täglich sechs bis neun Portionen frisches Obst und Gemüse, aber essen Sie nicht zu viel. Massieren Sie die betroffene Stelle zweimal täglich mit warmem Kokosöl.

Katarakt (grauer Star)

Geben Sie mit einer Pipette einige Tropfen frischen Saft einer Kokosnuss in jedes Auge. Tränken Sie einen Waschlappen in heißem Wasser, wringen Sie ihn aus, legen Sie sich hin und platzieren Sie den warmen, feuchten Waschlappen für ungefähr zehn Minuten auf die Augen.

Nehmen Sie die Erhaltungsdosis Kokosöl ein, wie auf Seite 248 beschrieben. Schlucken Sie täglich 1000 Milligramm Vitamin C und 50 bis 100 Milligramm Traubenkernextrakt. Ernähren Sie sich überwiegend von frischem Obst und Gemüse.

Körper- und Fußgeruch

Körpergeruch entsteht hauptsächlich durch in der Haut lebende Bakterien und Pilze. Paradoxerweise kann Baden die Lage verschlimmern. Die Hautoberfläche sollte leicht sauer sein, dann ist sie ein unwirtliches Umfeld für ärgerliche Mikroorganismen. Seife und Wasser entfernen diese saure Schutzschicht, sodass der Körper anfällig ist für die Ansiedelung von Organismen, die unangenehmen Geruch fördern. Kokosöl kann helfen, die natürliche Balance des Körpers wiederherzustellen und Sie vor geruchsverursachenden Keimen zu schützen. Wenn es nicht allzu schlimm ist, reicht es, ein wenig Öl unter dem Arme, auf die Füße oder andere Stellen geben, wo es nötig ist. Ansonsten erhalten Sie besseren Schutz, wenn Sie Kokosöl mit einer sauren Lösung kombinieren. Nach dem Bad können Sie den sauren Schutzschild schnell wiederherstellen, indem Sie den Körper mit einer leicht sauren Lösung abspülen, zum Beispiel mit einer geruchlosen Mischung aus Wasser und Vitamin-C- oder Zitronensäurepulver. Rühren Sie einen Teelöffel Pulver in eine Tasse Wasser. Stellen Sie nach dem Duschen das Wasser ab und übergießen Sie den Körper mit dieser Lösung; achten Sie darauf, dass es auch unter die Arme und in den Intimbereich gelangt. Es wirkt Wunder.

Bei hartnäckigem oder besonders starkem Körpergeruch verwenden Sie den Oreganobalsam (Seite 302). Viele haben vor allem Probleme mit Fußgeruch, der oft durch einen Pilz hervorgerufen wird. Waschen Sie die Füße mit Wasser und Seife und massieren Sie eine dünne Schicht Oreganobalsam ein: Achten Sie darauf, dass er auch in Risse und Falten gelangt. Täglich wiederholen.

Krampfadern

Massieren Sie drei bis sechs Mal täglich warmes Kokosöl in die betroffene Stelle ein. Schlucken Sie jeden Tag 1000 Milligramm Vitamin C, 100 Milligramm Traubenkernextrakt und 500 Milligramm Magnesium, plus eine bis drei Kapseln Cayennepfeffer zu jeder Mahlzeit. Trinken Sie jeden Tag einen halben Liter Kokoswasser und essen Sie dreieinhalb Esslöffel Kokosöl. Essen Sie mehr Ballaststoffe, besonders frisches oder getrocknetes Kokosfleisch.

Krebs

Meiden Sie alle Pflanzenöle, gehärteten Öle und Zucker – auch natürliche Zucker –, weil sie allesamt die Funktion des Immunsystems unterdrücken. Nehmen Sie zum Süßen Stevia. Nehmen Sie die Erhaltungsdosis oder die therapeutische Dosis Kokosöl ein, wie auf den Seiten 248 beschrieben. Massieren Sie Kokosöl in die Haut ein, vor allem über den Bereichen, wo der Krebs sitzt. Achten Sie darauf, frisches Obst und Gemüse, überwiegend roh, zu essen. Verzichten Sie auf alle industriell verarbeiteten und raffinierten Lebensmittel, einschließlich von abgepackten Fertiggerichten. Essen Sie viel frische grüne Salate mit Kokosöl- und Kokosmilchdressing. Nehmen Sie Thymusextrakt ein, und beachten Sie dabei die Anweisungen auf der Packung. Dazu ein Antioxidantien-Ergänzungsmittel, das die Vitamine A und E, Zink und Selen liefert. Sorgen Sie für eine ausreichende Versorgung mit Vitamin C, das sind mindestens 1000 Milligramm, und nehmen Sie 100 Milligramm Traubenkernextrakt ein. Schlucken Sie zu jeder Mahlzeit eine Kapsel Cayennepfeffer, um die Durchblutung zu verbessern und den Sauerstofftransport zu den Zellen zu erhöhen. Beginnen Sie ein tägliches Sportprogramm. Verschaffen Sie sich 1000 IE Vitamin D, vorzugsweise durch Sonnenstrahlen, wie auf den Seiten 114 beschrieben. Konsultieren Sie einen Arzt oder Heilpraktiker, der Sie durch den Heilungsprozess begleitet.

Läuse

Kopfläuse sind Parasiten, die sich in der Kopfhaut einnisten und sich vom Blut des Wirts ernähren. Um sie loszuwerden, sollten Sie zunächst durch Kämmen so viele Läuse wie nur möglich entfernen. Dazu massieren Sie etwas Kokosöl in Kopfhaut und Haar. Nehmen Sie nur so wenig, dass das Haar bedeckt, aber nicht ölig ist. Kämmen Sie das Haar mit einem feinzinkigen Kamm, den Sie von der Kopfhaut bis zu den Haarspitzen ziehen. Spülen Sie jedes Mal die ausgekämmten

Läuse ab. Nach dem Kämmen waschen Sie das Haar gründlich mit Shampoo und rubbeln Sie vor allem hinter den Ohren und im Nacken, wo sich Läuse besonders gerne einnisten. Trocknen Sie die Haare. Geben Sie reichlich Kokosöl oder Kokosmilch hinein und massieren Sie es tief in Kopfhaut und Haare. Lassen Sie das Öl so lange wie möglich einwirken, mindestens aber zwölf Stunden. Geben Sie bei Bedarf weiter Öl oder Milch zu, damit die Kopfhaut feucht bleibt. Wenn Sie es abends auftragen, setzen Sie im Bett ein Duschhäubchen auf. Kämmen Sie das Haar erneut durch und entfernen Sie alle Läuse, die Sie finden. Die meisten sollten inzwischen tot sein. Shampoonieren Sie das Haar. In der Regel reicht diese Kur, die Läuse loszuwerden. Wenn nötig, wiederholen Sie die Prozedur. Eine stärkere Wirkung erzielen Sie, wenn Sie statt des Kokosöls den Oreganobalsam (Seite 302) verwenden.

Lebensmittelvergiftung
Siehe Bakterielle und virale Infektionen.

Lebererkrankungen
Der Verlauf von Lebererkrankungen wie Hepatitis oder Zirrhose kann durch den regelmäßigen Verzehr von Kokosöl positiv beeinflusst werden. Die mittelkettigen Fettsäuren im Kokosöl schützen das Lebergewebe vor Schäden durch freie Radikale – eine der Hauptursachen einer Leberschädigung. Die MCFA helfen auch bei der Bekämpfung der Infektion. Folgen Sie dem Erhaltungsprogramm von Seite 248. Nahrungsergänzungsmittel, die Silymarin, einen Extrakt aus der Mariendistel, enthalten, können zur Regenerierung der Leberfunktion beitragen. Nehmen Sie täglich 1000 Milligramm Vitamin C ein und meiden Sie verarbeitetes Pflanzenöl, gehärtete Öle und Alkohol.

Leberflecken
Siehe Altersflecken.

Libido
Frisches junges Kokoswasser stimuliert und stärkt die Reproduktionsfunktion, besonders beim Mann. Es ist eine natürliche Alternative zu

Viagra. Wichtig ist, dass das Wasser von einer grünen oder unreifen Kokosnuss stammt. Das Wasser in den reifen Kokosnüssen, die normalerweise im Laden angeboten werden, ist wirkungslos. Außerdem muss das Wasser frisch getrunken werden. Ab dem Moment, wo die Kokosnuss geöffnet wird, verliert das Wasser seine Wirkung. Das im Handel angebotene abgepackte Kokoswasser hat möglicherweise diese Wirkung bereits eingebüßt.

Lupus
Siehe Autoimmunerkrankungen.

Magengeschwüre
Magengeschwüre werden durch Bakterien verursacht, die sich in die Magenwand eingraben. Die MCFA im Kokosöl können diese Organismen töten. Nehmen Sie die Erhaltungsdosis oder die therapeutische Dosis Kokosöl ein, wie auf den Seiten 248 beschrieben. Würzen Sie Ihre Gerichte mit Cayennepfeffer, so viel Sie ertragen. Wenn Sie nicht gern scharf essen, können Sie Cayennepfeffer in Gelatinekapseln kaufen und zu jeder Mahlzeit eine oder zwei davon schlucken. Die Kapseln erhalten Sie in Apotheken oder Bioläden.

Bleibt das Geschwür weiter bestehen, sollten Sie die Kokosölentgiftung (Seite 284) in Erwägung ziehen.

Magensäuremangel
Siehe Verdauungsstörungen.

Magenverstimmung
Bei akuter Magenverstimmung nehmen Sie zwei Esslöffel Kokosöl. Wenn nötig, nach sechs Stunden einen weiteren Esslöffel. Siehe auch Verdauungsstörungen.

Mangelernährung
Verwenden Sie zum Kochen Kokosöl. Nehmen Sie ein Multivitamin- und Mineralstoffpräparat ein. Essen Sie mehr frisches Obst, Gemüse und Vollkornprodukte. Meiden Sie Fertiggerichte. Essen Sie so oft wie

möglich frische Kokosnuss und Kokosmilch und nehmen Sie die tägliche Erhaltungsdosis Kokosöl ein, wie auf Seite 248 beschrieben.

Masern
Siehe Bakterielle und virale Infektionen.

Mononukleose
Siehe Bakterielle und virale Infektionen.

Morbus Crohn
Siehe Darmgesundheit.

Moskitostiche
Siehe Insektenstiche und -bisse.

Multiple Sklerose
Siehe Autoimmunerkrankungen.

Mundgeruch
Für einen frischen Atem mischen Sie zwei Tropfen Pfefferminzöl mit einem Teelöffel Kokosöl. Spülen Sie den Mund gründlich mit dieser Mischung. Spucken Sie das Öl aus und wiederholen Sie die Prozedur jeden Tag.

Muttermale
Muttermale können allein durch Kokosöl entfernt werden. Geben Sie einen in Kokosöl getränkten Verband auf das Muttermal (siehe detaillierte Beschreibung auf Seite 242). Der Verband sollte feucht bleiben, beginnt er zu trocknen, geben Sie Kokosöl nach. Halten Sie das Muttermal in ständigem Kontakt zu dem Verband, den Sie täglich wechseln sollten. Abhängig von der Größe des Muttermals kann das Verfahren mehrere Wochen dauern. Nach sechs Tagen sollten Sie den Verband für einen Tag abnehmen und der Haut eine Pause gönnen. Behalten Sie den Rhythmus bei, bis das Muttermal verschwunden ist.

Nasenbluten

Sofern das Nasenbluten nicht durch eine Verletzung hervorgerufen wird, ist es häufig eine Reaktion auf Wetter und Raumklima. Kalte, trockene Luft trocknet die Nasenwege aus, die Schleimhäute jucken, brennen und reißen ein. Reizung und verkrusteter Schleim verlocken zum Kratzen. Das Aufweichen und Befeuchten der Nasenwege verhindert trockene und rissige Schleimhaut und damit auch das Nasenbluten. Dazu ist das Kokosöl bestens geeignet. Geben Sie reichlich Öl auf die Fingerspitze und reiben Sie es in die Nasenlöcher ein. Legen Sie sich auf den Rücken, damit es in die Nebenhöhlen läuft. Nehmen Sie zur Stärkung der Kapillaren in den Nasengängen täglich mindestens 500 Milligramm Vitamin C und 25 Milligramm Traubenkernextrakt ein.

Kokosöl kann auch die Blutung stillen. Bei leichtem Nasenbluten geben Sie reichlich Kokosöl auf den Finger und reiben es in das Nasenloch. Um zu verhindern, dass das Blut in den Rachen läuft, setzen Sie sich hin, lehnen sich nach vor und halten den Kopf nach unten. Atmen Sie durch den geöffneten Mund.

Eine schwere Blutung können Sie sofort stoppen, indem Sie ein wenig Cayennepfeffer in die Nase einatmen oder mit einer Pipette Wasser mit Cayennepfeffer in die Nase träufeln. Um die Heilung zu beschleunigen und die Schleimhäute anzufeuchten, reiben Sie anschließend Kokosöl in die Nasenlöcher, wie oben beschrieben.

Nierenerkrankungen

Nehmen Sie täglich eine Erhaltungsdosis Kokosöl zu sich und trinken Sie einen halben Liter Kokoswasser. Zusätzlich mindestens sechs Gläser (à 250 ml) reines Wasser und einen Teelöffel Meersalz. Das Salz kann den Speisen oder dem Wasser zugegeben werden. Schlucken Sie zu jeder Mahlzeit eine Kapsel Cayennepfeffer.

Nierensteine

Trinken Sie jeden Tag mindesten einen halben Liter Kokoswasser und zusätzlich mindestens sechs Glas (à 250 Milliliter) reines Wasser und einen Teelöffel Salz. Das Salz können Sie unter das Essen mischen oder in das Wasser geben. Schlucken Sie zu jeder Mahlzeit eine Kapsel Cayennepfeffer.

Ohrenschmalz

Übermäßig viel Ohrenschmalz kann das Gehör beeinträchtigen und einen Nährboden für Pilze und Bakterien bieten. Legen Sie sich auf eine Seite oder auf den Rücken. Mithilfe einer Pipette geben Sie einige Tropfen warmes Kokosöl in den Gehörgang. Bewegen Sie den Unterkeifer, damit das Öl tief in den Gehörgang fließt. Dadurch wird das Ohrenschmalz aufgeweicht und kann von selbst nach außen befördert werden. Wiederholen Sie die Prozedur so oft wie nötig.

Ohrinfektion

Zerdrücken Sie eine frische Knoblauchzehe und vermischen Sie den Saft mit etwas Kokosöl. Füllen Sie eine Pipette mit dem Öl und träufeln Sie mehrere Tropfen in den Gehörgang. Legen Sie sich dazu auf die Seite, damit das Öl nicht gleich wieder hinausläuft, sondern tief in den Gehörgang gelangt. Bleiben Sie ein paar Minuten auf der Seite liegen. Öffnen und schließen Sie den Mund und bewegen Sie den Unterkiefer, damit das Öl wirklich tief in den Gehörgang fließt. Stecken Sie ein kleines Stück Watte ins Ohr, damit das Öl nicht ausläuft, und lassen Sie die Watte 15 bis 30 Minuten am Platz. Um die Infektion von innen anzugehen, essen Sie täglich mindestens dreieinhalb Esslöffel Kokosöl. Achtung: Wenn Sie ein Loch im Trommelfell vermuten, wenden Sie diese Methode bitte nicht an.

Ohrpilz

Von Ohrpilz sind die meisten Menschen betroffen. Er äußert sich in Jucken, übermäßig viel Ohrenschmalz, weißem Pulver oder schuppiger Haut im Gehörgang. Füllen Sie eine Pipette mit Sauerstoffperoxid und träufeln sie mehrere Tropfen in den Gehörgang. Legen Sie sich dazu auf die Seite oder auf den Rücken. Nehmen Sie ein Stück Kokosöl von der Größe einer halben Erdnuss auf die Fingerspitze und streichen Sie den Gehörgang damit aus (ich nehme einen Mulltupfer). Bestreichen Sie den Gehörgang alle paar Tage mit ein wenig Kokosöl.

Osteomalazie

Siehe Osteoporose.

Osteoporose

Entgegen der allgemeinen Ansicht ist die Osteoporose nicht nur eine Kalzium-Defizit-Erkrankung. Sie können tonnenweise Kalzium schlucken und trotzdem an Osteoporose leiden, denn an der Krankheit sind viele Faktoren beteiligt. Nehmen Sie täglich 1000 Milligramm Kalzium, 800 Milligramm Magnesium und 1000 IE Vitamin D ein. Meiden Sie alle verarbeiteten Pflanzenöle. Essen Sie hauptsächlich Kokosöl oder andere gesättigte Fette und nehmen Sie bei jeder Mahlzeit etwas Fett zu sich, um die Nährstoffabsorption zu verbessern. Für einen gesunden Kalzium-Stoffwechsel brauchen Sie Vitamin D und gesättigtes Fett. Die beste Quelle von Vitamin D ist das Sonnenlicht. Dreißig Minuten Sommersonne auf Gesicht, Arme und Beine liefern das nötige Minimum, bei leichterer Bekleidung reicht weniger Zeit aus. In den Wintermonaten kann die Einnahme von Vitamin D nötig sein, siehe die Besprechung auf den Seiten 114. Meiden Sie Kaffee, Tee, Limonade und Süßigkeiten, denn die entziehen den Knochen Kalzium. Zur Stärkung der Knochen treiben Sie täglich Sport. Ratsam ist auch ein flüssiges Mineralstoff-Ergänzungsmittel.

Parasiten

Siehe Darmparasiten.

Pilzinfektion der Genitalregion

Siehe Hautpilz.

Prostatavergrößerung

Wenn Sie frisches grünes Kokoswasser auftreiben können, trinken Sie jeden Tag zwei Glas davon. Und konsumieren Sie täglich mindestens dreieinhalb Esslöffel Kokosöl. Massieren Sie jeden Tag Kokosöl in den Unterleib. Schlucken Sie 200 IE Vitamin E, 200 µg Selen und 50 Milligramm Zink mit Kupfer sowie ein Vitamin-B-Komplex-Multivitaminpräparat. Essen Sie jeden Tag mindestens sechs Portionen frisches Obst und Gemüse. Treiben Sie täglich Sport, um die Durchblutung im Beckenbereich zu erhöhen. Meiden Sie langes Sitzen, stehen Sie alle halbe Stunde auf und gehen Sie eine Minute, um den Blutfluss in den Beckenbereich zu stimulieren.

Rachitis
Siehe Osteoporose.

Reizdarmsyndrom
Siehe Darmgesundheit.

Rückenschmerzen
Massieren Sie Kokosöl tief in den betroffenen Bereich ein und geben Sie zur Muskelentspannung Wärme darauf. Bei hartnäckigen Schmerzen nehmen Sie statt Kokosöl den Pfefferminzbalsam (Seite 303). Siehe auch Osteoporose.

Säure-Reflux
Siehe Verdauungsstörungen.

Scheidenpilzinfektion
Eine Scheidenpilzinfektion sollte sowohl lokal als auch systemisch behandelt werden. Scheidenpilzinfektionen gehen stets mit systemischen oder Ganzkörperinfektionen einher. Zur Behandlung der Scheideninfektion verwenden Sie eine Kombination von Borsäure, Kokosöl und Acidophilus. Füllen Sie Gelatinekapseln mit Borsäure (erhältlich in Apotheken). Führen Sie am Morgen eine Kapsel in die Scheide ein. Abends machen Sie eine Spülung mit warmem Kokosöl. Vor dem Zubettgehen führen Sie eine Kapsel Acidophilus ein. Wiederholen Sie diese Prozedur bei einer leichten Infektion drei bis sieben Tage, bei einer schwereren eine bis zwei Wochen. Die Borsäurekapseln können Sie bei einer sehr schweren Infektion bis zu einem Monat lang einführen. Das Kokosöl hilft, entzündetes Gewebe zu beruhigen und zu heilen, es tötet Candida. Borsäure hilft, den pH-Wert auszugleichen, Acidophilus bringt eine gesunde Flora zurück. Zur Behandlung des systemtischen Problems siehe Candida-Infektion.

Schilddrüsenunterfunktion
Es ist ein sehr komplexes Problem, dessen Besprechung den Rahmen dieses Buchs sprengen würde. Kokosöl kann für viele Menschen mit einer Schilddrüsenunterfunktion von großem Nutzen sein. Manche

profitieren mehr als andere, weil bei der Schilddrüsengesundheit viele Faktoren im Spiel sind. Kokosöl verschafft Energie und regt den Stoffwechsel an; in dieser Hinsicht kann es für alle Betroffenen hilfreich sein. Bei regelmäßiger Verwendung kann es den Stoffwechsel bei einigen Menschen so weit ankurbeln, dass die Schilddrüsenfunktion dauerhaft normalisiert wird. Grundsätzlich sollten Sie die Erhaltungsdosis Kokosöl einnehmen und verarbeitete Pflanzenöle, rohes Kohlgemüse und Sojaprodukte meiden. Schlucken Sie zu jeder Mahlzeit eine bis drei Kapseln Cayennepfeffer, um Durchblutung und Stoffwechsel anzuregen. Eine umfassendere Behandlung des Themas finden Sie in meinem Buch *Eat Fat, Look Thin*.

Schlaflosigkeit

Kokosöl hilft bei der Regulierung von Körperfunktionen, die den Schlaf verbessern. Nehmen Sie die Erhaltungsdosis ein, wie auf Seite 248 beschrieben. Gehen Sie 20 bis 30 Minuten täglich in die Sonne, auch Sonnenlicht hilft, den Schlaf zu regulieren. Eine Tasse Passionsblumentee vor dem Zubettgehen kann zu besserem Einschlafen verhelfen. Zur Zubereitung gießen Sie eine Tasse siedendes Wasser über einen Teelöffel getrocknete Passionsblumenblätter und lassen den Tee 15 Minuten ziehen. Sie können auch Baldrianwurzel hinzufügen, mischen Sie dann zwei Teile Baldrian mit einem Teil Passionsblumen und bereiten Sie den Tee mit einem Teelöffel der Kräutermischung wie beschrieben zu. Eine weitere Möglichkeit wäre ein entspannendes Bad mit Epsomsalzen unmittelbar vor dem Schlafengeben. Geben Sie zwei Tassen Epsomsalze (Magnesiumsulfat) in das heiße Badewasser und bleiben Sie 20 Minuten in der Wanne. Magnesium entspannt die Muskeln und beruhigt das Nervensystem. Das Magnesium aus den Epsomsalzen wird während des Badens über die Haut absorbiert und wirkt entspannend auf Körper und Geist.

Schlaganfall

Siehe Herz-Kreislauf-Erkrankungen.

Schleimbeutelentzündung

Siehe Arthritis und steife Gelenke.

Schmerzen

Erhitzen Sie Kokosöl, bis es sehr warm ist, aber nicht so heiß, dass es beim Auftragen auf die Haut unangenehm wäre. Massieren Sie das Öl tief in den betroffenen Bereich ein. Arbeiten Sie es in Haut und Muskeln ein, um die Durchblutung anzuregen. Trinken Sie täglich mindestens einen Viertelliter Kokoswasser und essen Sie dreieinhalb Esslöffel Kokosöl. Bei hartnäckigen Schmerzen versuchen Sie, den Bereich mit Pfefferminzbalsam (Seite 303) zu massieren.

Schnitte und Wunden

Wenn möglich, waschen Sie die Wunde zunächst mit Wasser und Seife aus. Geben Sie dann zur Desinfizierung etwas Wasserstoffperoxid oder Alkohol darauf. Um die Blutung zu stoppen, streuen Sie Cayennepfeffer in die Wunde oder machen Sie einen Cayenneumschlag (Seite 302). Das stoppt die Blutung in Sekundenschnelle.

Bei einer kleinen Verletzung können Sie etwas Kokosöl einreiben und sie allenfalls mit einem Heftpflaster bedecken. Bei einer tieferen Wunde tränken Sie einen Verband oder Mulltupfer in Kokosöl und befestigen ihn mit Pflasterstreifen oder einer elastischen Binde. Halten Sie die Wunde mit Kokosöl feucht. Wechseln Sie den Verband täglich und überwachen Sie den Fortschritt.

Schuppen

Geben Sie Kokosöl oder Oreganobalsam (Seite 302) auf die Kopfhaut und massieren es ein. Verwenden Sie nur so viel Öl, dass die Haut bedeckt, aber die Haare nicht durchnässt werden. Lassen Sie es mindestens 30 Minuten einziehen, länger wäre besser, ideal ist über Nacht. Waschen Sie das Öl aus und trocknen Sie das Haar. Um die Kopfhaut zu befeuchten, verreiben Sie einige Tropfen Kokosöl zwischen den Händen und kämmen es in Haar und Kopfhaut. Wiederholen Sie die Prozedur täglich oder alle zwei Tage.

Schuppenflechte

Siehe Dermatitis.

Sehnenscheidenentzündung

Aktivitäten, die wiederholte Bewegungen verlangen wie Tennisspielen, Laufen oder Gärtnern, können eine Sehnenscheiden- oder Sehnenentzündung auslösen. Nehmen Sie drei Wochen lang zweimal täglich 100 Milligramm Traubenkernextrakt und reduzieren Sie die Einnahme dann auf eine Erhaltungsdosis von 50 Milligramm. Zwischen den Mahlzeiten schlucken Sie dreimal täglich 250 Milligramm Bromelain (ein Enzym aus der Ananas). Auch der Arthritis-Ingwer-Tee (Seite 297) kann helfen, die Entzündung zu lindern. Massieren Sie warmes Kokosöl in den betroffenen Bereich ein.

Sodbrennen

Siehe Verdauungsstörungen.

Sonnenbrand

Reiben Sie die sonnenverbrannte Haut vorsichtig mit Kokosöl ein und wiederholen sie die Prozedur so oft wie nötig. Um einen Sonnenbrand zu verhüten, reiben Sie sich mit dem Öl ein, bevor Sie an die Sonne gehen. Es ist ratsam, sich langsam an die Sonne zu gewöhnen, indem man sich jeden Tag mit Kokosöl geschützt für kurze Zeit der Sonne aussetzt. Verlängern Sie die Dauer jeden Tag ein wenig. Essen Sie gleichzeitig regelmäßig Kokosöl, auch das erhöht Ihre Sonnentoleranz.

Stillen

Die Qualität der Muttermilch hängt von der Ernährung der Mutter ab. Um ihre Milch mit gesunden MCFA anzureichern, sollte die Mutter täglich Kokosprodukte, insbesondere Kokosöl, zu sich nehmen. Die Erhaltungsdosis von dreieinhalb Esslöffeln reicht aus. Sie sollte damit schon vor der Geburt beginnen und es während der Stillzeit beibehalten.

Trockene Nasenwege

In kalten Wintern können die Nasenwege austrocknen. Die Folge sind Jucken, Brennen und verkrusteter Schleim. Die traditionelle Behandlung besteht in Meerwasser-Nasenspray. Kokosöl bringt weit bessere Resultate. Geben Sie einen Klecks Kokosöl in jedes Nasenloch, legen Sie sich nieder und lassen Sie das Öl in die Nebenhöhlen laufen.

Trockene und rissige Haut
Siehe Dermatitis.

Übelkeit
Wenn Sie etwas im Magen behalten können, trinken Sie den auf Seite 297 beschriebenen Kokos-Ingwer-Drink.

Unterzuckerung
Viele Menschen berichten, nachdem sie Kokosöl verwendeten, spürten sie keinen Heißhunger auf Süßes und Symptome einer Unterzuckerung mehr. Nehmen Sie die Erhaltungsdosis Kokosöl ein, wie auf Seite 248 erklärt. Mehrere Snacks frische Kokosnuss während des Tages helfen ebenfalls, Unterzuckerungssymptome in Schach zu halten.

Verbrennungen
Bei kleineren Verbrennungen geben Sie sofort etwas Kaltes auf die verletzte Stelle, beispielsweise einen kühlen nassen Teebeutel, und lassen es ungefähr zehn Minuten am Platz. Danach tragen Sie vorsichtig eine Schicht Kokosöl auf. Wiederholen Sie das Auftragen alle paar Stunden oder bis die Schmerzen verschwunden sind. Bei schwereren Verbrennungen machen Sie einen Kokosölverband wie auf Seite 242 beschrieben. Erneuern Sie den Verband regelmäßig, bis die Heilung abgeschlossen ist. Tiefe oder großflächige Verbrennungen müssen vom Arzt behandelt werden.

Verdauungsstörungen
Trinken Sie sehr viel Wasser, jeden Tag einen Liter pro 25 Kilogramm Körpergewicht, das meiste davon zwischen den Mahlzeiten. Meiden Sie verarbeitete Pflanzenöle, da sie schwer verdaulich sind. Das gilt insbesondere bei Schwierigkeiten mit der Fettverdauung. Verwenden Sie in der Küche hauptsächlich Kokosöl. Wenn Sie Eiweiß schlecht verdauen können, essen Sie reichlich tropische Früchte wie Ananas, Passionsfrucht, Kiwi oder Papaya zu den Mahlzeiten. Diese Früchte enthalten Eiweiß verdauende Enzyme, die helfen, Fleisch aufzuspalten. Wenn es Ihnen mehr zusagt, können Sie auch ein Nahrungsergänzungsmittel mit Verdauungsenzymen einnehmen.

Auch Cayennepfeffer und Essig können die Verdauung verbessern. Sie regen die Sekretion von Magensäure an, sodass mehr Enzyme zur Aufspaltung der Nahrung bereitstehen. Eine Tasse Essigtee unmittelbar vor dem Essen ist eine gute Methode, die Magensäfte zum Fließen zu bringen und den Verdauungstrakt auf die Mahlzeit vorzubereiten. Essigtee – das klingt vielleicht scheußlich, aber in Wirklichkeit ist er ganz lecker. Rühren Sie dazu zwei Teelöffel Apfel- oder Kokosessig und zwei Teelöffel Honig in eine Tasse heißes Wasser. Sie können auch Zitronensaft mit ein wenig Süßmittel (ich bevorzuge Stevia) und Wasser nehmen. Cayennepfeffer können Sie in einer Kapsel schlucken, auf diese Weise bleibt Ihnen das Brennen erspart. Auf leeren Magen kann sie allerdings etwas unangenehm sein, ich empfehle deshalb, sie stets zum Essen einzunehmen.

Eine der Hauptursachen von Magenverstimmung und Sodbrennen ist Verstopfung. Essen Sie dagegen eine ballaststoffreiche Kost. Kokosfleisch und Kokosmehl sind hervorragende Quellen. Kokosöl, Kokoswasser, Rosinen und Backpflaumen helfen, den Stuhl aufzuweichen. Auch Vitamin C ist hilfreich. Beginnen Sie mit 1000 Milligramm täglich; große Mengen Vitamin C (5000 Milligramm und mehr) können zu Durchfall führen. Sie können ruhig reichlich nehmen, um die Dinge in Bewegung zu bringen, es richtet keinen Schaden an.

Auch die Kokosentgiftung von Seite 284 ist von großem Nutzen. *Siehe auch* Darmgesundheit.

Verstauchungen

Gegen Schwellungen und Schmerzen geben Sie so bald wie möglich Eis auf die verletzte Stelle. Lassen Sie das Eis 15 Minuten darauf und machen Sie dann eine Pause von 15 Minuten. Mehrmals wiederholen. Massieren Sie warmes Kokosöl tief in den verletzten Bereich ein, wiederholen Sie die Anwendung vier bis acht Mal täglich oder legen Sie einen Kokosölverband an wie auf Seite 242 beschrieben. Sie können auch den Knochen-, Gelenk- und Knorpelbalsam von Seite 304 auftragen.

Verstopfte Nase

Zur Linderung bei verstopfter Nase und Atemproblemen tauchen Sie den Finger in halbfestes Kokosöl und füllen Sie beide Nasenlöcher.

Legen Sie sich mit nach hinten geneigtem Kopf auf den Rücken. Bleiben Sie liegen, bis das Öl schmilzt und in die Nebenhöhlen läuft (ungefähr zehn Minuten). Seien Sie darauf gefasst, dass Sie dicken Schleim ausschnäuzen. Dadurch werden die Nebenhöhlen frei, Sie können besser atmen. Eine stärkere Wirkung erzeugen Sie mit dem Pfefferminzbalsam (Seite 303). Falls der Balsam nicht fest ist, stellen Sie ihn ein paar Minuten in den Kühlschrank. Massieren Sie den Pfefferminzbalsam auch in Hals und Brust ein.

Verstopfung

Beginnen Sie das Frühstück mit einer Papaya oder einem Papaya-Smoothie und nehmen Sie zwei Stunden später einen Esslöffel Kokosöl ein. Essen Sie pro Tag mindestens drei Esslöffel Kokosöl. *Siehe auch* Darmgesundheit.

Viruserkrankungen

Siehe Bakterielle und virale Infektionen.

Warzen

Manche Warzen lassen sich dadurch entfernen, dass man sie einfach jeden Tag mit Kokosöl einreibt. Diese Methode funktioniert aber nicht bei allen Warzen. Manche sind hart und undurchlässig, sodass das Öl nicht zum Kern des Problems vordringt. Rauen Sie die Warzenoberfläche mit einer Sandblattfeile auf oder schneiden Sie ein wenig von der trockenen, harten Haut weg, um sie zu öffnen. Geben Sie Wasserstoffperoxid darauf und lassen es eintrocknen. Massieren Sie warmes Kokosöl tief in die Haut ein, damit es maximal eindringt. Tragen Sie das Öl vier bis acht Mal täglich auf oder verwenden Sie einen kokosölgetränkten Verband wie auf Seite 242 beschrieben. Setzen Sie die Behandlung fort, bis die Haut heilt und die Warze verschwindet.

Windelausschlag

Windelausschlag ist eine Infektion durch Candida im Stuhl. Candida liebt eine warme, dunkle und feuchte Umgebung, und die genau findet sich in der vollen Windel eines Säuglings. Um das Problem zu beheben, wechseln Sie die Windel sofort nach jedem Stuhlgang des Kindes.

Reinigen Sie die Haut sorgfältig mit Wasser und Seife. Achten Sie darauf, dass sie vollkommen trocken ist. Vielleicht lassen Sie das Baby auch eine Weile ohne Windel, damit der infizierte Bereich Luft und Sonne ausgesetzt wird. Reiben Sie Kokosöl in die befallene Stelle ein. Kokosöl ist eine ausgezeichnete Babylotion, es sollte bei jedem Windelwechsel aufgetragen werden.

Windpocken
Siehe Bakterielle und virale Infektionen.

Zahnfleischentzündung
Siehe Zahnfleischerkrankungen und Karies.

Zahnfleischerkrankungen und Karies
Paul Sorse putzte sich die Zähne jeden Morgen mit Kokosöl und sein Atem war immer frisch. Kokosöl tötet Keime, die schlechten Atem, Karies und Zahnfleischerkrankungen verursachen. Es reinigt den Mund und hält ihn gesund. Zusätzlich eine Prise Backnatron hilft, die Säuren zu neutralisieren, die den Zahnschmelz angreifen.

Für frischen Atem, saubere Zähne und gesundes Zahnfleisch putzen Sie sich die Zähne jeden Tag mit einem Gemisch aus Backnatron und Kokosöl. Und spülen Sie den Mund täglich mit ein bis zwei Teelöffeln Kokosöl, spucken Sie das Öl nach ein paar Minuten aus, schlucken Sie es nicht hinunter.

Zehnagel- und Fußpilz
Zehennagelpilz erkennen Sie an gelben oder braunen, dicken und entstellten Zehennägeln, Fußpilz an übermäßig trockener Haut, dicker Hornhaut und tiefen Rissen oder Rillen in der Haut. Häufig ist auch starker Fußgeruch, oftmals liegt auch eine Entzündung vor. Waschen Sie die Füße sorgfältig und trocknen Sie sie gut ab. Massieren Sie Kokosöl in die betroffene Stelle ein und arbeiten Sie es tief in Haut oder Zehennagel ein. Bedecken Sie den Bereich mit einem in Kokosöl getränkten Verband, wie auf Seite 242 beschrieben. Wenn Sie den Verband nicht den ganzen Tag lang tragen können, so tragen Sie ihn zumindest abends zu Hause oder nachts im Bett. Waschen Sie die Füße

täglich mit Wasser und Seife und bringen Sie einen neuen Verband an. Auch Sonnenlicht kann helfen, es tötet Pilze. Setzen Sie den betroffenen Bereich ungefähr zwei Wochen lang täglich mindestens 20 Minuten lang der Sonne aus, vorzugsweise zwischen zehn Uhr vormittags und vier Uhr nachmittags, wenn die Sonne am höchsten steht. Es wirkt am besten im Sommer, weil die Strahlung dann am intensivsten ist. Wenn Sie unterhalb des 40. Breitengrades leben, sollten Sie mit Ausnahme der drei Wintermonate ausreichend Sonne erhalten. Der Kokosölverband wird möglicherweise allein mit dem Pilz fertig. Nagelpilz ist schwer zu behandeln, auch mit Medikamenten und medizinischen Salben. Abhängig davon, wo Sie leben, müssen Sie vielleicht bis zum Frühjahr warten, um die Sonne auszunutzen, oder ein Sonnenstudio aufsuchen. Für eine stärkere Wirkung empfiehlt sich der Oreganobalsam (Seite 302) statt des Kokosöls.

Zirrhose

Siehe Lebererkrankungen.

Zoonose

Die Zoonose ist eine Infektions- oder Parasitenkrankheit, die von Menschen auf Tiere übertragen wird. *Siehe* Bakterielle und virale Infektionen und Darmparasiten.

Hinweis für Leser: Wenn Sie eine Methode entdeckt haben, um Beschwerden, die hier nicht aufgezählt sind, mit Kokosnuss zu behandeln, würde ich gerne mehr darüber hören. Bitte schreiben Sie mir an das *Coconut Research Center,* P. O. Box 25203, Colorado Springs, CO 80936, USA oder schicken Sie mir eine E-Mail unter contact@coconut researchcenter.org. Ich freue mich von Ihnen zu hören, berichten Sie mir, wie die Kokosnuss Ihnen geholfen hat. Bitte fordern Sie auch ein kostenloses Exemplar meines *Heathy Ways Newsletters* an.

Quellen

Kokosprodukte

Frische und getrocknete Kokosnuss und Kokosmilch werden in den meisten Lebensmittelläden und Supermärkten angeboten, Kokosmilch meistens in der Abteilung für asiatische Lebensmittel. Die meisten Kokosprodukte, einschließlich Kokoswasser, Kokosöl, Kokos-Ballaststoffe und Kokosmehl gibt es in Bioläden. Sollte Ihrer diese Produkte nicht führen, so bitten Sie darum, sie ins Sortiment aufzunehmen. Wenn Sie die Produkte in Ihrer Gegend nicht finden, können Sie sie im Internet bestellen. Achten sie dabei auf gute Qualität.

Nützliche Websites

www.coconutresearchcenter.org
Diese Website wird vom *Coconut Research Center* betrieben. Das *Coconut Research Center* ist eine gemeinnützige Organisation, die es sich zur Aufgabe gemacht hat, die Medizinerschaft und die allgemeine Öffentlichkeit über die gesundheitlichen Vorzüge der Kokosnuss aufzuklären. Auf der Website finden Sie zahlreiche Artikel, aktuelle Forschungsergebnisse, Informationen zum Thema Ernährung sowie Weiterbildungsmaterialien und Hinweise auf Produkte. Außerdem gibt es ein offenes Diskussionforum. Es ist die bei Weitem beste und genaueste Quelle für Informationen über Kokosnuss im Internet.

www.piccadillybooks.com
Diese Website listet die besten verfügbaren Bücher und DVD über Kokosnuss, Ernährung und damit zusammenhängende Themen. Einen kostenlosen Katalog können Sie bestellen bei: *Piccadilly Books, Ltd.,*

P. O. Box 25205, Colorado Springs, CO 80918, USA, Telefon (001)-719-550-9887, E-Mail orders@piccadillybooks.com

Bibliografie

Fife, Bruce: *Kokosöl – Das Geheimnis gesunder Zellen, Kopp-Verlag*, Rottenburg, 2013. Titel der amerikanischen Originalausgabe: *The Coconut Oil Miracle*, 4th Ed., *Avery*, New York, 2004.

Fife, Bruce: *Kokoswasser – Lebendiges Wasser aus den Tropen, Kopp-Verlag*, Rottenburg, 2014. Titel der amerikanischen Originalausgabe: *Coconut Water for Health and Healing, Piccadilly Books, Ltd.*, Colorado Springs, 2008.

Fife, Bruce: *Cooking with Coconut Flour: A Delicious Low-Carb, Gluten-Free Alternative to Wheat, Piccadilly Books, Ltd.*, Colorado Springs, 2005.

Fife, Bruce: *Coconut Lover's Cookbook, Piccadilly Books, Ltd.*, Colorado Springs, 2004.

Fife, Bruce: *Eat Fat, Look Thin: A Safe and Natural Way to Lose Weight Permanently*, 2nd Ed., *Piccadilly Books, Ltd.*, Colorado Springs, 2005.

McGee, Charles T.: *Heart Frauds: Uncovering the Biggest Health Scam in History, Piccadilly Books, Ltd.*, Colorado Springs, 2001.

Fife, Bruce: *The Detox Book*, 2nd Ed., *Piccadilly Books, Ltd.*, Colorado Springs, 2001.

Fife, Bruce: *The Healing Crisis*, 2nd Ed., *Piccadilly Books, Ltd.*, Colorado Springs, 2002.

Foale, Mike: *The Coconut Odyssey: The Bounteous Possibilities of the Tree of Life,* Australian Centre for International Agricultural Research, Canberra, 2003.

Price, Weston A.: *Nutrition and Physical Degeneration,* 6th Ed., *Keats Publishing,* Los Angeles, 1997.

Enig, Mary G.: *Know Your Fats: The Complete Primer for Understanding the Nutrition of Fats, Oils and Cholesterol, Bethesda Press,* Silver Spring, 2000.

Literaturangaben

Kapitel 3: Kokosnuss-Medizinschrank I

1   Kiyasu, G. Y., u. a.: »The portal transport of absorbed fatty acids.« *Journal of Biological Chemistry*, 1952; 199:415.

2   Greenberger, N. J. und Skillman, T. G.: »Medium-chain triglycerides: physiologic considerations and clinical implications«. *N Engl J Med*, 1969; 280:1045.

3   Geliebter, A.: »Overfeeding with medium-chain triglycerides diet results in diminished deposition of fat«. *Am J of Clin Nutr*, 1983; 37:104.

4   Baba, N.: »Enhanced thermogenesis and diminished deposition of fat in response to overfeeding with a diet containing medium chain triglycerides«. *Am J of Clin Nutr*, 1982; 35:678.

5   Tantibhedhyangkul, P. und Hashim, S. A.: »Medium-chain triglyceride feeding in premature infants: effects on calcium and magnesium absorption«. *Pediatrics*, 1978; 61(4):537.

6   Jiang, Z. M., u. a.: »A comparison of medium-chain and long-chain triglycerides in surgical patients.« *Ann Surg*, 1993; 217 (2):175.

7   Salmon, W. D. und Goodman, J. G., *Journal of Nutrition*, 1937; 13:477. Zitiert von Kaunitz, H.: »Nutritional properties of coconut oil«. *APCC Quarterly Supplement*, 30.12.1971, S. 35–57.

8   Cunningham, H. M. und Lossli, J. K.: *Dairy Sci*, 1953; 453. Zitiert von Kaunitz, H.: »Nutritional properties of coconut oil«. *APCC Quarterly Supplement*, 30.12.1971, S. 35–57.

9   Dutta, N. C.: *Ann Biochem Expt Med*, 1948; 8:69. Zitiert von Kaunitz, H. »Nutritional properties of coconut oil«. *APCC Quarterly Supplement*, 30.12.1971, S. 35–57.

10 Sadasivan, V.: *Current Sci*, 1950; 19:28. Zitiert von Kaunitz, H.: »Nutritional properties of coconut oil«. *APCC Quarterly Supplement*, 30.12.1971, S. 35–57.

11   Vaidya, U. V., u. a.: »Vegetable oil fortified feeds in the nutrition of very low birthweight babies«. *Indian Pediatr,* 1992; 29(12):1519.

12   Francois, C. A., u. a.: »Acute effects of dietary fatty acids on the fatty acids of human milk«. *Am J Clin Nutr,* 1998; 67:301.

13   Intengan, C. L. I. u. a.: »Structured lipid of coconut and corn oils vs. soybean oil in the rehabilitation of malnourished children: a field study«. *Philipp J Intern Med* 1992; 30(30):159–164.

14   Fushiki, T. und Matsumoto, K.: »Swimming endurance capacity of mice is increased by chronic consumption of medium-chain triglycerides«. *Journal of Nutrition,* 1995; 125:531.

15   Applegate, L.: »Nutrition«. *Runner's World,* 1996; 31:26.

16   Stubbs, R. J. und Harbron, C. G.: »Covert manipulation of the ration of medium- to long-chain triglycerides in isoenergetically dense diets: effect on food intake in ad libitum feeding men«. *Int J Obes.* 1996; 20:435–444.

17   Scalfi, L., u. a.: »Postprandial thermogenesis in lean and obese subjects after meals supplemented with medium-chain and long-chain triglycerides«. *Am J Clin Nutr,* 1991; 53:1130–1133.

18   Dulloo, A. G., u. a.: »Twenty-four-hour energy expenditure and urinary catecholamines of humans consuming low-to-moderate amounts of medium-chain triglycerides: a dose-response study in a human respiratory chamber.« *Eur J Clin Nutr,* 1996; 50(3): 152–158.

19   St-Onge, M. und Jones, P. J. H.: »Physiological effects of medium-chain triglycerides: potential agents in the prevention of obesity«. *Journal of Nutrition,* 2002; 132(3):329–332.

20   Sadeghi, S., u. a.: »Dietary lipids modify the cytokine response to bacterial lipopolysaccharide in mice«. *Immunology* 1999; 96(3): 404–410.

21   Isaacs, C. E. und Thormar, H.: *The role of milk-derived antimicrobial lipids as antiviral and antibacterial agents in Immunology of Milk and the Neonate* (Mestecky, J., u. a., Hrsg.) *Plenum Press,* 1991

22   Bergsson, G., u. a.: »Killing of Gram-positive cocci by fatty acids and monoglycerides«. *APMIS* 2001; 109(10):670–678.

23   Wan, J. M. und Grimble, R. F.: »Effect of dietary linoleate content on the metabolic response of rats to Escherichia coli endotoxin«. *Clinical Science* 1987; 72(3):383–385.

24   Bergsson, G., u. a.: »In vitro inactivation of Chlamydia trachomatis by fatty acids and monoglycerides«. *Antimicrobial Agents and Chemotherapy,* 1998; 42:2290.

25   Holland, K. T., u. a.: »The effect of glycerol monolaurate on growth of, and production of toxic shock syndrome toxin-1 and lipase by Staphylococcus aureus«. *Journal of Antimicrobial Chemotherapy,* 1994; 33:41.

26   Petschow, B. W., Batema, B. P. und Ford, L. L.: »Susceptibility of Helicobacter pylori to bactericidal properties of medium-chain monoglycerides and free fatty acids«. *Antimicrobial Agents and Chemotherapy,* 1996; 40:302–306.

27   Wang, L. L. und Johnson, E. A.: »Inhibition of Listeria monocytogenes by fatty acids and monoglycerides«. *Appli Environ Microbiol* 1992; 58:624–629.

28   Bergsson, G., u. a.: »In vitro killing of Candida albicans by fatty acids and monoglycerides«. *Antimicrobial Agents and Chemotherapy,* 2001; 45(11):3209–3212.

29   Isaacs, E. E., u. a.: »Inactivation of enveloped viruses in human bodily fluids by purified lipid«. *Annals of the New York Academy of Sciences,* 1994; 724:457.

30   Hierholzer, J. C. und Kabara, J. J.: »In vitro effects of monolaurin compounds on enveloped RNA and DNA viruses«. *Journal of Food Safety,* 1982; 4:1.

31   Thormar, H., u. a.: »Inactivation enveloped viruses and killing of cells by fatty acids and monoglycerides.« *Antimicrobial Agents and Chemotherapy,* 1987; 31:27.

32   Kabara, J. J.: *The Pharmacological Effect of Lipids.* Champaign, Ill: The American Oil Chemists' Society, 1978.

33   Issacs C. E., u. a.: »Antiviral and antibacterial lipids in human milk and infant formula feeds«. *Archives of Disease in Childhood,* 1990; 65:861–864.

34 Issacs, C. E., u. a.: »Membrane-disruptive effect of human milk: inactivation of enveloped viruses«. *Journal of Infectious Diseases,* 1986; 154:966–971.

35 Issacs, C. E., u. a.: »Inactivation of enveloped viruses in human bodily fluids by purified lipids«. *Annals of the New York Academy of Sciences,* 1994; 724:457–464.

36 Reiner, D. S., u. a.: »Human milk kills Giardia lamblia by generating toxic lipolytic products«. *Journal of Infectious Diseases,* 1986; 154:825.

37 Crouch, A. A., u. a.: »Effect of human milk and infant milk formulae on adherence of Giardia intestinalis«. Transactions of the *Royal Society of Tropical Medicine and Hygiene,* 1991; 85:617.

38 Chowhan, G. S., u. a.: »Treatment of Tapeworm infestation by coconut (Concus nucifera) preparations«. *J. Assoc. Physicians India,* 1985; 33:207.

39 Sutter, F., u. a.: »Comparative evaluation of rumen-protected fat, coconut oil and various oilseeds supplemented to fattening bulls. 1. Effects« on growth, carcass and meat quality«. *Arch. Tierernaehr.,* 2000; 53(1):1–23.

40 Chowhan, G. S., u. a.: »Treatment of tapeworm infestation by coconut (Cocos-nucifera) preparations«. *J. Assoc. Physicians India,* 1985; 33(3):207–209.

41 Dayrit, C. S.: »Coconut Oil in Health and Disease: Its and Monolaurin's Potential as Cure for HIV/AIDS«. Vorgestellt beim *37th Annual Cocotech Meeting,* Chennai, Indien, 25. Juli 2000.

42 Witcher, K. J., u. a.: »Modulation of immune cell proliferation by glycerol monolaurate«. *Clin Diagn Lab Immunol* 1996; 3(1):10–13.

43 Pimentel, M., u. a.: »Normalization of lactulose breath testing correlates with symptom improvement in irritable bowel syndrome: a double-blind, randomized, placebo-controlled study«. *Am J Gastroenterol,* 2003; 98(2):412–419.

44 Kono, H., u. a.: »Medium-chain triglycerides enhance secretory IgA expression in rat intestine after administration of endotoxin«. *Am J Physiol Gastrointest Liver Physiol* 2004; 286:G1081–1089.

45 Arranza, J. L.: »The Dietary Fat Produced in Asian Countries and Human Health«. Vorgestellt beim *7. Asiatischen Ernährungskongress*, Peking, 8. Oktober 1995.

46 Reger, M. A., u. a.: »Effects of beta-hydroxybutyrate on cognition in memory-impaired adults«. *Neurobiol Aging*, 2004; 25:311–314.

47 Nafar, F. und Mearow, K. M.: »Coconut oil attenuates the effects of amyloid-beta on cortical neurons in vitro«. *J Alzheimers Dis* 2014; 39:233–237.

48 Fife, B.: *Stop Alzheimer's Now! How to Prevent and Reverse Dementia, Parkinson's, ALS, Multiple Sclerosis, and Other Neurodegenerative Disorders.* Colorado Springs, 2011. Deutsche Ausgabe: *Stopp Alzheimer! Wie Demenz vermieden und behandelt werden kann,* Lünen, 2013.

49 »Vitamin E and melanoma«. *Free Radical Biology and Medicine* 1997; 7(22). Zitiert in *Life Extension,* Nov. 1997, S. 50 von Passwater, R. A., »The Antioxidants«. New Canaan, 1985, S. 10–11.

51 Burk, K., u. a.: »The effects of topical and oral I-selenomethionine on pigmentation and skin cancer incidence by ultraviolet irradiation«. *Nutrition and Cancer,* 1992; 17:123.

52 Delver, E. und Pence, B.: »Effects of dietary selenium level on uv-induced skin cancer and epidermal antioxidant status«. *FASEB Journal,* 1993; 7:A290.

53 Epstein, J. H.: »Effects of beta-carotene on ultraviolet induced cancer formation in the Harless mouse skin«. *Photochem Photobiol,* 1977; 25:211.

54 *Life Extension.* Dezember 1997, S. 5–8.

55 Hopkins, G. J., u. a.: »Polyunsaturated fatty acids as promoters of mammary carcinogenesis induced in Sprague-Dawley rats by 7, 12-dimethylbenz[a]anthracene«. *J Natl Cancer Inst,* 1981; 66(3):517.

56 Seddon, J. M., u. a.: »Progression of age-related macular degeneration: association with dietary fat, transunsaturated fat, nuts, and fish intake«. *Arch Ophthalmol,* 2003; 121(12):1728–1737.

57 Ouchi, M., u. a.: »A novel relation of fatty acid with age-related macular degeneration«. *Ophthalmologica,* 2002; 216(5):363–367.

58 Seddon, J. M., u. a.: »Dietary fat and risk for advanced age-related macular degeneration«. *Arch Ophthalmol,* 2001; 119(8):1191–1199.

59   Ross, D. L., u. a.: »Early biochemical and EEG correlates of the ketogenic diet in children with atypical absence epilepsy«. *Pediatr Neurol,* 1985; 1(2):104.

60   Brod, J., u. a.: »Evolution of lipid composition in skin treated with black currant seed oil«. *Int J Cosmetic Sci,* 1988; 10:149.

61   Reddy, B. S. und Maeura, Y.: »Tumor promotion by dietary fat in azoxymethane-induced colon carcinogenesis in female F344 rats: influence of amount and source of dietary fat«. *J Natl Cancer Inst,* 1984; 72(3):745–750.

62   Cohen, L. A. und Thompson, D. O.: »The influence of dietary medium chain triglycerides on rat mammary tumor development«. *Lipids,* 1987; 22(6):455–461.

63   Cohen, L. A., u. a.: »Influence of dietary medium-chain triglycerides on the development of N-methylnitrosourea-induced rat mammary tumor«. *Cancer Res,* 1984; 44(11):5023–5028.

64   Nolasco, N. A., u. a.: »Effect of Coconut oil, trilaurin and tripalmitin on the promotion stage of carcinogenesis«. *Philipp J Sci* 1994; 123(1):161–169.

65   Bulatao-Jayme, J., u. a.: »Epdemiology of primary liver cancer in the Philippines with special consideration of a possible aflatoxin factor«. *J Philipp Med Assoc,* 1976; 52(5-6):129–150.

66   Ling, P. R., u. a.: »Structured lipid made from fish oil and medium-chain triglycerides alters tumor and host metabolism in Yoshida-sarcoma-bearing rats«. *Am J Clin Nutr,* 1991; 53(5):1177–1184.

67   Holleb, A. I.: *The American Cancer Society Cancer Book.* New York, 1986.

68   Witcher, K. J., u. a.: »Modulation of immune cell proliferation by glycerol monolaurate«. *Clinical and Diagnostic Laboratory Immunology* 1996; 3:10–13.

69   Ling, P. R., u. a.: »Structured lipid made from fish oil and medium-chain triglycerides alters tumor and host metabolism in Yoshida-sarcoma-bearing rats«. *Am J Clin Nutr,* 1991; 53(5): 1177–1184.

70   Kono, H., u. a.: »Medium-chain triglycerides inhibit free radical formation and TNF-alpha production in rats given enteral ethanol«. *Am J Physiol Gastrointest Liver Physiol,* 2000; 278(3):G467.

350

71 Cha, Y. S. und Sachan, D. S.: »Opposite effects of dietary saturated and unsaturated fatty acids on ethanol-pharmacokinetics, triglycerides and carnitines«. *J Am Coll Nutr,* 1994; 13(4):338.

72 Nanji, A. A., u. a.: »Dietary saturated fatty acids: a novel treatment for alcoholic liver disease«. *Gastroenterology* 1995; 109(2):547.

73 Trocki, O.: »Carnitine supplementation vs. medium-chain triglycerides in postburn nutritional support«. *Burns Incl Therm Inj,* 1988; 14(5):379–387.

74 Moore, S.: »Thrombosis and atherogenesis – the chicken and the egg: contribution of platelets in atherogenesis«. *Ann NY Acad Sci,* 1985; 454:146–153.

75 Stewart, J. W., u. a.: »Effect of various triglycerides on blood and tissue cholesterol of calves«. *Journal of Nutrition,* 1978; 108:561–566.

76 Awad, A. B.: »Effect of dietary lipids on composition and glucose utilization by rat adipose tissue«. *Journal of Nutrition,* 1981; 111: 34–39.

77 Monserrat, A. J., u. a.: »Protective effect of coconut oil on renal necrosis occurring in rats fed a methyl-deficient diet«. *Ren Fail,* 1995; 17(5):525.

78 Skrzydlewska, E., u. a.: »Antioxidant status and lipid peroxidation in colorectal cancer«. *J Toxicol Environ Health Part A* 2001; 64(3):213–222.

79 Witcher, K. J., u. a.: »Modulation of immune cell proliferation by glycerol monolaurate«. *Clinical and Diagnostic Laboratory Immunology,* 1996; 3:10–13.

80 Bulatao-Jayme, J., u. a.: »Epdemiology of primary liver cancer in the Philippines with special consideration of a possible aflatoxin factor«. *J Philipp Med Assoc,* 1976; 52(5–6):129–150.

81 Nolasco, N. A., u. a.: »Effect of Coconut oil, trilaurin and tripalmitin on the promotion stage of carcinogenesis«. *Philipp J Sci* 1994; 123(1):161–169.

83 Kono, H., u. a.: »Medium-chain triglycerides enhance secretory IgA expression in rat intestine after administration of endotoxin«. *Am J Physiol Gastrointest Liver Physiol,* 2004; 286:G1081–1089.

83 Dave, J. R., u. a.: »Dodecylglycerol provides partial protection against glutamate toxicity in neuronal cultures derived from dif-

ferent regions of embryonic rat brain«. *Mol Chem Neuropathol,* 1997; 30:1–13.

84 Blaylock, R. L.: *Excitoxins: The Taste that Kills.* Santa Fe, 1994, S. 19.

85 Reddy, B. S. und Maeura, Y.: »Tumor promotion« by dietary fat in azoxymethane-induced colon carcinogenesis in female F344 rats: influence of amount and source of dietary fat«. *J Natl Cancer Inst,* 1984; 72(3):745–750.

86 Cohen, L. A. und Thompson, D. O.: »The influence of dietary medium chain triglycerides on rat mammary tumor development«. *Lipids,* 1987; 22(6):455–461.

87 Lim-Sylianco, C. Y., u. a.: »A comparison of germ cell antigenotoxic activity of non-dietary and dietary coconut oil and soybean oil«. *Phil J of Coconut Studies,* 1992; 2:1–5.

88 Lim-Sylianco, C. Y., u. a.: »Antigenotoxic effects of bone marrow cells of coconut oil versus soybean oil«. *Phil J of Coconut Studies,* 1992; 2:6–10.

89 Witcher, K. J, u. a.: »Modulation of immune cell proliferation by glycerol monolaurate«. *Clinical and Diagnostic Laboratory Immunology,* 1996; 3:10–13.

90 Projan, S. J., u. a.: »Glyceryl monolaurate inhibits the production of β-lactamase, toxic shock syndrome toxin-1 and other Staphylococcal exoproteins by interfering with signal transduction«. *J of Bacteriol,* 1994; 176:4204:4209.

91 Teo, T. C., u. a.: »Long-term feeding with structured lipid composed of medium-chain and N-3 fatty acids ameliorates endotoxic shock in guinea pigs«. *Metabolism,* 1991; 40(1):1152–1159.

92 Lim-Navarro, P. R.T.: »Protection effect of coconut oil against E coli endotoxin shock in rats«. *Coconuts Today,* 1994; 11:90–91.

93 Garland, F. C., u. a.: »Occupational sunlight exposure and melanoma in the U. S. Navy«. *Archives of Environmental Health,* 1990; 45:261–267.

94 Feldman, D., u. a.: »Vitamin D and prostate cancer«. *Endocrinology,* 2000; 141:5–9.

95 Billaudel B., u. a.: »Vitamin D3 deficiency and alterations of glucose metabolism in rat endocrine pancreas«. *Diabetes Metab,* 1998; 24:344–350.

96 Bourlon, P. M., u. a.: »Influence of vitamin D3 deficiency and 1, 225 dihydroxyvitamin D3 on de novo insulin biosynthesis in the islets of the rat endocrine pancreas«. *J Endocrinol,* 1999; 160:87–95.

97 Ortlepp, J. R., u. a.: »The vitamin D receptor gene variant is associated with the prevalence of type 2 diabetes mellitus and coronary artery disease«. *Diabet Med,* 18(10):842–845.

98 Hypponen E., u. a.: »Intake of vitamin D and risk of type 1 diabetes: a birth-cohort study«. *Lancet* 2001; 358(9292):1500–1503.

99 Bouillon R., u. a.: »Polyunsaturated fatty acids decrease the apparent affinity of vitamin D metabolites for human vitamin D-binding protein«. *J Steroid Biochem Mol Biol,* 1992; 42:855–861.

100 Ehret, A.: *Die schleimfreie Heilkost,* 7. Aufl.,Weil der Stadt, 2000. Engl. Ausgabe: *Arnold Ehret's Mucusless Diet Healing System.* New York, 1994, S. 105.

101 D'Aquino, M., u. a.: »Effect of fish oil and coconut oil on antioxidant defense system and lipid peroxidation in rat liver«. *Free Radic Res Commun,* 1991; 1:147–152.

102 Song, J. H., u. a.: »Polyunsaturated (n-3) fatty acids susceptible to peroxidation are increased in plasma and tissue lipids of rats fed docosahexaenoic acid-containing oils«. *Journal of Nutrition,* 2000; 130(12):3028–3033.

103 Grune, T., u. a.: »Enrichment of eggs with n-3 polyunsaturated fatty acids: effects of vitamin E supplementation«. *Lipids* 2001; 36(8):833–838.

104 Esterbauer, H.: »Cytotoxicity and genotoxicity of lipid-oxidation products«. *Am J Clin Nutr,* 1993; 57(5) Suppl:779S–785S.

105 Benzie, I. F.: »Lipid peroxidation: a review of causes, consequences, measurement and dietary influences«. *Int J Food Sci Nutr,* 1996; 47(3):233–261.

Kapitel 4: Kokosöl vor Gericht

1 Hashim, S. A., u. a.: »Effect of mixed fat formula feeding on serum cholesterol level in man«. *Am J of Clin Nutr,* 1959; 7:30–34.

2 Bierenbaum, J. L., u. a.: »Modified-fat dietary management of the young male with coronary disease: a five-year report«. *JAMA* 1967; 202:1119–1123.

3   Prior, I. A., u. a.: »Cholesterol, coconuts and diet in Polynesian atolls – a natural experiment; the Pukapuka and Toklau island studies«. *Am J Clin Nutr,* 1981; 34:1552–1561.

4   Hegsted, D. M., u. a.: »Qualitative effects of dietary fat on serum cholesterol in man«. *Am J of Clin Nutr,* 1965; 17:281.

5   Kintanar, Q. L.: »Is coconut oil hypercholesterolemic and atherogenic? A focused review of the literature«. *Trans Nat Acad Science and Techn (Phil),* 1988; 10:371–414.

6   Blackburn, G. L., u. a.: »A reevaluation of coconut oil's effect on serum cholesterol and atherogenesis«. *J Philipp Med Assoc* 1989; 65(1):144–152.

7   Kaunitz, H. und Dayrit, C. S.: »Coconut oil consumption and coronary heart disease«. *Philipp J Intern Med,* 1992; 30:165–171.

8   Wojcicki, J., u. a.: »A search for a model of experimental atherosclerosis: comparative studies in rabbits, guinea pigs and rats«. *Pol J Pharmacol Pharm,* 1985; 37(1):11–21.

9   Lin, M. H., u. a.: »Lipoprotein responses to fish, coconut and soybean oil diets with and without cholesterol in the Syrian hamster«. *J Formos Med Assoc,* 1995; 94(12):724–731.

10   Ahrens, E. H.: »Nutritional factors and serum lipid levels«. *Am J Med,* 1957; 23:928.

11   Hu, F. B., u. a.: »Dietary fat intake and the risk of coronary heart disease in women«. *N Engl J Med,* 1997; 337:1491–1499.

12   Willett, W. C., u. a.: »Intake of trans-fatty acids and risk of coronary heart disease among women«. *Lancet,* 1993; 341:581–585.

13   Ascherio, A., u. a.: »Trans fatty acids and coronary heart disease«. *N Engl J Med,* 1999; 340:1994–1998.

14   de Roos, N. M., u. a.: »Consumption of a solid fat rich in lauric acid results in a more favorable serum lipid profile in healthy men and women than consumption of a solid fat rich in transfatty acids«. *Journal of Nutrition,* 2001; 131:242–245.

15   Williams, M. A., u. a.: »Increased plasma triglyceride secretion in EFA-deficient rats fed diets with or without saturated fat«. *Lipids* 1989; 24(5):448–453.

16   Morin, R. J., u. a.: »Effects of essential fatty acid deficiency and supplementation on atheroma formation and regression«. *J Atheroscler Res,* 1964; 4:387–396.

15   McCullagh, K. G., u. a.: »Experimental canine atherosclerosis and its prevention«. *Lab Invest,* 1976; 34:394–405.

16   Yamamoto, Y. und Muramatsu, K.: »Regulation of essential fatty acid intake in the rat: self-selection of corn oil«. *J Nutr Sci Vitaminol (Tokyo),* 1988; 34(1):107–116.

17   Cater, N. B., u. a.: »Comparison of the effects of medium-chain triacylglycerols, palm oil, and high oleic acid sunflower oil on plasma triacylglycerol fatty acids and lipid and lipoprotein concentrations in humans«. *Am J Clin Nutr,* 1997; 65(1):41–45.

18   Calabrese, C., u. a.: »A cross-over study of the effect of a single oral feeding of medium chain triglyceride oil vs. canola oil on post-ingestion plasma triglyceride levels in healthy me«. *Altern Med Rev,* 1999; 4(1):23–28.

19   Bourque, C., u. a.: »Consumption of oil composed of medium chain triacyglycerols, phytosterols, and N-3 fatty acids improves cardiovascular risk profile in overweight women«. *Metabolism* 2003; 52(6):771–777.

20   Ng, T. K. W., u. a.: »Nonhypercholesterolemic effects of a palm-oil diet in Malaysian volunteers«. *Am J Clin Nutr,* 1991; 53:1552–1561.

21   Tholstrup, T., u. a.: »Fat high in stearic acid favorably affects blood lipids and factor VII coagulant activity in comparison with fats high in palmitic acid or high in myristic and lauric acids«. *Am J Clin Nutr,* 1994; 59:371–377.

22   Keys, A.: »Coronary heart disease in seven countries«. *Circulation,* 1970; 41;Suppl 1:1–211.

23   Kaunitz, H. und Dayrit, C. S.: »Coconut oil consumption and coronary heart disease«. *Phili J Inter Med,* 1992; 30:165–171.

24   Dayrit, C. S.: »Coconut Oil: atherogenic or not?« *Philippine Journal of Cardiology,* 2003; 31:97–104.

Kapitel 5: Kokosöl ist gut für Ihr Herz

1 Shorland, F. B., u. a.: »Studies on fatty acid composition of adipose tissue and blood lipids of Polynesians«. *Am J Clin Nutr,* 1969; 22(5):594–605.

2 Prior, I. A. M., u. a.: »Cholesterol, coconuts, and diet on Polynesian atolls: a natural experiment: the Pukapuka and Tokelau Island studies«. *Am J Clin Nutr,* 1981; 34:1552.

3 Misch, K. A.: »Ischaemic heart disease in urbanized Papua New Guinea. An autopsy study«. *Cardiology* 1988; 75(1):71–75.

4 Lindeberg, S.: »Age relations of cardiovascular risk factors in a traditional Melanesian society; the Kitava Study«. *Am J Clin Nutr,* 1997; 66(4):845–852.

5 Lindeberg, S. und Lundh, B.: »Apparent absence of stroke and ischaemic heart disease in a traditional Melanesian island: a clinical study in Kitava«. *J Intern Med,* 1993; 233(3):269–275.

6 Lindeberg, S., u. a.: »Cardiovascular risk factors in a Melanesian population apparently free from stroke and ischaemic heart disease; the Kitava study«. *J Intern Med,* 1994; 236(3):331–340.

7 Mendis, S.: »Coronary heart disease and coronary risk profile in a primitive population«. *Trop Geogr Med,* 1991; 43(1-2):199–202.

8 Dayrit, C. S.: »Coconut oil: atherogenic or not?« *Philip J Cardiology,* 2003; 31(3):97–104.

9 Lindeberg, S., u. a.: »Low serum insulin in traditional Pacific Islanders – the Kitava Study«. *Metabolism,* 1999; 48(10):1216–1219.

10 Prior, I. A. M.: »The price of civilization«. *Nutrition Today,* 07/08 1971, S. 2–11.

11 Stanhope, J. M., u. a.: »The Tokelau Island migrant study: serum lipid concentrations in two environments«. *J Chron Dis,* 1981; 34:45.

12 Kannel, W. B., u. a.: »Cholesterol in the prediction of atherosclerotic disease. New perspectives based on the Framingham study«. *Annals of Internal Medicine,* 1979; 90:85–91.

13 Hong, M. K., u. a.: »Usefulness of the total cholesterol to high-density lipoprotein cholesterol ratio in predicting angiographic coronary artery disease in women«. *Am J Cardiol* 1991; 15;68(17): 1646–1650.

14 Mensink, R. P., u. a. Effects of dietary fatty acids and carbohydrates on the ratio of serum total to HDL cholesterol and on serum lipids and apolipoproteins: a meta-analysis of 60 controlled trials. Am J Clin Nutr 2003; 77(5):1146-1155.

15 Temme, E. H. M., u. a.: »Comparison of the effects of diets enriched in lauric, palmitic or oleic acids on serum lipids and lipoproteins in healthy men and women«. *Am J Clin Nutr,* 1996; 63: 897–903.

16 Zock, P. L., und Katan, M. B.: »Hydrogenation alternatives: Effects of trans-fatty acids and stearic acid versus linoleic acid on serum lipids and lipoproteins in humans«. *J Lipid Res,* 1992; 33:399–410.

17 de Roos, N. M., u. a.: »Consumption of a solid fat rich in lauric acid results in a more favorable serum lipid profile in healthy men and women than consumption of a solid fat rich in trans-fatty acids«. *Journal of Nutrition,* 2001; 131:242–245.

18 Sundram, K., u. a.: »Trans (elaidic) fatty acids adversely affect the lipoprotein profile relative to specific saturated fatty acids in humans«. *Journal of Nutrition,* 1997; 127:514S–520S.

19 Mensink, R. P., und Katan, M. B.: »Effect of dietary fatty acids on serum lipids and lipoproteins. A meta- analysis of 27 trials«. *Arteriosclerosis, Thrombosis, and Vascular Biology,* 1992; 12;911–919.

20 Mendis, S., u. a.: »The effects of replacing coconut oil with corn oil on human serum lipid profiles and platelet derived factors active in atherogenesis«. *Nutrition Reports International Oct.,* 1989; 40(4).

21 Hostmark, A. T., u. a.: »Plasma lipid concentration and liver output of lipoproteins in rats fed coconut fat or sunflower oil«. *Artery,* 1980; 7:367–383.

22 Arranza, J. L.: »The Dietary Fat Produced in Asian Countries and Human Health«. Vorgestellt beim *7. Asiatischen Ernährungskongress* in Peking, 8. Oktober 1995.

23 Bach, A. C. und Babayan, V. K.: »Medium chain triglycerides: an update«. *Am J Clin Nutr,* 1982; 36:960–962.

24 Garfinkel, M., u. a.: »1992. Insulinotropic potency of lauric acid: a metabolic rationale for medium chain fatty acids (MCF) in TPN formulation«. *J Surg Res,* 52:328-333.

25   Han, J., u. a.: »Medium-chain oil reduces fat mass and down-re-gulates expression of adipogenic genes in rats«. *Obes Res* 2003; 11(6):734–744.

26   Trinidad, T. P., u. a.: »Glycaemic index of different coconut (Co-cos nucifera)-flour products in normal and diabetic subjects«. *British Journal of Nutrition,* 2003; 90:551–556.

27   Prior, I. A. M., u. a.: »Cholesterol, coconuts, and diet on Polynesi-an atolls: a natural experiment: the Pukapuka and Tokelau Island studies«. *Am J Clin Nutr,* 1981; 34:1552.

28   Lindeberg, S., u. a.: »Low serum insulin in traditional pacific Is-landers – the Kitava Study«. *Metabolism,* 1999; 48(10):1216–1219.

29   Larsen, L. F., u. a.: »Effects of dietary fat quality and quantity on postprandial activation of blood coagulation factor VII«. *Arte-rioscler Thromb Vasc Biol,* 1997; 17(11):2904–2909.

30   McGregor, L.: »Effects of feeding with hydrogenated coconut oil on platelet function in rats«. *Proc Nutr Soc,* 1974; 33:1A–2A.

31   Vas Dias, F. W., u. a.: »The effect of polyunsaturated fatty acids of the n-3 and n-6 series on platelet aggregation and platelet and aortic fatty acid composition in rabbits«. *Atherosclerosis* 1982; 43:245-57.

32   Ferrannini, E., u. a.: »Insulin resistance in essential hypertension«. *N Engl J Med,* 1987; 317:350–357.

33   Hunter, T. D.: »Fed Proc 21, Suppl. 1962;11:36 Quoted by Kau-nitz, H. Nutritional properties of coconut oil«. *APCC Quarterly Supplement,* 30.12.1971, S. 35–57.

34   Lindeberg, S., u. a.: »Low serum insulin in traditional Pacific Is-landers – the Kitava Study«. *Metabolism,* 1999; 48(10):1216–1219.

35   Verhoef, P., u. a.: »Plasma total homocysteine, B vitamins, and risk of coronary atherosclerosis«. *Arteriosclerosis, Thrombosis, and Vascular Biology,* 1997; 17:989–995.

36   Ridker, P., u. a.: »C-reactive protein and other markers of inflam-mation in the prediction of cardiovascular disease in women«. *N Engl J Med,* 2000; 342(12):836–843.

37   Simon, H. B.: »Patient-directed, nonprescription approaches to cardiovascular disease«. *Arch Intern Med,* 1994; 154(20):2283–2296.

38   Felton, C. V., u. a.: »Dietary polyunsaturated fatty acids and com-position of human aortic plaques«. *Lancet,* 1994; 344:1195–1196.

39 Morrison, H. I., u. a.: »Periodontal disease and risk of fatal coronary heart and cerebrovascular diseases«. *J Cardiovasc Risk* 1999; 6(1):7–11.

40 Loesche, W., u. a.: »Assessing the relationship between dental disease and coronary heart disease in elderly U. S. veterans«. *J Am Dent Assoc,* 1998; 129(3):301–311.

41 Raza-Ahmad, A., u. a.: »Evidence of type 2 herpes simplex infection in human coronary arteries at the time of coronary artery bypass surgery«. *Can J Cardiol,* 1995; 11(11):1025–1029.

42 Imaizumi, M., u. a.: »Risk for ischemic heart disease and all-cause mortality in subclinical hypothyroidism«. *J Clin Endocrinol Metab,* 2004; 89(7):3365–3370.

Kapitel 6: Kokosnuss-Medizinschrank II

1 Burkitt, D. P.: »Hiatus Hernia: Is it preventable?« *Am J Clin Nutr,* 1981; 34:428–431.

2 Jewell, D. R. und Jewell, C. T.: *The Oat and Wheat Bran Health Plan.* New York, 1989.

3 Rose, D. P., u. a.: »High-fiber diet reduces serum estrogen concentrations in premenopausal women«. *Am J Clin Nutr,* 1991; 54: 520–525.

4 Manoj, G., u. a.: »Effect of dietary fiber on the activity of intestinal and fecal beta-glucuronidase activity during 1, 2-dimethylhydrazine induced colon carcinogenesis«. *Plant Foods Hum Nutr,* 2001; 56(1):13–21.

5 Kabara, J. J.: *The Pharmacological Effect of Lipids.* Champaign, Ill: *The American Oil Chemists' Society,* 1978.

6 Harig, J. M., u. a.: »Treatment of diversion colitis with short-chain-fatty acids irrigation«. *N Engl J Med,* 1989; 320(1):23–28.

7 Eyton, A.: *The F-Plan Diet.* New York, 1983.

8 Lindeberg, S., u. a.: »Age relations of cardiovascular risk factors in a traditional Melanesian society; the Kitava Study«. *Am J Clin Nutr,* 1997; 66(4):845–852.

9 Anderson, J. W. und Gustafson, N. J.: »Type II diabetes: current nutrition management concepts«. *Geriatrics,* 1986; 41:28–35.

10   Sindurani, J. A. und Rajamohan, T.: »Effects of different levels of coconut fiber on blood glucose, serum insulin and minerals in rats«. *Indian J Physiol Pharmacol,* 2000; 44(1):97–100.

11   Trinidad, T. P., u. a.: »Glycaemic index of different coconut (Cocos nucifera)-flour products in normal and diabetic subjects«. *British Journal of Nutrition,* 2003; 90:551–556.

12   Liu, S., u. a.: »Whole-grain consumption and risk of coronary heart disease: results from the Nurses' Health Study«. *Am J Clin Nutr,* 1999; 70:412–419.

13   Rimm, E. B., u. a.: »Vegetable, fruit, and cereal fiber intake and risk of coronary heart disease among men«. *JAMA,* 1996; 275(6): 447–451.

14   Liu, S., u. a.: »Whole grain consumption and risk of ischemic stroke in women: A prospective study«. *JAMA,* 2000; 284(12): 1534–1540.

15   Anderson, J. W. und Gustafson, N. J.: *Dr. Anderson's High-Fiber Fitness Plan.* Lexington, 1994.

16   Cummings, J. H.: »Dietary Fibre«. *British Medical Bulletin,* 1981; 37:65–70.

17   Song, Y. J., u. a.: »Soluble dietary fibre improves insulin sensitivity by increasing muscle GLUT-4 content in stroke-prone spontaneously hypertensive rats«. *Clin Exp Pharmacol Physiol* 2000; 27 (1–2):41–45.

18   Ludwig, D. S., u. a.: »Dietary fiber, weight gain, and cardiovascular disease risk factors in young adults«. *JAMA,* 1999; 282:1539–1546.

19   Salil, G. und Rajamohan, T.: »Hypolipidemic and antiperoxidative effect of coconut protein in hypercholesterolemic rats«. *Indian J Exp Biol,* 2001; 39(10):1028–1034.

20   Padmakumaran Nair, K. G., u. a.: »Coconut kernel protein modifies the effect of coconut oil on serum lipids«. *Plant Foods Hum Nutr* 1999; 53(2):133–144.

21   Salil, G. and Rajamohan, T.: »Hypolipidemic and antiperoxidative effect of coconut protein in hypercholesterolemic rats«. *Indian J Exp Biol,* 2001; 39(10):1028–1034.

22 Chopra, R. N.: »Anthelminthics acting on Cestodes«. *Mukerjee N. Ed. A handbook of tropical therapeutics. Calcutta Art Press.* 1936, S. 283.

23 Nadkarni, K. M.: »Cocos Nucifera«. *Indian Materia Medica with Ayurvedic, Unani – Tibbi, sidha, Allopathic, Homeopathi and Home remedies 3rd Ed. Bombay: Popular Prakashan.* 1976, S. 363–364.

24 Chowhan, G. S., u. a.: »Treatment of tapeworm infestation by coconut (co-cos-nucifera) Preparations«. *Journal of the Association of Physicians of India,* 1985; 33(3):207–209.

25 Trinidad, T. P., u. a.: »Nutritional and health benefits of coconut flour: study 1: The effect of coconut flour on mineral availability«. *Philipp J Nutr* 2002; 49(102):48–57.

26 Lupton, J. R. und Turner, N. D.: »Potential protective mechanisms of wheat bran fiber«. *Am J Med,* 1999; 106(1A):24S–27S.

27 Jacobs, D. R., Jr., u. a.: »Is whole grain intake associated with reduced total and cause-specific death rates in older women? The Iowa Women's Health Study«. *Am J Public Health,* 1999; 89(3):322–329.

28 Mozaffarian, D., u. a.: »Cereal, fruit, and vegetable fiber intake and risk of cardiovascular disease in elderly individuals«. *JAMA,* 2003; 289:1659–1666.

29 Spiller, G., und Freeman, H.: »Recent advances in dietary fiber and colorectal diseases«. *Am J Clin Nutr,* 1981; 34:1145–1152.

30 Campbell-Falck, D., u. a.: »The intravenous use of coconut water«. *Am J Emerg Med,* 2000; 18(1):108:111.

31 Pummer, S., u. a.: »Influence of coconut water on hemostasis«. *Am J Emerg Med,* 2001; 19(4):287–289.

32 Anzaldo, F. E., u. a.: »Coconut water as intravenous fluid«. *Philipp J Pediatr,* 1975; 24(4):143–166.

33 Recio, P. M., u. a.: »The intravenous use of coconut water«. *Philipp J Surg Spec,* 1974; 30(30):119–140.

34 Ludan, A. C.: »Modified coconut water for oral rehydration«. *Philipp J Pediatr* 1980; 29(5):344–351.

35 Zhao, G., u. a.: »Effects of coconut juice on the formation of hyperlipidemia and Atherosclerosis«. *Chinese Journal of Preventive Medicine* 1995; 29(4):216–8.

36 Macalalag, E. V., Jr. und Macalalag, A. L.: »Bukolysis: young coconut water renoclysis for urinary stone dissolution«. *Int Surg* 1987; 72(4):247.

37 Poblete, G. S., u. a.: »The effect of coconut water on intraocular pressure of normal subjects«. *Philipp J Ophthal* 1999; 24(1):3–5.

38 Mantena, S. K., u. a.: »In vitro evaluation of antioxidant properties of Cocos nucifera Linn. water«. *Nahrung,* 2003; 47(2):126–131.

39 May, C. D.: »Food allergy: Perspective, principles, and practical management«. *Nutrition Today,* 11/12 1980, S. 28–32.

40 Fries, J. H. und Fries, M. W.: »Coconut: a review of its uses as they relate to the allergic individual«. *Ann Allergy,* 1983; 51(4):472–481.

41 Teuber, S. S. und Peterson, W. R.: »Systemic allergic reaction to coconut (Cocos nucifera) in 2 subjects with hypersensitivity to tree nut and demonstration of cross-reactivity to legumin-like seed storage proteins: new coconut and walnut food allergens«. *J Allergy Clin Immunol,* 1999; 103(6):1180–1185.

42 Gan, B. S., u. a.: »Lactobacillus fermentum RC-14 inhibits Staphylococcus aureus infection of surgical implants in rats«. *J Infect Dis,* 2002; 185(9):1369–1372.

43 Veer, P., u. a.: »Consumption of fermented milk products and breast cancer: a case-control study in The Netherlands«. *Cancer Res,* 1989; 49:4020–4023.

44 Le, M. G., u. a.: »Consumption of dairy products and alcohol in a case control study of breast cancer«. *JNCI,* 1986; 77:633–636.

45 Biffi, A., u. a.: »Antiproliferative effect of fermented milk on the growth of a human breast cancer cell line«. *Nutrition and Cancer* 1997; 28(1):93–99.

Kapitel 7: Glücklich, gesund und schön sein und bleiben

1 Rele, A. S. und Mohile, R. B.: »Effect of mineral oil, sunflower oil, and coconut oil on prevention of hair damage«. *J Cosmet Sci* 2003; 54(2):175–192.

2 Kabara, J. J.: *The Pharmacological Effect of Lipids.* Champaign, Ill: *The American Oil Chemists' Society,* 1978.

Register